聚焦丛书
JUJIAOCONGSHU

# 常见中毒自救互救速查

主　编　尹　文　黄　杨

副主编　刘传明　吴　林　张玲琴　熊　建

编　者　（以姓氏笔画为序）

马　妮　王　蕾　王仙琦　王倩梅

冯靖娟　关玉东　朱朝娟　刘善收

李　培　李小亮　杨　婧　肖　扬

张　雄　张　斌　张民芝　陈　科

陈赵乐　陈继军　范颖楠　徐云云

瓮调调　唐海峰　雷　磊　樊菲菲

魏桂枝

U0291261

第四军医大学出版社·西安

图书在版编目（CIP）数据

常见中毒自救互救速查／尹文，黄杨主编. —西安：
第四军医大学出版社，2023.4
ISBN 978－7－5662－0974－0

Ⅰ.①常… Ⅱ.①尹… ②黄… Ⅲ.①中毒-急救
Ⅳ.①R595.059.7

中国国家版本馆 CIP 数据核字（2023）第 037047 号

CHANGJIAN ZHONGDU ZIJIUHUJIU SUCHA

# 常见中毒自救互救速查

出版人：朱德强　　责任编辑：汪　英　覃　芩

出版发行：第四军医大学出版社
　　　　地址：西安市长乐西路 17 号　邮编：710032
　　　　电话：029－84776765　　传真：029－84776764
　　　　网址：https://www.fmmu.edu.cn/press/

制版：西安聚创图文设计有限责任公司
印刷：陕西中财印务有限公司
版次：2023 年 4 月第 1 版　　2023 年 4 月第 1 次印刷
开本：787×1092　1/16　　印张：17　　字数：260 千字
书号：ISBN 978－7－5662－0974－0
定价：68.00 元

# 前　言

　　急诊医学作为国际公认的独立学科已 **40** 余年,是一门与其他学科具有交叉和渗透的新兴专业。急诊科作为一个跨多学科专业的临床科室,主要担负着急诊创伤、中毒、院内外急诊和部分危重症患者的急诊救治任务。急诊工作具有病情危重、紧急、复杂,涉及面广,潜在危险多,医疗处理与社会问题交织等多方面的特点。

　　急性中毒诊疗是急诊医学的主要课题之一,与其他疾病相比,急性中毒往往具有突发性、群体性、隐匿性和高致命性等特点,因此迅速、科学和严谨的诊断与治疗是提高其救治成功率的关键。随着人们生活方式、工作环境及社会心理因素的改变,急性中毒事件的发生越来越频繁,而且引发中毒的原因和毒物种类也越来越复杂多变,这些变化给临床诊治带来新的挑战,从而对临床医师的诊疗水平要求也不断提高。各类非急诊专业医师更是因为缺乏规范的中毒救治经验,更易出现误诊、漏诊或救治不当。

　　《常见中毒自救互救速查》总结了我国临床常见的中毒种类,分为概论、药物中毒、农药中毒、食物中毒、工业中毒、毒品中毒、动物咬螫伤等七个章节,以简明扼要、条理化归纳的形式介绍各类中毒的中毒机制、临床特点、诊断要点和急救措施,使阅读者能在短时间内及时掌握毒物的特性和救治方法,以解决早期自救互救的实际需求。编者团队由长期从事急诊医学工作的中青年骨干医师组成,在历时一年多的策划和编写过程中,我们查阅了大量国内外相关文献,听取了多名该领域专家的建议,并多次与专家讨论商榷,反复修改数遍。本书概括性较强、不仅适于各类非急诊专业医师参考,对非医务工作者了解急性中毒知识和进行自救也有极大帮助。

随着经济社会的发展，新的毒物层出不穷，中毒后的临床表现复杂多变，新的诊治技术也正在逐渐发展和应用。本书不可避免地存在一些不足和遗憾，恳请读者批评指正，让我们共同完善以不断取得进步。

　　本书从准备到编写得到空军军医大学第一附属医院西京医院各级领导的关心和支持，得到多名急诊前辈的指导，在此表示由衷的感谢！

尹　文

# CONTENTS 目录 ▶▶▶▶▶

# 第一章　概　论

毒物突然进入人体,短时间内使人体产生一系列病理生理变化,出现症状甚至危及生命的过程,称为急性中毒。急性中毒救治成功与否取决于两个因素:①及时与正确的诊断,即确定引起中毒的毒物及其数量;②恰当的救治措施。

## 一、急性中毒的诊断

急性中毒虽是急诊医学科的常见病之一,但相对于其他常见病和多发病来讲,仍属于相对少见的疾病。还有一些毒物中毒机制不清,临床所知甚少,加之毒物种类繁多、中毒途径不确定、临床表现复杂,因此急性中毒的诊断有时异常困难。目前,急性中毒的诊断主要根据毒物接触史和存在中毒的临床表现,期望依据实验室快速进行毒物分析以明确诊断是不现实的,临床检测技术也无法做到。毒物接触史多为主观描述,尤其是毒物接触史不明时,罕见毒物急性中毒常常被漏诊和误诊。

### (一)急性中毒的诊断原则

1. **急性中毒的诊断基础**　病因(毒物)与疾病(急性中毒)之间存在因果关系。

2. **毒物暴露或接触证据**　从毒物接触史、现场调查及测定接触的生物标志物等方面取得。

3. **疾病的证据**　明确疾病的性质、主要受损器官及严重程度等,可通过病史、体征及生物标志物测定等资料取得。

4. **毒物与疾病因果关系的证据**　主要包括:①疾病发生过程符合急性中毒发病的规律;②临床表现与毒物毒性作用相符;③病情严重程度呈现剂量－效应特点,即病情严重程度与估计吸收毒物的剂量通常一致。如果以上三要点不全符合,则必须针对不符合的具体内容做进一步检查,为明确或否定急性中毒的诊断提供证据。

5. **鉴别诊断与诊断个体化**　与具有相似临床表现的中毒和疾病鉴别诊断是急性中毒的诊断常规与原则;当多人次急性中毒时,虽然为同一毒物中毒,但其中毒程度、病程进展、对治疗的反应等都存在个体差异,因此诊断必须个体化,注意分析鉴别。

**(二)急性中毒的诊断依据**

当毒物接触史明确,加之有典型的临床表现,且排除具有相似临床表现的其他疾病时,急性中毒的诊断通常不难。机体存在的毒物以及毒物对人体造成的特殊影响,可通过实验室检查加以证实,也可通过环境调查了解毒物的存在及暴露情况。毒物接触史不明时,要综合分析患者的临床表现特点,为急性中毒的诊断和排除寻找依据。出现以下情况时要考虑急性中毒:①在相同地域和时间内有相似临床表现的群体发病;②不明原因突然出现恶心、呕吐、头昏,或继发惊厥、抽搐、呼吸困难、发绀、昏迷、休克,甚至呼吸心搏骤停等一项或多项表现;③不明原因的多部位出血;④不明原因的酸中毒;⑤难以解释的精神、意识改变,尤其是精神、心理疾患患者突然出现意识障碍;⑥既往体健,发病突然,存在全身反应、靶脏器损害的三期特征,用常规疾病难以解释;⑦不明原因的贫血、白细胞减少、血小板减少、周围神经麻痹、肝病、肾病患者也要考虑到中毒的可能性;⑧不明原因死亡。

**1. 采集中毒病史** 采集详尽的中毒病史是诊断的首要环节。对生产性中毒者,应重点询问职业史、工种、生产过程、接触的毒物种类和数量、中毒途径及同伴发病情况。对非生产性中毒者,要了解中毒者的生活、精神状态、本人或家人经常服用的药物。对中毒者都要询问中毒的主要症状、发病过程及初步处理,用过的治疗药物与剂量,对治疗的反应等。

采集中毒病史还包括:了解中毒环境,收集中毒者身边可能盛放毒物的容器、药袋及剩余毒物。群体中毒时,询问现场情况,核实毒物的种类、中毒的途径等。

**2. 临床检查与诊断** 临床检查可以在询问病史前或同时进行。毒物中毒常有其特殊的临床表现,可称之为毒物的"指纹",在紧急情况下,根据中毒患者的临床表现和简要中毒病史,即可做出初步诊断,从而采取相应的治疗措施。临床常见毒物中毒可见一些特殊的临床表现,如呼气或呕吐物有蒜臭味——有机磷毒物,磷、砷化合物中毒;呼气或呕吐物有酒味——乙醇及其他醇类化合物中毒;皮肤黏膜呈樱桃红色——氰化物、一氧化碳中毒;嗜睡或者昏迷——镇静催眠药、抗抑郁药、醇类药物、阿片类药物、有机磷毒物中毒;抽搐惊厥——毒鼠强、氟乙酰胺、有机磷毒物中毒等。

常见毒物(药物)中毒的临床综合表现,如阿片类药物:主要表现为三联征——中枢抑制、瞳孔缩小、呼吸抑制;次要表现为低温和心动过缓。胆碱药物:恶心、呕吐、流涎、多痰、多汗、肌颤、无力、抽搐,也可有心动过缓、缩瞳或扩瞳和呼吸衰竭。抗胆碱药:躁动、谵妄、瞳孔扩大、口干、皮肤干燥和潮红、高热、尿潴留,也可有惊厥、心律不齐、横纹肌溶解等。

### 3. 实验室及影像学检查

（1）毒物检查　可通过容器、剩余毒物、可疑食物和水、毒空气检测毒物。也可从中毒患者呕吐物、洗胃液、血、尿中检查毒物或其分解产物,如在敌百虫中毒者尿中可检测到三氯乙醇。

（2）特异性化验检查　有机磷中毒时血液中的胆碱酯酶活性减低,一氧化碳中毒时血液中的碳氧血红蛋白含量增高,亚硝酸盐中毒时血液中的高铁血红蛋白增高。

（3）非特异性化验检查　应根据临床情况进行下列辅助检查:血气分析、血常规、血糖、肾功能、肝功能、凝血全套、大便潜血、心电图、X线、CT、MRI等,从而了解各脏器的功能及并发症情况。

### 4. 急性中毒诊断注意事项

（1）急性中毒的诊断要科学、客观、严谨,尤其是涉及法律、职业病诊断、有较大影响事件时,通常需要其他学科专家协助提供诊断依据,有时需要进行现场调查和流行病学调查,甚至进行尸体病理解剖检查及毒理学试验等。

（2）是否为混合或复合中毒。急性中毒患者可能存在同一类的两种或两种以上毒物接触情况,或存在不同种类的多个毒物接触情况。此时,还应注意毒物的联合作用。

（3）患者有无基础疾病,以及急性中毒对基础疾病的影响和可能的并发症。

（4）毒物接触史是急性中毒临床诊断的基石,必须仔细询问、认真甄别,力争明确接触方式、吸收剂量,结合临床表现,综合分析判断。

（5）幼儿由于身体功能发育不成熟,毒物代谢缓慢,中毒症状较为严重,且容易出现并发症。

（6）毒物检测分析是急性中毒的客观诊断方法,也可以帮助评估病情和判断预后。当诊断急性中毒或疑为急性中毒时,应常规留取剩余的毒物或可能含毒的标本,如剩余食物、呕吐物、胃内容物及洗胃液、血液、尿液、粪便等,在合适的条件下保存,在需要时送往具备条件的实验室进行检测。

（7）毒物检测结果必须和临床诊断结合,客观分析毒物检测的临床意义。

（8）急性中毒的诊断原则上应包括中毒途径、毒物通用名和中毒程度及并发症等内容。

**5.急性中毒的鉴别诊断**　在进行急性中毒诊断的同时，必须做好鉴别诊断，而鉴别诊断在临床上常常被忽略。主要是要与有相似表现的疾病相鉴别，例如昏迷者应与脑出血、蛛网膜下腔出血、脑外伤、低血糖、糖尿病酮症酸中毒、脑膜脑炎、电解质紊乱、癫症等相鉴别；要与有相似临床表现的其他毒物中毒相鉴别，例如急性氟乙酰胺、毒鼠强中毒，都以抽搐为主要症状；单一品种中毒、混合中毒或复合中毒也应鉴别；还应注意中毒原因，例如是职业性中毒还是生活性中毒，是误服、自杀抑或谋杀等，以便正确处理。必要时请相关专业人员进行流行病学调查或现场调查，尤其是职业性或环境污染所致的急性中毒，对确立诊断极为重要。要充分利用辅助检查和实验室检测指标，为鉴别诊断提供依据，如血中碳氧血红蛋白、高铁血红蛋白、全血胆碱酯酶活性测定可为有关中毒的诊断提供依据。

## 二、急性中毒的救治原则

中毒患者进入急诊科时，应根据病情进行下列处理。①心肺复苏：濒死或者呼吸心搏骤停患者首先进行心肺复苏处理；②纠正不平稳的生命体征：血压、脉搏、呼吸、体温和血氧饱和度；③紧急的解毒治疗：主要指氰化物中毒时迅速给予抗氰药物；④对一般昏迷者，除监护、吸氧（鼻管或面罩给氧）外，应给予静脉注射纳洛酮促醒、静脉注射葡萄糖液纠正低血糖反应等措施；⑤常规检查与治疗：采集病史，临床检查，实验室检查，中毒救治。

急性中毒的救治关键是阻止毒物继续作用于人体和维持中毒者生命体征稳定，包括清除未被吸收的毒物、促进毒物排出、进行特异性抗毒治疗以及对症支持治疗。

## 三、中毒常用治疗手段

### （一）立即终止接触毒物

1.呼吸道吸入或皮肤接触毒物时，要立即将患者抬离中毒现场，转移到空气清新的地方，脱去污染的衣服。可用清水、肥皂水等彻底清洗皮肤和毛发，尤其注意皮肤皱褶及其他容易遗漏的部位，包括腋下、指甲缝、腘窝、会阴部以及头皮，必要时可反复冲洗。冲洗液一般可采用自来水，忌用热水，不强调使用中和剂，切勿因等待配制中和剂而贻误治疗时机。特殊毒物如苯酚、黄磷、氧化钙（生石灰）等，需特殊处理，可参阅有关章节。

2. 眼内溅入毒物,需用干净清水彻底冲洗至少 15 分钟,一般不用化学拮抗药;不具备冲洗条件时可将面部浸入脸盆中的清水内,拉开眼睑,摆动头部,以达到清除效果。即刻进行冲洗的重要性大于将患者转运至医院,最好是在中毒现场完成。

3. 伤口中的毒物常用生理盐水、高锰酸钾溶液等清洗,必要时局部进行消毒清创处理。

**(二)清除进入体内尚未被机体吸收的毒物**

1. **催吐** 对神志清醒的中毒患者,只要胃内尚存留有毒物,就应催吐。催吐是排出胃内毒物的方法之一,与洗胃结合进行可加强清除毒物的效果。

(1)常用催吐方法 ①机械催吐法:用压舌板或手指探触咽腭弓和咽后壁促使中毒者呕吐,催吐前可令其喝适量温水。②饮水催吐法:口服 4% 温盐水 200~300ml,或 1:5000 高锰酸钾 200~300ml 催吐。③口服吐根糖浆法:口服吐根糖浆 15~20ml,以少量水送服,15~30 分钟后发生呕吐。口服吐根糖浆过量可致中毒,如服后不吐,可用机械催吐法令其吐出或用胃管吸出。④注射阿扑吗啡法:皮下注射阿扑吗啡 3~5mg,限用于成人。

(2)催吐的禁忌证 ①腐蚀性毒物中毒;②惊厥、昏迷、肺水肿、严重心血管疾病及食管静脉曲张;③孕妇慎用。

2. **洗胃** 经口中毒时只要胃内毒物尚未完全排空,即可用洗胃法清除毒物。洗胃进行得越早,效果越好,一般在服毒后 6 小时以内有效,但有些毒物可长时间滞留在胃,即使超过 6 小时,仍有洗胃必要。口服强腐蚀剂者,插胃管有可能引起消化道穿孔或大出血,故一般不宜进行洗胃。对昏迷者,洗胃须仔细操作,防止发生吸入性肺炎。洗胃时一般选用粗胃管从口或鼻腔插入 50cm 左右,抽出胃内容物(可留作毒物分析),然后使患者取左侧卧位及头低位以避免洗胃液误入气管,再选用温开水或清水洗胃,每次注入 200~300ml,直至回收的洗胃液澄清。当已知毒物种类时,可按其理化性质选用洗胃液,如百草枯中毒时用含吸附剂活性炭的溶液洗胃,吞服强酸时可用镁乳、氢氧化铝凝胶中和等,但不过分强调,以免因配制洗胃液而耽误洗胃时间。洗胃时间不宜过长,一般在半小时内完成。危重患者如休克、抽搐患者,洗胃前应先纠正、控制;昏迷者可在气管插管保护气道辅助通气后进行洗胃。洗胃时必须同时进行其他抢救治疗措施,如特效解毒剂的早期应用。急性口服中毒危重病例,经口插管困难时可考虑施行胃造瘘洗胃术。呼吸、循环功能衰竭者,口服腐蚀剂者禁忌洗胃,食管胃底静脉曲张者洗胃有出血的风险。

3. **导泻** 应用泻药的目的是清除进入肠道的毒物。一般不用油类泻药,以防促进脂溶性毒物吸收。常用药物有25%硫酸钠50ml、50%硫酸镁50ml、20%甘露醇100ml,口服或由胃管灌入。镁离子对中枢神经系统有抑制作用,肾功能不全或昏迷者不宜使用硫酸镁。使用聚乙二醇进行整个肠道灌肠,在一些严重的锂剂或者金属中毒早期患者以及一些持续释放毒性的药物中毒患者中可以考虑使用。

4. **灌肠** 除腐蚀性毒物中毒外,灌肠对经直肠吸收的毒物最为适用,也适用于口服中毒超过6小时、导泻无效者,以及抑制肠蠕动的毒物(巴比妥类、颠茄类、阿片类)中毒。灌肠方法:1%温肥皂水500ml连续多次灌肠。

5. **全肠灌洗** 全肠灌洗是一种相对较新的胃肠道毒物清除方法,尤其适用于口服重金属、缓释药物、肠溶药物中毒以及消化道藏毒。方法是经口或胃管快速注入大量聚乙二醇溶液,从而产生液性粪便。可多次注入直至大便流出物变清。聚乙二醇不会被人体吸收,也不会造成患者水和电解质紊乱。

6. **吸附剂的应用**

(1)活性炭 活性炭具有颗粒小、含大量小孔、表面积大的特点,有强有力的吸附作用,可吸附很多毒物,如常用的巴比妥类静脉麻醉药、吗啡类药物、三环类抗抑郁药物等,对阻止毒物吸收有效。用量为成人30~50g,儿童减量,置于水中制成混悬液,口服或由胃管灌入,而后再吸出,可反复多次,也可在洗胃后应用。

(2)以15%~30%漂白土、7%皂土溶液吸附百草枯。

(3)褐藻酸钠 对锶等金属有特殊亲和力,能与锶-90络合,阻止锶的吸收。用法为口服20%褐藻酸钠糖浆。

7. **"沉淀"疗法** 采用药物使胃肠内的毒物成为不溶性物质,以阻止其继续被吸收。如硫酸钠作用于氯化钡、碳酸钡,使其成为硫酸钡;普鲁士蓝用于铊化合物,铊可置换普鲁士蓝的钾,形成铊盐;氟化物如氢氟酸等被人体吸收后,可给予葡萄糖酸钙,使钙与氟化物结合成氟化钙,且可纠正中毒所致的低钙血症;葡萄糖酸钙也可和乙二醇、乙二酸(草酸)结合成草酸钙,阻止其被吸收。

**(三)清除已吸收进入血液的毒物**

1. **强化利尿** 大量输液并加用利尿剂,以排除主要分布于细胞外液、与蛋白结合少、主要经肾由尿排出的毒物或代谢产物。采用使用利尿剂与控制尿液 pH 值相结合的方法可促进毒物的离子化,减少肾小管的再吸收,加速毒物排出。

(1)碱性利尿 静脉滴注5%碳酸氢钠使尿液 pH 值达到 7.5~9.0,对苯巴比妥、阿司匹林、磺胺等毒物排泄效果好。

（2）酸性利尿　静脉滴注维生素 C 使尿液 pH 值达到 5.0~6.0,对苯丙胺类、奎宁、奎尼丁有效。

强化利尿的禁忌证:心肾功能不全、低钾血症、急性呼吸窘迫综合征。

**2. 血液透析**　血液透析适用于可透析的毒物中毒,即分子量在 347.24u（350Da）以下、水溶性、蛋白结合率低、在体内分布比较均匀的毒物,可经透析液排出体外。

适应证:①摄入大量可透析的毒物,常见的有镇静催眠药、抗抑郁药、醇类、解热镇痛药、抗生素等;②血药浓度高,已达致死量;③临床症状重,一般治疗无效;④有肝、肾功能损害;⑤已发生严重并发症。

**3. 血液灌流**　血液灌流适用于不可透析的毒物中毒,对分子量大、非水溶性、蛋白结合率高的毒物中毒,比血液透析效果好。其适应证与血液透析相同。血液灌流可清除的毒物有镇静催眠药、解热镇痛药、抗抑郁药、某些毒蘑毒素、百草枯、有机磷农药等。

**4. 血浆置换**　血浆置换可以在短时间内连续从患者体内除去含有毒物的血浆,输入等量的置换液,方法简便安全。理论上本法对存在于血浆中的任何毒物均可清除,但实际主要应用于与血浆蛋白结合牢固、不能用血液透析或血液灌流清除的毒物。

### （四）对症支持疗法

一般内科对症支持疗法包括吸氧,抑酸,补液,维持水、电解质及酸碱平衡,抗感染,抗休克,防治脑水肿,保肝,呼吸机辅助呼吸等。

### （五）特异性抗毒治疗

针对中毒毒物使用特效解毒剂,常用的特效解毒剂如下:

**1. 阿托品、盐酸戊乙奎醚（长托宁）**　拮抗 M 胆碱受体,解除毒蕈碱样中毒症状。适应证为有机磷农药中毒、氨基甲酸酯类农药中毒。

**2. 氯解磷定**　为胆碱酯酶复能剂,可恢复血清胆碱酯酶的活性。适应证为有机磷农药中毒。

**3. 解磷注射液**　拮抗 M、N 胆碱受体及中毒胆碱酯酶复能。适应证为有机磷农药中毒。

**4. 乙酰胺（解氟灵）**　治疗有机氟杀鼠剂（氟乙酰胺、氟乙酸钠）中毒。氟乙酰胺中毒后,在机体内脱胺（钠）成为氟乙酸,与辅酶 A 形成氟乙酰辅酶 A,与草酰乙酸作用生成氟柠檬酸,氟柠檬酸反而抑制乌头酸酶,致使柠檬酸不能代谢为乌头酸,三羧酸循环因而中断。乙酰胺可逆转这一作用。

5. **维生素 K$_1$** 抗凝血类杀鼠剂会干扰肝脏对维生素 K 的利用,抑制凝血因子 Ⅱ、Ⅶ、Ⅸ、Ⅹ,影响凝血酶原合成。维生素 K 可解除凝血因子 Ⅱ、Ⅶ、Ⅸ、Ⅹ 的抑制及促进凝血酶原合成。适应证为抗凝血类杀鼠剂中毒。

6. **纳洛酮** 纳洛酮为阿片受体拮抗剂,可全面逆转阿片类药的作用。适应证为阿片类药中毒及乙醇或甲醇中毒。

7. **氟马西尼** 氟马西尼是苯二氮䓬(BDZ)受体特异性拮抗剂,能与 BDZ 类药竞争受体结合部位,从而逆转或减轻其中枢抑制作用。用于拮抗苯二氮䓬类药物中毒。

8. **亚甲蓝** 亚甲蓝为还原氧化剂,小剂量进入体内后被酶还原成还原型亚甲蓝,它使高铁血红蛋白还原为正常血红蛋白,大剂量时可使血红蛋白氧化为高铁血红蛋白。适应证为亚硝酸盐中毒(用小剂量)和氰化物中毒(用大剂量)。

9. **普鲁士蓝** 对急、慢性铊中毒有明显疗效。其作用机制是铊可置换普鲁士蓝的钾形成普鲁士蓝 – 铊复合物,随粪便排出。

10. **亚硝酸异戊酯与亚硝酸钠** 其是高铁血红蛋白形成剂,可在体内形成高铁血红蛋白,与细胞色素氧化酶竞争氰离子,恢复酶的活性。用于治疗氰化物中毒。

11. **硫代硫酸钠** 硫代硫酸钠在体内转化成元素硫,在硫氰生成酶的催化下,与氰离子生成无毒的硫氰酸盐,随尿排出体外。用于治疗氰化物中毒。

12. **依地酸钙钠** 依地酸钙钠是氨基多羧酸类金属络合剂,可与多种二价和三价重金属离子络合形成可溶性复合物,由组织释放到细胞外液,通过肾小球过滤,随尿排出。用于治疗铅中毒,亦可治疗镉、锰、铬、镍、钴和铜中毒。

13. **喷替酸钙钠(促排灵)** 喷替酸钙钠是氨基多羧酸类金属络合剂,能与多种金属离子结合成稳定的、可溶性的络合物,由尿排出。用于治疗铅、铁、锌、钴、铬中毒,亦可用于钍、铀、钚、钇、锶、镨等放射性核素的促排。

14. **二巯丁二钠(DMSA – Na)与二巯丁二酸(DMSA)** 其是金属络合剂。砷、汞、锑等金属离子与含巯基的酶结合,干扰组织细胞的正常功能,出现中毒症状。巯基络合剂的巯基对砷、汞、锑亲和力较强,能与砷、汞、锑离子络合成无毒络合物从尿排出而起解毒作用。用于治疗砷、汞、锑化合物中毒。

15. **二巯丙磺钠** 二巯丙磺钠的作用同二巯丁二钠。用于治疗砷、汞、锑化合物中毒。

16. **维生素 B$_6$** 肼类中毒时脑内 5 - 磷酸吡哆醛含量降低,以此为辅酶的谷氨酸脱羧酶和氨基丁酸(GABA)转氨酶活性受抑制,于是 GABA 生成与代谢发生障碍,导致兴奋 - 痉挛发作。维生素 B$_6$ 可逆转这一过程,用于治疗异烟肼及其他肼类中毒。

17. **吲满氨酯(催醒宁)与毒扁豆碱** 其是可逆性胆碱酯酶抑制剂,可抑制胆碱酯酶的活性,产生更多的乙酰胆碱与之竞争胆碱能受体。适应证为抗胆碱药中毒。

18. **N - 乙酰半胱氨酸** 乙酰半胱氨酸在体内转变为半胱氨酸,并通过刺激肝脏谷胱甘肽的合成,可有效地防止对乙酰氨基酚的肝肾损害。用于治疗对乙酰氨基酚(扑热息痛)中毒。

19. **地高辛特异性抗体** 它与血中游离的地高辛特异性结合,并能从心肌受体中夺取与受体结合的地高辛,逆转其毒性作用。用于拮抗地高辛类药物中毒。

20. **其他药物过量中毒的解毒剂** ①肝素过量:解毒剂为鱼精蛋白;②钙通道阻滞剂过量:解毒剂为钙剂、高血糖素;③β 受体阻滞剂过量:解毒剂为高血糖素、多巴胺、阿托品;④静脉注射铁剂过量:解毒剂为去铁胺(去铁敏);⑤非去极化型肌松药(筒箭毒碱、三碘季胺酚)过量:解毒剂为新斯的明。

## 参考文献

[1]王一镗,刘中民,张劲松,等. 王一镗急诊医学[M].北京:清华大学出版社,2008.

[2]孙承业.实用急性中毒全书[M].2 版.北京:人民卫生出版社,2020.

[3]张永生,涂艳阳,王伯良,等. 实用临床中毒急救[M].西安:第四军医大学出版,2012.

[4]国家药典委员会. 中华人民共和国药典:二部[M].北京:中国医药科技出版社,2015.

# 第二章 药物中毒

## 第一节 镇静、催眠药物中毒

### 一、苯巴比妥中毒

苯巴比妥为长效巴比妥类药物,是镇静催眠药和抗惊厥药。经口服、肌内注射或静脉注射进入人体,对中枢神经系统的抑制有"剂量－效应"关系。用于催眠的剂量为每次 60～100mg;抗惊厥、癫痫的剂量为每次 100～200mg。口服 0.5～1 小时起效,血浆蛋白结合率为 40%,体表分布容积为 0.25～1.2L/kg,主要分布于体内组织和体液中,脑组织内浓度最高。人体对苯巴比妥的清除率为 5～12ml/min,多剂量口服活性炭、血液透析、血液灌流对苯巴比妥的清除率分别为 84ml/min、23～174ml/min、26～290ml/min。给药途径、给药速度和个体耐受性的差异,会造成中毒剂量和致死量的差异。一般口服 5 倍催眠量时即可引起轻度中毒,10 倍催眠量时可引起中度中毒,15～20 倍催眠量时可引起重度中毒。苯巴比妥成人中毒量约为 0.5g,致死量为 6～10g。血药浓度 >3mg/100ml 提示中毒, >6～8mg/100ml 会出现昏迷, >15～20mg/100ml 常出现低血压。

#### (一)中毒表现

急性中毒表现为中枢神经系统、呼吸系统抑制。低体温和水疱在苯巴比妥中毒时也比较常见。中毒早期的死亡原因多为呼吸抑制和循环衰竭,中毒后期的死亡原因多为急性肾衰竭、肺炎、急性肺损伤、脑水肿和心肺功能受抑制后所导致的多器官衰竭。按照临床表现的不同,中毒程度可分为三种。

1. **轻度中毒** 嗜睡、意识模糊、反应迟钝、语言不清、呼吸慢、判断及定向力障碍、瞳孔缩小、瞳孔对光反射正常。

2. **中度中毒** 昏睡、呼吸浅慢、发绀、轻度肺水肿,可有手指和眼球震颤、瞳孔缩小、瞳孔对光反射迟钝。

3. **重度中毒** 昏迷,呼吸浅慢或者浅促,早期表现为四肢强直、反射亢进、有踝阵挛;后期表现为全身松弛、瞳孔散大、各种反射消失、血压下降、少尿或无尿,可因呼吸抑制和循环衰竭而死亡。

### （二）诊断要点

1. 有苯巴比妥药物接触史。

2. 随剂量、药物接触时间不同而出现不同程度的嗜睡、共济失调、言语不清、昏迷等中枢神经系统抑制表现，严重时合并呼吸抑制、低血压等，并排除其他药物和疾病所致昏迷的可能性。

3. 必要时可行毒物检测，如血药浓度、尿液巴比妥类定性试验等。

### （三）急救措施

**1. 清除毒物**

（1）洗胃、口服活性炭悬液、导泻等促进药物排出。苯巴比妥会抑制胃肠蠕动、减慢胃排空，所以洗胃时间可适当延长至 12 小时。

（2）静脉或肌内给药者，立即停药。

（3）大量补液、碱化尿液、利尿等，促进体内的苯巴比妥随尿液排出。

（4）血液净化。病情较严重的患者，如出现昏迷、呼吸抑制、低体温等，在常规治疗的基础上，可选用血液灌流、血液透析，或两者联合使用。

**2. 促醒** 纳洛酮可拮抗内源性内啡肽类物质，兴奋呼吸中枢，减轻巴比妥类药物对呼吸中枢的抑制作用，有助于苏醒。

**3. 对症支持治疗** 保持呼吸道通畅，合理氧疗，必要时进行机械通气；低血压时，扩容、补液、纠酸补碱等，必要时应用血管活性药；低体温是巴比妥类药物中毒的特点，必须采取有效的保温、复温措施。防治肺部感染、脑水肿，维持水、电解质和酸碱平衡，纠正脏器功能不全。

#### 参考文献

[1] 孙承业. 实用急性中毒全书 [M]. 2 版. 北京：人民卫生出版社，2020.

[2] 张永生，涂艳阳，王伯良，等. 实用临床中毒急救 [M]. 西安：第四军医大学出版，2012.

## 二、硫喷妥钠中毒

硫喷妥钠为超短效的巴比妥类药物，脂溶性高，可通过血 - 脑脊液屏障进入脑内再分布到全身脂肪。常用于静脉麻醉、诱导麻醉等。静脉注射后的血浆蛋白结合率为 85%，分布容积为 2.3L/kg。硫喷妥钠中毒量约 0.5g，中毒血药浓度 > 5μg/ml，致死量 > 1g，致死血药浓度 > 20μg/ml。

## （一）中毒表现

**1. 中枢神经系统** 出现不同程度的意识障碍，严重者可出现昏迷、瞳孔缩小或散大。

**2. 心血管系统** 可有低血压、心率增快，偶有心率减慢。

**3. 呼吸系统** 抑制呼吸中枢，出现呼吸暂停、二氧化碳潴留，亦可有低氧血症。

**4. 过敏反应** 表现为突然面色苍白、支气管痉挛，甚至出现声门水肿。

**5. 肝肾毒性** 较少见。

## （二）诊断要点

1. 有硫喷妥钠药物用药史。

2. 随药物剂量、用药时间不同而出现不同程度的意识障碍等中枢神经系统抑制表现，严重时合并呼吸抑制、低血压等表现。

3. 必要时可行毒物检测如血药浓度、尿液检测等。

## （三）急救措施

1. 立即停止静脉用药。

2. 对症支持治疗。呼吸抑制或停止者，立即予以人工辅助呼吸，必要时行呼吸机辅助呼吸；低血压时快速补液、使用血管活性药物；出现过敏反应者，立即静脉注射激素，必要时皮下注射肾上腺素，严重者须行气管插管。

**参考文献**

[1]孙承业.实用急性中毒全书[M].2版.北京:人民卫生出版社,2020.

[2]张永生,涂艳阳,王伯良,等.实用临床中毒急救[M].西安:第四军医大学出版,2012.

## 三、地西泮中毒

地西泮为苯二氮䓬类镇静催眠药物，有催眠、抗焦虑、抗惊厥和肌肉松弛的作用。临床上常用于治疗焦虑症、失眠、癫痫持续状态和肌肉痉挛等，有口服、肌内注射、静脉注射等给药途径。口服起效快，血浆蛋白结合率为98%～99%，分布容积0.7～2.6L/kg。药理作用随治疗剂量的不同而不同，中毒剂量明显高于常规治疗量。镇静、催眠时，每次口服10mg，每天3～4次，或每次肌内注射10mg，24小时总量不超过40～50mg。中毒血药浓度>1.5μg/ml，最小致死量为0.1～0.5g/kg，最小致死血药浓度为20μg/ml。

**（一）中毒表现**

与巴比妥类药物过量相比，苯二氮䓬类药物过量引起死亡较为罕见。该类药物相关的大多数死亡，与同时联用其他呼吸抑制剂或乙醇过量有关。

1. 急性中毒后，出现倦怠、乏力、肌肉松弛、肌张力下降、构音障碍，共济失调、嗜睡、昏睡等。严重中毒者，可出现昏迷、瞳孔散大、休克、呼吸抑制、腱反射消失等。

2. 静脉注射过快可抑制循环和呼吸系统，引起呼吸抑制、低血压、心搏骤停。

**（二）诊断要点**

1. 有地西泮用药史。

2. 随剂量、药物接触时间不同而出现不同程度的嗜睡、共济失调、言语不清、昏迷等中枢神经系统抑制表现，严重时合并呼吸抑制、低血压等，并排除其他药物和疾病所致意识障碍的可能性。

3. 静脉推注氟马西尼后，立即有反应或神志转清者，考虑为苯二氮䓬类药物中毒。

**（三）急救措施**

1. 洗胃、导泻，或者口服活性炭悬液。对于昏迷、呼吸抑制的患者，洗胃时应重视气道保护，可在洗胃前行气管插管。

2. 促进体内药物排出，补液，利尿。

3. 保持呼吸道通畅，合理氧疗，必要时进行机械通气。

4. 氟马西尼是特异性的苯二氮䓬类受体拮抗剂，对中毒严重者使用后能快速逆转昏迷。起始剂量为0.3mg，稀释后静脉注射（注射时间至少30秒）。观察60秒后患者仍无反应，可再注射氟马西尼直到患者清醒或总量达3mg，偶可达5mg。如患者再次出现嗜睡，则以0.1~0.4mg/h的剂量持续静脉滴注，直至达到要求的清醒程度。

5. 纳洛酮可竞争性阻断β-内啡肽，从而促醒、保护脑组织、促进呼吸功能恢复及有效防止肺水肿和呼吸抑制。

6. 严重者可行血液灌流。

7. 其他对症支持治疗，如血压过低者给予血管活性药物。

**参考文献**

[1] 孙承业. 实用急性中毒全书[M]. 2版. 北京：人民卫生出版社，2020.

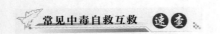

[2]张永生,涂艳阳,王伯良,等.实用临床中毒急救[M].西安:第四军医大学出版,2012.

### 四、艾司唑仑中毒

本品为短效苯二氮䓬类药物,其镇静催眠作用比硝西泮强 2.4 ~ 4 倍。可口服、肌内注射、静脉注射给药,对人有镇静催眠、抗焦虑及广谱抗惊厥作用,适用于治疗焦虑症、癫痫持续状态、术前镇静等。口服 2 小时血药浓度达峰值,半衰期为 10 ~ 24 小时,血浆蛋白结合率为 93% ,可以穿过血 - 脑脊液屏障和进入胎盘,可分泌至乳汁。

#### (一)中毒表现

艾司唑仑急性中毒表现同地西泮。

#### (二)诊断要点

1. 有艾司唑仑药物接触史。

2. 随剂量、药物接触时间不同而出现不同程度的精神紊乱、言语不清、嗜睡、共济失调、昏迷等中枢神经系统抑制表现,严重时合并呼吸抑制、低血压等,并排除其他药物和疾病所致意识障碍的可能性。

3. 静脉推注氟马西尼后,立即有反应或神志转清者,考虑为苯二氮䓬类药物中毒。

#### (三)急救措施

1. 洗胃和导泻,口服活性炭悬液。

2. 保持呼吸道通畅,合理氧疗,必要时进行机械通气。

3. 氟马西尼及纳洛酮的应用,用法同地西泮中毒。

4. 促进体内药物排出,补液、利尿,必要时可进行血液灌流。

5. 其他对症支持治疗。

#### 参考文献

[1]孙承业.实用急性中毒全书[M].2 版.北京:人民卫生出版社,2020.

[2]张永生,涂艳阳,王伯良,等.实用临床中毒急救[M].西安:第四军医大学出版,2012.

[3]国家药典委员会.中华人民共和国药典:二部[M].北京:中国医药科技出版社,2015.

### 五、水合氯醛中毒

水合氯醛是一种较安全的镇静、催眠、抗惊厥药,半衰期仅数分钟,有一种刺鼻的辛辣气味,消化道、直肠给药均能迅速吸收,但口服给药对胃黏膜有刺激作用,故应稀释后应用。抗惊厥时,成人每次灌肠1.5g,必要时6~8小时可重复使用;儿童每次灌肠40mg/kg,总量不超过1g。单次口服4~5g可引起急性中毒,致死量为10g左右。

## (一)中毒表现

**1. 消化系统** 口服大剂量水合氯醛后,出现咽喉部及食管疼痛、恶心、呕吐、腹痛等消化道刺激症状。

**2. 中枢神经系统** 出现精神错乱、嗜睡、共济失调、针尖样瞳孔、昏迷。少数患者出现谵妄、癫痫样发作。

**3. 心血管系统** 出现血压下降、心动过速、心律失常等。

**4. 呼吸系统** 出现呼吸短促或呼吸困难。

**5. 肾功能损害** 可见少尿、血尿、蛋白尿。

**6. 肝功能损害** 可见肝大、黄疸、转氨酶增高。

## (二)诊断要点

1. 有水合氯醛口服或直肠用药史。

2. 随药物剂量、接触时间不同而出现不同程度的精神错乱、嗜睡、共济失调、昏迷等中枢神经系统抑制表现;严重时合并呼吸抑制、低血压等,并排除其他药物和疾病所致的可能性。

## (三)急救措施

1. 口服中毒者,应立即洗胃、导泻;直肠用药者,用清水或生理盐水灌肠及彻底冲洗。

2. 对症支持治疗。保证气道通畅,合理氧疗,必要时可进行机械通气。注意保持水和电解质平衡,保护肝、肾等重要脏器功能。

3. 严重中毒者,可进行血液透析或血液灌流。

参考文献

[1]孙承业.实用急性中毒全书[M].2版.北京:人民卫生出版社,2020.
[2]张永生,涂艳阳,王伯良,等.实用临床中毒急救[M].西安:第四军医大学出版,2012.

## 六、佐匹克隆中毒

佐匹克隆又名吡嗪哌酯、左匹克隆,为环吡咯酮类化合物,药理作用类似苯二氮草类药物,为速效催眠药,适用于失眠。成人每次 7.5mg,睡前口服,血浆蛋白结合率约为 45%。治疗血药浓度为 0.01～0.05μg/ml,中毒血药浓度为 0.15μg/ml,致死血药浓度为 0.6μg/ml。

### (一)中毒表现

单用本药中毒者通常表现出意识障碍,如昏睡或昏迷,死亡病例多同时存在使用其他中枢神经系统抑制药物过量情况。

**1. 中枢神经系统**　出现共济失调、嗜睡、昏睡、意识模糊等,严重时可有昏迷、呼吸抑制、血压降低。

**2. 其他脏器损害**　可以出现严重的心肌损伤,表现为恶性心律失常(窦性停搏、室性异搏心律),甚至心源性休克,心肌酶、心电图、超声心动图、血流动力学监测等方面均出现明显异常。国外报道其可引起高铁血红蛋白血症及氧化性溶血性贫血。

### (二)诊断要点

1. 有佐匹克隆药物接触史。

2. 随剂量、药物接触时间不同而出现不同程度的嗜睡、共济失调、昏睡、昏迷等中枢神经系统抑制表现,严重时合并呼吸抑制、低血压等,并排除其他药物和疾病所致意识障碍的可能性。

### (三)急救措施

1. 口服中毒者立即洗胃、导泻。

2. 补液、利尿,以减少毒物吸收并促进毒物经肾排出。

3. 对症支持治疗。防治恶性心律失常及心源性休克;呼吸衰竭者,早期给予气管插管机械通气;出现高铁血红蛋白血症时,给予亚甲蓝治疗。

4. 病情严重者,尽早行持续血液透析,以及脏器功能支持治疗。

**参考文献**

[1]孙承业. 实用急性中毒全书[M]. 2 版. 北京:人民卫生出版社,2020.

[2]张永生,涂艳阳,王伯良,等. 实用临床中毒急救[M]. 西安:第四军医大学出版,2012.

## 七、溴化物中毒

溴化物包括溴化钠、溴化钾、溴化铵,溴离子能增强对大脑皮质的抑制过程,产生镇静作用。治疗量有镇静作用和轻度嗜睡作用,大剂量才产生催眠效果,此时已接近中毒剂量。口服 10% 溴化物溶液 5～10ml，3 次/日。口服吸收迅速，经肾脏排泄，排泄缓慢。

**（一）中毒表现**

中毒症状轻者，出现神经、精神系统症状；中毒症状重者，可出现昏迷、休克及呼吸抑制等。

**1. 神经系统** 表现为头痛、头晕、乏力、精神不振、反应迟钝、恶心呕吐、烦躁、激动、言语不利、步态不稳、震颤、腱反射亢进等。

**2. 精神症状** ①谵妄型：定向力丧失，有抽象思维障碍、幻觉、妄想等，多见。②幻觉型：有各种丰富的幻觉、妄想，但其定向力正常，这一点有别于谵妄型，较少见。③急性短暂性精神障碍型：与精神分裂症症状相似，人格的改变、妄想、幻觉，自知力丧失，但定向力正常。

**3. 呼吸系统** 因为腺体的分泌物中含溴，眼、鼻、喉及呼吸道的腺体易受影响而出现轻度结膜炎、鼻炎等症状。

**（二）诊断要点**

1. 有溴化物接触史。

2. 有头晕、头痛、乏力、言语不利、步态不稳、手指震颤等神经症状，以及类精神分裂症表现，并排除其他药物中毒和疾病的可能性。

3. 可行血清、尿液和脑脊液中溴检测。

**（三）急救措施**

1. 口服中毒者，可催吐、洗胃、导泻。

2. 应用氯化钠。由于溴从肾脏排泄的速度依靠溴、氯在体内的平衡关系，另外也取决于氯排泄的总量。氯化钠一般每日用量为 6～8g，个别患者可用至 30g，轻者口服，重者可静滴生理盐水。氯化钠给药过多，可使组织内游离出更多的溴离子，进而使血清中溴的浓度升高，症状可加重，此时需用利尿剂促进肾脏排溴。

3. 对症支持治疗及脏器功能保护治疗。

4. 严重中毒者可考虑行持续血液透析治疗。

**参考文献**

[1] 孙承业. 实用急性中毒全书[M]. 2 版. 北京：人民卫生出版社，2020.

[2] 张永生，涂艳阳，王伯良，等. 实用临床中毒急救[M]. 西安：第四军医大学出版，2012.

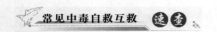

# 第二节　抗癫痫、抗惊厥药中毒

## 一、苯妥英钠中毒

苯妥英钠可用于治疗癫痫、三叉神经痛、洋地黄中毒所致的室性及室上性心律失常等。其作用机制是增加细胞钠离子外流,减少钠离子内流,稳定神经细胞;抑制钙离子内流,降低心肌自律性;稳定细胞膜、降低突触传递从而抗神经痛、松弛骨骼肌。口服吸收较慢,生物利用度约为79%。口服后4~12小时达血药峰浓度,血浆蛋白结合率约为90%。其常规剂量也易发生中毒,致死剂量因人而异。

### （一）中毒表现

**1. 神经系统**　头晕、视觉障碍、构音障碍、共济失调、小脑萎缩、周围神经病变等。

**2. 运动系统**　下肢运动障碍常见。

**3. 消化系统**　恶心、呕吐。

**4. 呼吸系统**　呼吸浅快,时有停顿,严重者呼吸衰竭。

### （二）诊断要点

1. 有苯妥英钠接触史。

2. 头晕、呕吐、复视、共济失调、下肢运动障碍等中毒症状。

3. 排除其他疾病或药物中毒。

4. 苯妥英钠血药浓度≥20mg/L。

### （三）急救措施

1. 根据中毒分级减量或停药,停药期间换用其他抗癫痫药。

2. 促进排出,包括碱化尿液、利尿。

3. 对症处理。静滴维生素 $B_6$ 止吐;补充叶酸、甲钴胺;纠正电解质紊乱等。

4. 重度中毒患者可行血液灌流(通过血液灌流器内的活性炭与血浆蛋白竞争毒物,吸附毒物,从而将血液中的毒素直接清除)。

**参考文献**

[1] Tiller JG, Birkett D, Burns R, et al. Antiepileptics: phenytoin and fosphenytoin. Therapeuticguide-lines: neurology [M]. North MelbourneJ Victoria, 2002:4 – 5.

[2] 胡元元,何善述,刘朝,等.苯妥英钠对神经元细胞内外谷氨酸含量及胞内[Ca²⁺]的影响
　　[J].海峡药学,2000,12(2):100 – 101.

[3] 李湘斌,阳波,毕津莲,等.血药浓度监测下苯妥英钠中毒的救治[J].中国现代医学杂志,
　　2007,17(9):1121 – 1122.

[4] Shanmuga PD,Hogga DN,Aeschlimann DP,et al. Phenytoin – related ataxia in patients with epi-
　　lepsy:clinical and radiological characteristics[J]. Seizure,2018(56):26 – 30.

[5] 李云生,罗筱云,陈彩娥,等.血液灌流抢救重度苯妥英钠中毒 2 例报告[J].中原医刊,
　　2004,31(12):33.

## 二、卡马西平中毒

卡马西平可用于癫痫、神经性疼痛、躁狂 – 抑郁症、中枢性部分性尿崩症、酒精癖的戒断综合征(作用机制:抑制可兴奋细胞膜的钠离子通道;抑制 T 型钙离子通道;增强去甲肾上腺素能神经的活性;促进抗利尿激素的分泌或提高效应器对抗利尿激素的敏感性)。口服吸收缓慢、不规则,生物利用度在 58% ~85% 之间。普通片单剂量口服后 12 小时达血药峰浓度,大剂量 24 小时达峰浓度,血浆蛋白结合率约为 76% 。血药浓度 >20μg/ml 即可中毒。

### (一)中毒表现

**1. 神经系统**　中枢抑制、定向力障碍、共济失调、运动障碍、幻觉、激越、视物模糊、言语含糊、构音障碍、眼球震颤等,严重者可昏迷。

**2. 心血管系统**　血压异常、心动过速,伴宽 QRS 波的传导阻滞、心搏骤停等。

**3. 呼吸系统**　呼吸抑制。

**4. 消化系统**　恶心、呕吐,胃肠道功能异常。

**5. 泌尿系统**　尿潴留等卡马西平的抗利尿激素样作用所致的水中毒。

**6. 皮肤及皮肤附属器官表现**　如中毒性表皮坏死松解症等。

### (二)诊断要点

1. 有卡马西平接触史。

2. 水中毒、神经系统功能障碍、皮疹、心律失常、血压异常等表现。

3. 排除其他疾病或药物中毒。

4. 血液中卡马西平浓度,可辅助诊断中毒和确定中毒程度。

### (三)急救措施

**1. 停药**　换用其他抗癫痫药。

2. **护理** 吸氧、心电监测。

3. **促进排出** 给予催吐、洗胃、活性炭吸附、导泻、利尿。

4. **对症处理**

(1)低血压:多巴胺、多巴酚丁胺等。

(2)心律失常:依据具体类型处理。

(3)呼吸抑制:纳洛酮、洛贝林或尼可刹米等,必要时行气管插管以及气管切开保持呼吸道通畅。

(4)惊厥:苯二氮䓬类或其他抗惊厥药。

(5)低钠血症(水中毒):限制液体入量,缓慢静注生理盐水。

(6)其他:护肝、抗感染、营养神经等。

5. **血液净化** 重度中毒及初始治疗反应差者可行血液灌流、血液透析及血浆置换(因血浆蛋白结合率高,故血液灌流疗效好,为卡马西平中毒的最佳血液净化方法)。

### 参考文献

[1]Patel VH,Schindlbeck MA,Bryant SM. Delayed elevation in carbamazepine concentrations after overdose:a retrospective poison center study[J]. American journal of therapeutics,2013,20(6):602 – 606.

[2]Brahmi N,Kouraichi N,Thabet H,et al. Influence of activated charcoal on the pharmacokinetics and the clinical features of carbamazepine poisoning[J]. The American journal of emergency medicine,2006,24(4):440 – 443.

## 三、丙戊酸钠中毒

丙戊酸钠为抗癫痫药(机制:增加 GABA 合成、减少 GABA 降解;抑制钠离子通道)。口服吸收迅速且完全,生物利用度达 100%。口服后 1～4 小时达血药峰浓度,血浆蛋白结合率约为 94%。丙戊酸钠血药浓度 >100mg/L 时不良反应明显增加。

### (一)中毒表现

1. **消化系统** 恶心、呕吐、厌食。

2. **神经系统** 嗜睡、无力、共济失调,甚至昏迷。

3. **血液系统** 淋巴细胞增加、血小板减少。

4. **消化系统** 肝功能异常。

5. **肾脏损伤** 肾小管间质性肾炎、低钠血症、Fanconi 综合征等。

**（二）诊断要点**

1. 有丙戊酸钠接触史。

2. 有呕吐、嗜睡、共济失调等表现，严重者可昏迷、死亡。

3. 排除其他疾病或药物中毒。

4. 血液中检测丙戊酸钠，可辅助诊断。

**（三）急救措施**

1. 停药，加用其他抗癫痫药。

2. 促进排出，给予催吐、洗胃、导泻、活性炭吸附。

3. 对症处理，气道保护防误吸；血压下降者升压治疗；护肝等。

4. 血液透析及血液灌流（脂蛋白结合率高，易被高分子聚合树脂及活性炭吸附）。

参考文献

Mi Jl, Li J, Zhang X, et, al, ClinicalCharacteristics of Sodium Valproate Blood Concentration in Epilepsy Patients[J]. Chin J Mod Appl Pharm,2020,37(20):2506-2510.

# 第三节　抗精神病药中毒

## 一、氯丙嗪中毒

氯丙嗪又名冬眠灵，是吩噻嗪类抗精神病药物，也可用于镇吐、抗晕动以及镇静催眠。注射给药吸收迅速且完全，血浆蛋白结合率大于95%。肌内注射后起效时间为20分钟，静注后为3~5分钟，抗组胺作用一般持续时间为6~12小时，镇静作用可持续2~8小时。成人口服致死量大于50~75mg/kg，小儿最小致死量350mg，中毒血药浓度0.5~2μg/ml，致死血药浓度3~12μg/ml，一次剂量达2~4g，可发生急性中毒反应。

**（一）中毒表现**

**1. 心血管系统**　心悸，血压下降，直立性低血压，持续性低血压休克，并可引起房室传导阻滞及室性早搏，甚至出现心搏骤停。

**2. 神经系统**　头晕、嗜睡、表情淡漠，以及癫痫持续状态。

**3. 锥体外系**　肌肉僵硬，震颤，动眼危象，角弓反张等。

4. **消化系统** 厌食、恶心、呕吐、上腹或者肝区疼痛。

5. **自主神经系统** 体温降低,瞳孔缩小,流涎,呼吸波动,汗腺分泌,性欲及排尿、排便异常等。

6. **泌尿系统** 尿量增多,偶见无尿、尿失禁、尿潴留,少数患者尿中可出现红细胞、白细胞、蛋白及管型等。

7. **内分泌系统及代谢系统** 可引起血糖升高,还可致血胆固醇升高。

8. **血液系统** 偶可发生粒细胞及血小板减少,或溶血性贫血。

9. **其他系统** 少数患者出现发热、皮疹、肌肉关节酸痛、皮肤黄染等过敏中毒性损害。

## (二)诊断要点

1. 有氯丙嗪用药史。

2. 出现低血压、低体温、瞳孔缩小以及神经系统抑制症状。

3. 排除其他疾病或药物中毒。

4. 尿液中氯丙嗪定性实验阳性,可辅助诊断,行血糖、胆固醇、肝肾功能检查。

## (三)急救措施

1. 立即停药。

2. 促进药物排出。给予洗胃,活性炭吸附,补液加速毒素排出,不建议催吐,因其可能引起咽部的肌张力障碍而导致呕吐物误吸。

3. 予以对症支持治疗,吸氧,心电监护,指脉氧监测,保持气道通畅,必要时行气管插管,机械通气。氯丙嗪中毒引起低血压休克时,应选择合适的升压药物。患者有肌肉震颤等锥体外系症状时可静注苯海拉明,对氯丙嗪过敏应给予肾上腺皮质激素治疗。

4. 血液灌流。氯丙嗪脂溶性高,分子量大,蛋白结合率高,血液灌流可清除。

5. 血液透析。血液透析经过弥散、渗透、过滤等步骤,使中毒患者体内药物及代谢物质得到清除,从而让患者衰竭的脏器尽快恢复功能。

**参考文献**

[1]孙承业.实用急性中毒全书[M].2版.北京:人民卫生出版社,2020.

[2]任引津,张寿林,倪为民,等.实用急性中毒全书[M].北京:人民卫生出版社,2003.

[3]陈金安,张传耀,王刚,等.氯丙嗪中毒血液灌流疗效研究[J].中国实用神经疾病杂志,2009,06(12):68 - 69.

[4]蔡淑兰,刘雨丰,蔡淑玲,等.血液灌流串联血液透析抢救重度药物中毒的护理[J].河北联

## 二、利培酮中毒

利培酮是选择性的单胺能拮抗剂的抗精神病药物,口服后可完全吸收,并在1～2小时内达到血药浓度峰值,血浆蛋白结合率为88%,最大剂量不超过20mg/d。利培酮的治疗血液浓度为30～65nmol/L,超过65nmol/L可出现过量反应。

### (一)中毒表现

1. **心血管系统** 偶尔出现直立性低血压、心动过速或高血压的症状。
2. **神经系统** 失眠、焦虑、头痛、头晕、抽搐,以及意识障碍。
3. **锥体外系** 如肌紧张、震颤、僵直、急性肌张力障碍、运动迟缓、静坐不能。
4. **消化系统** 恶心、呕吐、腹痛、肝酶升高。
5. **恶性综合征** 偶见,出现高热、肝功能异常和肌酸磷酸激酶升高。
6. **内分泌系统及代谢系统** 罕见血糖升高,使糖尿病患者病情加重,血脂增加会出现体重增加,全身水肿。
7. **血液系统** 可见中性粒细胞或血小板下降。
8. **其他** 偶见男性乳房发育,女性月经失调、闭经。

### (二)诊断要点

1. 有利培酮的用药史。
2. 出现神经系统以及恶性综合征症状。
3. 排除其他药物中毒史。
4. 利培酮血药浓度的监测,血糖、肝肾功能可辅助诊断。

### (三)急救措施

1. **立即停药**
2. **促进排出** 给予洗胃活性炭吞服、导泻、补液、利尿、补液加速毒素排出。
3. **对症处理** 利培酮无特效解毒药,应予以对症治疗。吸氧,心电监护,保持气道通畅,必要时行气管插管,机械通气。选择合理的升压药物,但不能使用肾上腺素和多巴胺,因其可导致β受体兴奋而加重低血压。患者有肌肉震颤等锥体外系症状时可静脉注射苯海拉明。
4. **血液灌流** 利培酮为有机化合物,分子量大,蛋白结合率高,体内分布范围广,血液灌流通过吸附作用清除外源性和内源性毒物。

23

**参考文献**

[1]孙承业.实用急性中毒全书[M].2版.北京:人民卫生出版社,2020.

[2]左津淮,崔炳喜,王翼,等.利培酮的血药浓度与临床疗效及副反应的相关研究[J].山东精神医学,2005(04):220-221.

[3]吴小立,秦峰,王继辉,等.精神分裂症患者血脂代谢异常情况及停用抗精神病药物的影响[J].中华神经医学杂志.2015.14(2):156-161.

[4]郑祖群,赵燕.血液灌流抢救利培酮中毒患者的护理[J].解放军护理杂志,2011,28(8B).43-44.

## 三、奥氮平中毒

奥氮平为噻吩并苯二氮䓬类非典型抗精神病药物,口服吸收良好,并在5~6小时内达到血药浓度峰值,血浆蛋白结合率为93%,血药浓度在7~1000μg/ml范围内,体内分布容积为10.3~18.4L/kg,通过肝脏代谢。

### (一)中毒表现

**1.心血管系统** 心动过速、直立性低血压、心律不齐、心功能不全等。

**2.神经系统** 嗜睡、谵妄、昏迷、构音障碍,偶发癫痫。

**3.锥体外系** 发生率较低。

**4.呼吸系统** 呼吸急促、呼吸抑制等。

**5.消化系统** 口干、便秘、食欲增加,肝酶轻度升高。

**6.代谢系统** 可见血糖升高,使糖尿病患者病情加重,体重增加。

**7.血液系统** 可见中性粒细胞或白细胞下降。

### (二)诊断要点

1.有奥氮平用药史。

2.出现神经系统以及心血管症状。

3.排除其他药物中毒史。

4.奥氮平血药浓度的监测可辅助诊断。

### (三)急救措施

**1.立即停药**

**2.促进排出** 给予吞服活性炭、洗胃、导泻、利尿加速毒物排泄。

**3.对症处理** 奥氮平中毒无特效解毒剂,应予以对症支持治疗,吸氧,心电监护,指脉氧监测,并保持气道通畅。必要时气管插管,机械通气。

**4. 血液灌流** 奥氮平分子量大,蛋白结合率高,体内分布容量大,且树脂血液灌流器对于分子结构中具有亲脂疏水基团结构的物质具有较强的吸附能力,故血液灌流治疗有效。

**5. 血液透析** 血液透析经过弥散、渗透、过滤等步骤,使中毒患者体内药物及代谢产物得到清除,同时起到平衡电解质的作用,从而让患者衰竭的脏器尽快恢复。

**参考文献**

[1]孙承业.实用急性中毒全书[M].2版.北京:人民卫生出版社,2020.

[2]杨乔焕,高岩.血液灌流救治急性奥氮平中毒一例[J].中国小儿急救医学,2013,20(6):602.

[3]吴向平,范小琴.超量奥氮平抢救成功一例[J].上海精神病学,2004,16(5):291.

### 四、阿普唑仑中毒

阿普唑仑为苯二氮䓬类抗精神病药物,口服吸收良好,并在 1~2 小时内达到血药浓度峰值,血浆蛋白结合率为80%,经肝脏代谢,最后自肾脏随尿液排出。本药在体内蓄积量少,停药后清除快,可通过胎盘进入乳汁。治疗血药浓度在 $0.05 \sim 0.06 \mu g/ml$ 范围内,中毒血药浓度为 $0.075 \mu g/ml$,致死血药浓度为 $0.122 \sim 0.39 \mu g/ml$。

**(一)中毒表现**

**1. 心血管系统** 发绀、皮肤湿冷、脉搏细速、血压下降,甚至出现休克。

**2. 神经系统** 嗜睡、神志恍惚、言语不清、瞳孔缩小、共济失调、腱反射减弱或消失,严重者出现昏迷。

**3. 呼吸系统** 呼吸浅慢或不规则,严重者呼吸停止等。

**4. 消化系统** 恶心、呕吐、便秘,肝酶轻度升高。

**5. 血液系统** 可见血小板或白细胞下降,部分发生溶血等。

**(二)诊断要点**

1. 有阿普唑仑用药史。

2. 出现神经系统抑制症状。

3. 排除其他药物中毒史。

4. 血、尿或胃内容物毒物分析,以及血药浓度可协助诊断。

## (三)急救措施

**1. 立即停药**

**2. 促进排出** 给予吞服活性炭、洗胃、导泻、利尿加速毒物排泄。

**3. 对症处理** 阿普唑仑中毒可用苯二氮䓬类特异性的拮抗剂氟马西尼解毒,并给予吸氧、心电监护、指脉氧监测等对症支持治疗,保持气道通畅。必要时行气管插管,机械通气。

**4. 血液灌流** 阿普唑仑分子量大,蛋白结合率高,体内分布容量大,血液灌流有效。

**5. 血液灌流联合血液透析** 对合并肾衰竭、心衰、肺水肿的危重患者可联合治疗。

### 参考文献

[1]孙承业.实用急性中毒全书[M].2版.北京:人民卫生出版社,2020.

[2]史应龙,姚向飞,豆利军,等.血液透析联合血液灌流抢救重度阿普唑仑及多虑平中毒1例[J].中国血液净化,2008(10):560.

## 五、劳拉西泮中毒

劳拉西泮为苯二氮䓬类抗精神病药物,口服吸收良好,并在2小时内达到血药浓度峰值,血浆蛋白结合率高,可以通过血脑屏障进入胎盘,治疗药物浓度在$0.02\sim0.25\mu g/ml$大的范围内,中毒血药浓度为$0.3\sim0.6\mu g/ml$。

### (一)中毒表现

**1. 神经系统** 头痛、头晕、嗜睡、抑郁、定向力障碍、情绪激动、遗忘、共济失调、步态不稳、睡眠障碍、幻觉等。

**2. 锥体外系** 发生率较低。

**3. 呼吸系统** 呼吸急促、浅慢、抑制等,还可加重阻塞性肺疾病。

**4. 消化系统** 恶心、便秘、食欲下降、肝酶轻度升高。

**5. 其他** 可见中性粒细胞或白细胞下降,偶可见皮疹。

### (二)诊断要点

1. 有劳拉西泮用药史。

2. 出现神经系统以及呼吸系统抑制。

3. 排除其他药物中毒史。

4．劳拉西泮血药浓度，以及肝肾功能监测可辅助诊断。

**（三）急救措施**

**1．立即停药**

**2．促进排出** 给予吞服活性炭、洗胃、导泻、利尿促进排出，对于昏迷、呼吸抑制的患者，洗胃时注意保护气道。

**3．对症处理** 劳拉西泮可用氟马西尼拮抗，也可用纳洛酮催醒。保护脑组织，吸氧，心电监护，指脉氧监测，并保持气道通畅，必要时行气管插管，机械通气。

**4．血液灌流** 劳拉西泮分子量大，蛋白结合率高，血液灌流有效。

**5．血液灌流联合血液透析** 对合并肾衰竭、心衰、肺水肿的危重患者可联合治疗。

**参考文献**

[1]孙承业．实用急性中毒全书[M]．2版．北京：人民卫生出版社，2020．
[2]史应龙，姚向飞，豆利军，等．血液透析联合血液灌流抢救重度阿普唑仑及多虑平中毒1例[J]．中国血液净化，2008（10）：560．

## 六、苯乙肼中毒

苯乙肼为单胺氧化酶抑制剂药物，口服吸收良好，并在半小时内达到血药浓度峰值，但本类药物毒性较大，不良反应较多，一般不首选，每日最大量不超过60mg。

**（一）中毒表现**

**1．心血管系统** 心悸、心绞痛、直立性低血压，严重者可出现高血压危象等。

**2．神经系统** 头痛、头晕、失眠、过度兴奋、焦虑、轻度躁狂，可出现抽搐、昏迷、颈强直。

**3．消化系统** 恶心、呕吐、口干、厌食、便秘、肝功能异常。

**4．呼吸系统** 呼吸急促、代谢性酸中毒、低氧血症。

**5．其他系统** 有高热、瞳孔散大、视力障碍、出汗、皮肤湿冷、排尿困难，少见有过敏皮疹史等。

**（二）诊断要点**

1．有苯乙肼用药史。

2．出现神经系统以及心血管症状。

3. 排除其他药物中毒史。

**（三）急救措施**

1. **立即停药**

2. **促进排出** 给予吞服活性炭、洗胃、导泻、利尿加速毒物排泄。

3. **对症处理** 苯乙肼中毒无特效解毒剂，应予以对症支持治疗，吸氧，心电监护，指脉氧监测，保持气道通畅，必要时行气管插管，机械通气纠正低氧血症。

4. **血液灌流** 血液灌流的吸附剂有很大的表面积，具有强大的吸附能力，能清除血液中的毒物，从而达到清除毒物的目的。

5. **血液透析** 血液透析经过弥散、渗透、过滤等步骤，使中毒患者体内药物及代谢产物得到清除，同时纠正水、电解质紊乱和酸碱失衡，从而让患者衰竭的脏器尽快恢复。

参考文献

[1]孙承业.实用急性中毒全书[M].2版.北京:人民卫生出版社,2020.
[2]黄健,黄芳,张雪花,等.血液灌流救治药物毒物中毒临床体会[J].基层医学论坛,2007,11(3):211.
[3]汪松,龙仙萍,李建国.血液灌流血液透析治疗急性药物或毒物中毒[J].遵义医学院学报,2010,33(6):558-559.

## 七、阿米替林中毒

阿米替林为三环类抗抑郁药物，口服完全吸收，并在 8~12 小时内达到血药浓度峰值。血浆蛋白结合率约为 90%，经肝脏代谢，主要代谢产物为去甲替林，仍有活性。本品与代谢产物可分布于全身，并可透过胎盘屏障，从乳汁排泄，最终代谢产物由肾脏排出体外。治疗血药浓度为 $0.05~0.2mg/ml$，一次用量 1.2g 即可引起中毒，大于等于 2.5g 严重中毒，致死血药浓度为 $0.5~2\mu g/ml$。

**（一）中毒表现**

1. **心血管系统** 早期出现高血压、心律失常，后期可出现顽固性低血压。

2. **神经系统** 头晕、头痛、昏迷、躁狂、癫痫发作。

3. **锥体外系损害** 肌阵挛、肌强直、震颤、反射亢进、眼肌麻痹。

4. **消化系统** 恶心、口干、胃肠功能减退、肝功能异常。

5. **呼吸系统** 呼吸急促、呼吸浅慢、抑制。

6. **其他系统** 有高热、瞳孔扩大、视物模糊、尿潴留等。

## （二）诊断要点

1. 有阿米替林用药史。

2. 出现心血管系统及神经系统症状。

3. 排除其他药物中毒史。

4. 阿米替林血药浓度监测可辅助诊断。

## （三）急救措施

1. **立即停药**

2. **促进排出** 给予洗胃、导泻、利尿加速毒物排泄。

3. **对症处理** 阿米替林中毒无特效解毒剂,应予以对症支持治疗,吸氧,心电监护,指脉氧监测,碳酸氢钠碱化血液,保持气道通畅,必要时行气管插管,机械通气。

4. **血液灌流** 阿米替林分子量大,蛋白结合率高,体内分布容量大,血液灌流的吸附剂有很大的表面积,具有强大的吸附能力,从而达到能清除血液中的毒物的目的。

5. **血液灌流联合血液透析** 对合并肾衰竭、心衰、肺水肿的危重患者可联合治疗。

### 参考文献

[1] 孙承业. 实用急性中毒全书[M]. 2版. 北京:人民卫生出版社,2020.

[2] 张永生,涂艳阳,王伯良,等. 实用临床中毒急救[M]. 西安:第四军医大学出版社,2012.

[3] 刘殿强,蔡青,周珍,等. 血液灌流治疗重度阿米替林中毒3例报道[J]. 中国医药科学, 2011,1(21):167.

[4] 史应龙,姚向飞,豆利军,等. 血液透析联合血液灌流抢救重度阿普唑仑及多虑平中毒1例[J]. 中国血液净化,2008(10):560.

## 八、马普替林中毒

马普替林为四环类抗抑郁药物,口服后可完全被胃肠道吸收,但比较缓慢,口服后9~16小时血药浓度才能达到峰值。血浆蛋白结合率约为88%~89%,分布容积15~28L/kg,并分布全身,在肝脏代谢后,由尿和大便排出。每天用量不能超过200mg。

## （一）中毒表现

1. **心血管系统** 起初可出现心悸、血压升高,后逐渐出现心肌收缩力减弱,心输出量减少,可出现直立性低血压,心电图异常改变,以传导阻滞为主。

2.**神经系统** 头晕、失眠、嗜睡、激动、震颤、肌阵挛、注意力障碍、感觉异常、构音障碍、惊厥、静坐不能、共济失调,严重者出现神志模糊,偶见癫痫发作。

3.**消化系统** 恶心、呕吐、口干、便秘、腹泻等胃肠功能减退,肝功能异常。

4.**血液系统** 白细胞及粒细胞减少,可出现嗜酸性粒细胞增加、血小板减少等。

5.**其他系统** 有高热、瞳孔散大、视物模糊、皮疹等,罕见多形性红斑、中毒性表皮坏死松解。

### (二)诊断要点

1.有马普替林用药史。

2.出现心血管系统及神经系统症状。

3.排除其他药物中毒史。

### (三)急救措施

1.**立即停药**

2.**促进排出** 给予洗胃、导泻、口服活性炭、补液加速毒物排泄。

3.**对症处理** 马普替林中毒无特效解毒剂,应予以吸氧,心电监护,指脉氧监测等对症支持治疗。碳酸氢钠碱化血液,保持气道通畅,必要时行气管插管,机械通气。

4.**血液灌流联合血液透析** 对合并肾衰竭、心衰、肺水肿的危重患者可联合治疗。

**参考文献**

[1]金有豫.药理学[M].5版.北京:人民卫生出版社,2001.

[2]任引津,张寿林,倪为民,等.实用急性中毒全书[M].北京:人民卫生出版社,2003.

[3]黄云霞,陈雪亮.血液灌流联合血液透析救治重症中毒32例[J].中国临床保健杂志,2003,13(6):642.

### 九、帕罗西汀中毒

帕罗西汀为强效、高选择性5-HT再摄取抑制剂。口服吸收完全,经首过代谢,仅1%进入体循环,血浆蛋白结合率达90%以上,血浆半衰期21小时,主经肝脏CYP2D6代谢,由肾脏排泄。口服极量为每日50mg。

**（一）中毒表现**

**1. 神经系统** 最为常见，包括失眠、兴奋、梦魇、嗜睡、眩晕、震颤、头痛等，严重者可出现惊厥、癫痫大发作、意识障碍以及运动障碍。

**2. 消化系统** 恶心、呕吐、便秘、腹泻最为常见，也有肝损害、消化道出血等方面的文献报道。

**3. 心血管系统** 可出现心动过速、心律失常、高血压或低血压等毒性反应，也有房室传导阻滞、肌酸激酶增高、Q-T间期延长等方面的文献报道。

**（二）诊断要点**

1. 有帕罗西汀接触史。

2. 以神经精神症状最为常见，同时伴有消化系统、心血管系统等药物过量表现。

3. 排除其他疾病或药物中毒。

**（三）急救措施**

**1. 立即停药**

**2. 促进排出** 不建议催吐，酌情洗胃，可采用导泻、活性炭以促进排出。

**3. 对症处理** 无特效解毒剂，以对症支持治疗为主。

**4. 血液净化** 因其血浆蛋白结合率高，对于重症病例首选血液灌流，必要时可行血液透析、血浆置换等其他血液净化方法。

**参考文献**

[1] Guzmán RO, Ramírez MCM, Fernandez LI, et al. Hepatotoxicidad inducida por paroxetina [Hepatotoxicity induced by paroxetine]. Med Clin (Barc). 2005, 124(10):399. Spanish. doi:10.1157/13072581. PMID:15766517.

[2] Blasco FH, De LJ. Lower gastrointestinal bleeding and paroxetine use: two case reports. Psychosomatics. 2012, 53(2):184-187. doi:10.1016/j.psym.2011.09.002. PMID:22424167.

[3] 孙承业, 任引津, 张寿林. 实用急性中毒全书[M]. 人民卫生出版社, 2020:443.

[4] 宋维, 于学忠. 急性中毒诊断与治疗专家共识[J]. 中华急诊医学杂志, 2016, 25(11):1113-1127.

[5] 血液净化急诊临床应用专家共识组. 血液净化急诊临床应用专家共识[J]. 中华急诊医学杂志, 2017, 26(01):24-36.

## 十、碳酸锂中毒

碳酸锂为抗躁狂症药物，口服吸收良好，并在2~4小时内达到血药浓度峰值。不与血浆蛋白结合,治疗血药浓度在0.6~1.2mmol/L的范围内,中毒血药浓度为大于1.5mmol/L,致死血药浓度为4~6mmol/L。

**(一)中毒表现**

**1.心血管系统** 血压增高,心动过缓,心动过速,心电图有T波低平、U波明显等低钾血症的非特异性表现。

**2.神经系统** 意识模糊、构音障碍、反射亢进、共济运动失调、震颤、肌阵挛、抽搐,还可以表现为谵妄、躁狂、癫痫、昏迷。

**3.泌尿系统** 尿液浓缩,多尿,少尿,蛋白尿,甚至出现肾衰竭,少数出现肾性尿崩症。

**4.呼吸系统** 呼吸急促、呼吸抑制等。

**5.消化系统** 恶心、呕吐、腹泻、腹胀、厌食。

**6.内分泌系统** 甲状腺功能减退或者甲亢。

**(二)诊断要点**

1.有碳酸锂用药史。

2.出现神经系统以及心血管系统症状。

3.排除其他药物中毒史。

4.碳酸锂血药浓度监测,肝、肾功能可辅助诊断。

**(三)急救措施**

**1.立即停药**

**2.促进排出** 给予生理盐水催吐,洗胃,硫酸钠导泻,利尿以及碳酸氢钠、茶碱类加速毒物排泄。

**3.对症处理** 碳酸锂中毒无特效解毒剂,予以对症支持治疗,吸氧,心电监护,指脉氧监测,保持气道通畅,必要时行气管插管,机械通气,预防心功能不全。

**4.血液透析** 碳酸锂分子量小,蛋白结合率低,水溶性高,血液透析可清除。

**5.血液灌流** 碳酸锂不与蛋白结合,血液灌流无效。

**参考文献**

[1]国家药典委员会.中华人民共和国药典:二部[M].北京:中国医药科技出版社,2010.

[2]孙承业.实用急性中毒全书[M].2版.北京:人民卫生出版社,2020.

[3]朱子杨,龚兆庆,汪国良,等.中毒急救手册[M].上海:上海科学技术出版社,2000.

[4]王质刚.血液净化学.3版[M].北京:北京科学技术出版社,2011.

# 第四节 抗震颤麻痹药中毒

## 一、左旋多巴中毒

左旋多巴,又名左多巴,通过血脑屏障经多巴胺脱羧酶作用转化为多巴胺而发挥作用。口服后经小肠吸收,外周循环中左旋多巴仅1%进入中枢,口服0.5~2小时达血药浓度高峰,血浆半衰期1~3小时,外周左旋多巴95%经肝脏代谢成多巴胺,进一步降解成二羟苯乙酸等,由肾脏排泄。

### (一)中毒表现

**1. 神经系统** 激动、谵妄、幻觉、失眠和不自主运动等过度兴奋表现。

**2. 消化系统** 恶心、食欲减退、腹泻、便秘等腹部不适表现。

**3. 心血管系统** 以心动过速、心律失常最为常见,也可出现高血压、直立性低血压和晕厥。

### (二)诊断要点

1. 有左旋多巴接触史。

2. 主要表现为中枢和外周多巴胺受体和肾上腺素能受体过度兴奋症状。

3. 排除其他疾病或药物中毒,必要时可行血药浓度检测协助诊断。

### (三)急救措施

**1. 立即停药**

**2. 促进排出** 根据意识状态,酌情洗胃,可导泻、活性炭促进排出。

**3. 对症处理** 无特效解毒剂,以对症支持治疗为主。若出现神经兴奋症状,给予地西泮等镇静药物。一般减量、停药或换药后,适当对症支持治疗,症状可好转或消失。暂无血液透析、血液灌流和血浆置换等血液净化治疗的相关文献报道。

**参考文献**

[1]孙承业,任引津,张寿林.实用急性中毒全书[M].北京:人民卫生出版社,2020:443.

[2]宋维,于学忠.急性中毒诊断与治疗专家共识[J].中华急诊医学杂志,2016,25(11):1113-1127.

[3]血液净化急诊临床应用专家共识组.血液净化急诊临床应用专家共识[J].中华急诊医学杂志,2017,26(01):24-36.

## 二、盐酸苯海索中毒

苯海索,又名安坦,系选择性中枢抗抗胆碱药物,外周抗胆碱作用仅为阿托品的 1/10～1/3。口服吸收迅速且完全,可通过血脑屏障,口服 1 小时起效,作用可持续 6～12 小时,56% 由肾脏排泄。口服极量为每日 20mg,中毒剂量为 400～800μg/mg。

### (一)中毒表现

**1. 中枢抗胆碱能症状**　谵妄、妄想、幻觉、意识障碍等中毒性神经精神症状。

**2. 外周抗胆碱能症状**　口干、心动过速、皮肤潮红、尿潴留以及瞳孔散大。

### (二)诊断要点

1. 有苯海索接触史。

2. 主要表现为中枢和外周抗胆碱能症状。

3. 排除其他疾病或药物中毒,必要时可行血药浓度检测协助诊断。

### (三)急救措施

**1. 立即停药**

**2. 促进排出**　根据意识状态,酌情催吐、洗胃,可导泻、活性炭、利尿促进排出。

**3. 对症处理**　无特效解毒剂,以对症支持治疗为主。若出现抗胆碱能症状,给予新斯的明,1mg,肌内注射,每 2 小时 1 次,逐渐延长间隔时间,直至症状消失后停药。可给予小剂量镇静药物改善神经精神兴奋症状。

参考文献

[1]孙承业,任引津,张寿林.实用急性中毒全书[M].北京:人民卫生出版社,2020:443.

[2]宋维,于学忠.急性中毒诊断与治疗专家共识[J].中华急诊医学杂志,2016,25(11):1113-1127.

## 三、金刚烷胺中毒

金刚烷胺,又名金刚胺,通过促进中枢多巴胺的合成和释放,减少神经细胞对多巴胺的再摄取,以及抗乙酰胆碱作用来对抗帕金森病。口服吸收迅速且完全,可通过血脑屏障,口服后 2～4 小时达血药浓度高峰,血浆蛋白结合率为 60%～70%,血浆半衰期为 11～15 小时,90% 以原形经肾脏排泄,酸性尿可促进排泄。口服极量为每日 400mg。

**（一）中毒表现**

**1. 中枢抗胆碱能症状** 谵妄、妄想、幻觉、意识障碍等中毒性神经精神症状。

**2. 外周抗胆碱能症状** 心动过速、心律失常、低血压、排尿困难等。

**（二）诊断要点**

1. 有金刚烷胺接触史。

2. 主要表现为中枢和外周的抗胆碱能症状。

3. 排除其他疾病或药物中毒，必要时可行血药浓度检测协助诊断。

**（三）急救措施**

**1. 立即停药**

**2. 促进排出** 根据意识状态，酌情洗胃，可导泻、补液、利尿促进排出。

**3. 对症处理** 无特效解毒剂，以对症支持治疗为主。

**4. 血液净化** 因其血浆蛋白结合率高，对于重症病例首选血液灌流，必要时可行血液透析、血浆置换等其他血液净化方法。

**参考文献**

[1] 孙承业,任引津,张寿林. 实用急性中毒全书[M]. 人民卫生出版社,2020:443.

[2] 宋维,于学忠. 急性中毒诊断与治疗专家共识[J]. 中华急诊医学杂志,2016,25(11): 1113 - 1127.

[3] 血液净化急诊临床应用专家共识组. 血液净化急诊临床应用专家共识[J]. 中华急诊医学杂志,2017,26(01):24 - 36.

## 四、溴隐亭中毒

溴隐亭,又名溴麦角隐亭,为下丘脑和垂体的多巴胺受体激动剂。口服吸收迅速,生物利用度仅 6%,口服后 1 ～ 3 小时达血药浓度高峰,血浆蛋白结合率达 90% 以上,血浆半衰期 8 ～ 20 小时(平均 15 小时)。主经肝脏代谢,90% 由胆汁排泄,仅 6% 经肾排泄。

**（一）中毒表现**

**1. 神经系统** 可出现头痛、头晕、激动、谵妄、幻觉、嗜睡等过度兴奋表现。

**2. 消化系统** 恶心、呕吐、便秘最为常见,少数出现腹泻、腹痛、腹膜后纤维化等胃肠道反应。

**3. 心血管系统** 可出现心动过速、心律失常、高血压、直立性低血压等反应。

## （二）诊断要点

1. 有溴隐亭接触史。

2. 主要表现为神经系统、消化系统、心血管系统的多巴胺受体过度兴奋症状。

3. 排除其他疾病或药物中毒，必要时可行血药浓度检测协助诊断。

## （三）急救措施

**1. 立即停药**

**2. 促进排出** 酌情洗胃，可导泻、活性炭促进排出。

**3. 对症处理** 一般呈良性病程，暂无过量死亡报告，无特效解毒剂，以对症支持治疗为主。

**4. 血液净化** 因其血浆蛋白结合率高，对于重症病例首选血液灌流，必要时可行血液透析、血浆置换等其他血液净化方法。

### 参考文献

[1] 孙承业. 实用急性中毒全书[M]. 2版. 北京：人民卫生出版社，2020.

[2] 宋维，于学忠. 急性中毒诊断与治疗专家共识[J]. 中华急诊医学杂志，2016，25(11)：1113-1127.

[3] 血液净化急诊临床应用专家共识组. 血液净化急诊临床应用专家共识[J]. 中华急诊医学杂志，2017，26(01)：24-36.

# 第五节　解热镇痛药中毒

## 一、水杨酸类解热镇痛药物中毒

水杨酸类解热镇痛药物主要包括水杨酸钠、乙酰水杨酸（又称阿司匹林）和二氟苯水杨酸（又称二氟尼柳）等，常用于解热镇痛、抗风湿、抗血小板聚集等，其中阿司匹林在临床应用最为广泛。口服吸收迅速且完全，并快速水解成水杨酸盐，水杨酸与血浆蛋白结合率高达50%～90%，服用0.3～2小时达血药浓度高峰。主经肝脏代谢，90%以结合型、10%以游离型由肾脏排泄，血浆半衰期3～5小时。大剂量服用后半衰期可延长至20小时以上，碱化尿液可促进排泄。血药浓度达150～300μg/ml可出现耳鸣，大于300μg/ml可致严重中毒。

## （一）中毒表现

**1. 呼吸系统** 过度换气、呼吸性碱中毒、肺水肿、呼吸衰竭、代谢性酸中毒。

**2. 消化系统** 恶心、呕吐、腹痛、腹泻和消化道出血。

**3. 神经系统**　头痛、眩晕、耳鸣、高热、惊厥、抽搐、脑水肿甚至昏迷。

**4. 可诱发低血糖**

## （二）诊断要点

1. 有水杨酸类药物接触史。

2. 过度换气、耳鸣、恶心、呕吐、腹痛、抽搐、意识障碍等表现，动脉血气分析提示呼吸性碱中毒和代谢性酸中毒。

3. 排除其他疾病或药物中毒。

4. 血液和尿液中检测阿司匹林（水杨酸）浓度，可协助诊断。

## （三）急救措施

**1. 立即停药**

**2. 促进排出**　给予清水或 2% 碳酸氢钠洗胃，硫酸钠导泻，联合活性炭。

**3. 对症处理**　保持呼吸道通畅，吸氧，保护胃黏膜，脱水降颅压，抗癫痫，纠正酸中毒和电解质紊乱，能量支持等。

**4. 血液净化**　出现多器官功能障碍（呼吸、肾脏、循环等）或血药浓度超过 $500\mu g/ml$，经积极补液、碱化尿液、利尿等处理无明显改善，首选血液透析，次选血液灌流或 CRRT。

### 参考文献

[1]孙承业,任引津,张寿林.实用急性中毒全书[M].北京:人民卫生出版社,2020:443.

[2]宋维,于学忠.急性中毒诊断与治疗专家共识[J].中华急诊医学杂志,2016,25(11):1113-1127.

[3]血液净化急诊临床应用专家共识组.血液净化急诊临床应用专家共识[J].中华急诊医学杂志,2017,26(01):24-36.

## 二、对乙酰氨基酚中毒

对乙酰氨基酚，俗称扑热息痛，属于苯胺类解热镇痛药。口服吸收迅速，血浆蛋白结合率为 25%～50%，服用 0.5～1 小时达血药浓度高峰。90% 经肝脏内葡萄糖醛酸途径代谢，仅 5% 经肝脏细胞色素 P450 氧化酶系统代谢成有毒的中间代谢产物，后者通过与谷胱甘肽结合迅速解毒，由肾脏排出。急性中毒时肝脏代谢能力饱和，谷胱甘肽储备耗竭，引起急性肝细胞坏死，可发生急性肝功能衰竭、急性肾衰竭以及心肌损害等。

## （一）中毒表现

**1. 肝毒性作用**　为主要中毒表现，包括面色苍白、食欲减退、恶心呕吐、黄疸、呼吸抑制、扑翼样震颤、惊厥、烦躁不安和嗜睡。

**2. 其他** 可出现低血糖、消化道出血、血尿、肾衰竭、心肌损害和胰腺炎等表现,严重者可发生弥散性血管内凝血(DIC)或败血症。

## (二)诊断要点

1. 有对乙酰氨基酚接触史。

2. 以肝脏损害为主,并排除其他疾病或药物中毒。

3. 行血药浓度检测,可协助诊断。

## (三)急救措施

**1. 促进排出** 立即催吐、洗胃、导泻,酌情应用活性炭。

**2. 解毒剂** 应尽早使用乙酰半胱氨酸,可促进谷胱甘肽的合成从而达到解毒目的。

**3. 对症支持** 可采取血液透析(发生肾损害、肾衰竭)、血液灌流(肝损害)等方法清除毒物。可给予维生素 $K_1$、血浆改善凝血功能;肌苷、辅酶 Q10、丁二磺酸腺苷蛋氨酸等保肝退黄。对于重症病例宜选血液透析。

### 参考文献

[1]孙承业,任引津,张寿林.实用急性中毒全书[M].北京:人民卫生出版社,2020:443.

[2]宋维,于学忠.急性中毒诊断与治疗专家共识[J].中华急诊医学杂志,2016,25(11):1113 – 1127.

[3]血液净化急诊临床应用专家共识组.血液净化急诊临床应用专家共识[J].中华急诊医学杂志,2017,26(01):24 – 36.

## 三、安乃近中毒

安乃近属吡唑酮类解热镇痛药物,作用于体温调节中枢,使皮肤血管扩张,血流加速,出汗增多,增加散热而降低体温。口服吸收完全,毒性大,服用 2 小时达血药浓度高峰,血浆半衰期 1～4 小时,急性致死剂量约为 5～10g。

## (一)中毒表现

**1. 泌尿系统** 少尿、血尿及蛋白尿等泌尿系损害最为常见。

**2. 神经系统** 眩晕、耳鸣、大汗、谵妄,先兴奋后抑制,严重时出现抽搐及昏迷。

**3. 血液系统** 过敏性紫癜、粒细胞缺乏、血小板减少性紫癜、急性溶血性贫血、再生障碍性贫血,以及过敏性休克、死亡。

**4. 其他** 呼吸浅快,呼吸性碱中毒和代谢性酸中毒。也可出现心率增快、血压下降等低血容量休克的表现。黏膜糜烂、穿孔等胃肠道损害,皮疹、中毒性大疱性表皮松解症等皮肤损害,黄疸等中毒性肝损害。

### (二)诊断要点

1. 有安乃近药物接触史。

2. 虚脱、皮疹、发热、血尿最为常见,而血液系统损害、急性肾衰竭和过敏性休克最为严重。

3. 排除其他疾病或药物中毒。

### (三)急救措施

1. **立即停药**

2. **促进排出** 立即催吐、洗胃、导泻、补液、利尿。

3. **对症处理** 无特效解毒剂,以对症支持治疗为主。

4. **血液净化** 严重病例时可行血液透析、血液灌流和血浆置换等血液净化方法。

参考文献

[1]孙承业,任引津,张寿林.实用急性中毒全书[M].北京:人民卫生出版社,2020:443.

[2]宋维,于学忠.急性中毒诊断与治疗专家共识[J].中华急诊医学杂志,2016,25(11):1113-1127.

[3]血液净化急诊临床应用专家共识组.血液净化急诊临床应用专家共识[J].中华急诊医学杂志,2017,26(01):24-36.

## 四、吲哚美辛中毒

吲哚美辛属芳基乙酸类解热镇痛药物,可特异地抑制环氧合酶阻止前列腺素合成。口服吸收迅速,服用0.5~2小时达血药浓度高峰,血浆蛋白结合率约90%,主经肝脏代谢,10%~20%以原形经肾脏排泄,血浆半衰期7~12小时。

### (一)中毒表现

1. **神经系统** 头痛、眩晕、乏力、定向力障碍、精神错乱、惊厥及昏迷。

2. **消化系统** 为最常见不良反应,包括恶心、腹痛、食欲不振,重者可发生胃溃疡、上消化道出血及胃穿孔。

3. **其他** 也可引起少尿、血尿、蛋白尿等肾损害表现。粒细胞缺乏症、再生障碍性贫血、紫癜等血液系统表现。心肌缺血、心律失常等心血管系统表现。皮疹、

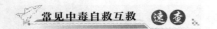 

中毒性表皮松解症等皮肤表现。

## (二)诊断要点

1. 有吲哚美辛药物接触史。

2. 以神经系统和消化道症状最为常见,也可出现肾毒性反应、血液系统和心血管系统表现。

3. 排除其他疾病或药物中毒。

## (三)急救措施

**1. 立即停药**

**2. 促进排出** 立即催吐、洗胃、导泻。

**3. 对症处理** 无特效解毒剂,以对症支持治疗为主,可给予质子泵抑制剂或胃黏膜保护剂改善消化道症状,可给予地西泮或巴比妥类改善中枢神经系统症状。

**4. 血液净化** 因其血浆蛋白结合率高,对于重症病例首选血液灌流,必要时可行血液透析、血浆置换等其他血液净化方法。

### 参考文献

[1]孙承业,任引津,张寿林.实用急性中毒全书[M].北京:人民卫生出版社,2020:443.

[2]宋维,于学忠.急性中毒诊断与治疗专家共识[J].中华急诊医学杂志,2016,25(11):1113-1127.

[3]血液净化急诊临床应用专家共识组.血液净化急诊临床应用专家共识[J].中华急诊医学杂志,2017,26(01):24-36.

## 五、吡罗昔康中毒

吡罗昔康,又名炎痛喜康,为昔康类解热镇痛药物,通过抑制环氧合酶使前列腺素合成减少。口服吸收迅速、良好,服用3～5小时达血药浓度高峰,血浆蛋白结合率约90%,血浆半衰期30～86小时(平均50小时),经肝脏代谢,60%以上由肾脏排泄。

## (一)中毒表现

**1. 神经系统** 头痛、眩晕、耳鸣、乏力为主要表现,重者可出现意识障碍、抽搐、呼吸抑制、休克死亡。

**2. 消化系统** 恶心、腹痛、腹泻、食欲不振为主要表现,大于20mg/d时易发生胃溃疡、上消化道出血及胃穿孔。

**3. 其他** 也可出现过敏性皮疹、荨麻疹样药疹,甚至过敏性休克。

### (二)诊断要点

1. 有吡罗昔康药物接触史。

2. 以神经系统和消化道症状最为常见,也可出现皮疹、紫癜、糜烂等皮肤表现。

3. 排除其他疾病或药物中毒。

### (三)急救措施

**1. 立即停药**

**2. 促进排出** 立即催吐、洗胃、导泻,注意消化道出血情况。

**3. 对症处理** 无特效解毒剂,以对症支持治疗为主。若出现过敏反应者,给予抗组胺药物和肾上腺糖皮质激素治疗。

**4. 血液净化** 因其血浆蛋白结合率高,对于重症病例首选血液灌流,必要时可行血液透析、血浆置换等其他血液净化方法。

**参考文献**

[1] 孙承业,任引津,张寿林. 实用急性中毒全书[M]. 北京:人民卫生出版社,2020:443.

[2] 宋维,于学忠. 急性中毒诊断与治疗专家共识[J]. 中华急诊医学杂志,2016,25(11):1113-1127.

[3] 血液净化急诊临床应用专家共识组. 血液净化急诊临床应用专家共识[J]. 中华急诊医学杂志,2017,26(01):24-36.

# 第六节 心血管类药物中毒

## 一、地高辛中毒

地高辛又称为狄戈辛,异羟基洋地黄毒苷,强心素,属于洋地黄类药物。临床常用来治疗充血性心力衰竭和心律失常,效果良好。地高辛具有治疗指数低、毒副作用强以及血药浓度不规律等特点,因此导致常规剂量也有引起中毒症状的可能。人中毒血药浓度为 $2.73 \sim 3.9$ nmol/L,成人致死量为 10mg。

### (一)中毒表现

**1. 消化系统** 食欲不振、恶心、呕吐、腹泻、腹痛,偶有出血性胃炎。

**2.心脏反应** 最为常见的是室性早搏,占心脏反应的近四成。其次占比例较大的为房室传导阻滞、阵发性或非阵发性的心动过速、阵发性房性心动过速伴房室传导阻滞、室性心动过速、窦性停搏等。

**3.神经系统** 头痛、头晕、耳鸣失眠、定向力障碍、幻觉、精神抑郁或错乱昏迷等。

**4.视觉障碍** 黄视、绿视、视物模糊等。

**5.其他** 少数对本药过敏引起皮疹、荨麻疹、血管性水肿等。

### (二)诊断要点

1.有地高辛接触史。

2.恶心、呕吐,各种心律失常等表现。

3.排除其他疾病或药物中毒。

4.血液中检测地高辛,可辅助诊断。

### (三)急救措施

**1.立即停药**

**2.促进排出** 给予催吐、洗胃、导泻。

**3.对症处理**

(1)室上性心律失常,可应用维拉帕米 10mg 稀释后静注,或应用普罗帕酮 150mg 稀释后静注。

(2)室性心律失常,可用苯妥英钠 100～300mg 静注,或利多卡因 50～100mg 静注,必要时可重复注射,总量不超过 300mg,继之每分钟 1～4mg 滴注。若药物无法纠正室速,可考虑电复律。

(3)重度房室传导阻滞:给予阿托品 0.5～1mg 静注,必要时可重复,无效时可考虑临时起搏器治疗。

**4.透析疗法** 中毒 36 小时内可行透析治疗。急性重症有条件者可行血浆置换疗法。

**5.其他** 有条件可使用地高辛特异性抗体。离子交换树脂(如消胆胺)可在肠腔中多价络合强心苷,使其不被吸收而随粪便排泄。

**参考文献**

[1]张彧.急性中毒[M].西安:第四军医大学出版社,2008:139-140.

[2]徐晶,梁玉华,孙战力,等.常见中毒急救手册[M].天津:天津科学技术出版社,2002:294.

[3]孙承业.中毒事件处置[M].北京:人民卫生出版社,2013:127-132.

[4]郭利涛,王雪.药物浓度知道的血液灌流在救治急性大剂量地高辛中毒的应用[J].上海医学,2011,34(6):469.

## 二、硫酸奎尼丁中毒

奎尼丁是从金鸡纳树树皮中提取的生物碱,毒性较大,主要用于阵发性心动过速、心房扑动、心房颤动等。口服吸收好,1~2小时达血药峰值浓度,血浆半衰期2~3小时。经肝脏代谢,20%以原形经尿排出。

### (一)中毒表现

**1.消化系统** 恶心、呕吐、腹泻、腹痛。

**2.心脏毒性** 各种房室传导阻滞和心脏停搏,或室性早搏、室性心动过速及室颤。奎尼丁晕厥和心脏停搏是治疗中最严重的反应。

**3.神经系统** 头痛、头晕、耳鸣、视物模糊、听力下降、幻觉、神志错乱等。

**4.血液系统** 少见血小板减少。

**5.其他** 少数对本药过敏,引起皮疹、哮喘、呼吸困难、晕厥甚至休克。

### (二)诊断要点

1.有奎尼丁接触史。

2.恶心、呕吐,各种心律失常等表现。

3.排除其他疾病或药物中毒。

4.血液中检测奎尼丁,可辅助诊断。

### (三)急救措施

**1.立即停药**

**2.促进排出** 给予催吐、洗胃、导泻。

**3.对症处理**

(1)房室传导阻滞者给予异丙肾上腺素0.5~1mg静滴,必要时应用临时起搏器治疗。

(2)奎尼丁晕厥者立即给予心肺复苏抢救,应用普萘洛尔5mg稀释后缓慢静注,或心得宁5mg稀释后静注。必要时重复给药,可能控制心室颤动。

**4.其他** 血小板减少者应用肾上腺皮质激素,必要时输注血小板。抗休克,心肺复苏等其他对症处理。血液透析治疗。

**参考文献**

徐晶,梁玉华,孙战力,等.常见中毒急救手册[M].天津:天津科学技术出版社,2002:296.

### 三、普鲁卡因胺中毒

普鲁卡因胺即普鲁卡因酰胺,是治疗心律失常的有效药物,适用于治疗期前收缩、房性和室性心动过速、预激综合征并发房颤和房扑。口服迅速完全吸收,1小时在血中达到峰值,肌内注射后 10～15 分钟即发生作用,可维持 4～6 小时,静注后 4 分钟作用最强。一半以原形由肾脏排出,另一半在肝内代谢。

#### (一)中毒表现

**1. 消化系统** 恶心、呕吐、腹泻、腹痛。

**2. 心脏毒性** 各种房室传导阻滞和心脏停搏,或室性早搏、室性心动过速。偶有低血压、休克、晕厥、室颤。

**3. 神经系统** 精神抑郁、眩晕、幻视、幻听等。

**4. 血液系统** 少数患者可出现骨髓抑制,导致粒细胞减少,并可引起严重感染而致命。

**5. 其他** 长期应用者偶有狼疮样综合征,如发热、皮疹、关节痛、胸膜炎、心包炎、肝脾大等,少数对本药过敏引起发热、过敏性皮疹、血管性水肿等。

#### (二)诊断要点

1. 有普鲁卡因胺接触史。

2. 恶心、呕吐,突发各种心律失常等表现。

3. 排除其他疾病或药物中毒。

4. 血液中检测普鲁卡因胺,可辅助诊断。

#### (三)急救措施

1. 立即停药。

2. 促进排出。给予催吐、洗胃、导泻。

3. 严重过敏反应或狼疮样综合征者选用抗组胺药物和肾上腺皮质激素。

4. 出现心律失常时根据心律失常类型选用相应的抗心律失常药物。

5. 纠正休克,给予血管活性药物如多巴胺、间羟胺及其他抗休克措施。

**参考文献**

[1]张彧.急性中毒[M].西安:第四军医大学出版社,2008:133－134.

[2]徐晶,梁玉华,孙战力,等.常见中毒急救手册[M].天津:天津科学技术出版社,2002:299.

## 四、美西律中毒

美西律又名慢心律、脉律定,主要用于治疗急、慢性室性心律失常及急性心肌梗死和洋地黄中毒引起的心律失常。口服迅速吸收,2~4 小时达到血药峰值,作用时间持续 8 小时以上。静脉注射 1~2 分钟见效,半衰期为 10 小时。主要在肝内代谢,仅 10% 以原形从尿中排出。

### (一)中毒表现

**1. 消化系统** 恶心、呕吐、消化不良等。

**2. 心血管系统** 窦性心动过缓或停搏,可见低血压或血压略高、心动过缓、传导阻滞、心室纤颤等。

**3. 神经系统** 头痛、嗜睡、眩晕、复视、感觉异常、共济失调、抽搐乃至癫痫样发作等。

**4. 血液系统** 血小板减少。

**5. 其他** 少数出现肝损害。

### (二)诊断要点

1. 应用大量美西律史。

2. 有恶心、呕吐、心动过缓、头痛、嗜睡等表现。

3. 排除其他疾病或药物中毒。

4. 血液中检测美西律,可辅助诊断。

### (三)急救措施

1. 立即停药。

2. 促进排出。给予催吐、洗胃、导泻。

3. 静滴大量维生素 C 酸化尿液,加速毒物排出。

4. 呼吸抑制者应立即给予吸氧,给予呼吸兴奋剂,必要时行气管插管辅助呼吸。

5. 抽搐及癫痫样发作,给予地西泮及抗癫痫药物对症治疗。

6. 对症治疗心动过缓、低血压、肝损害,血小板过低者必要时可输注血小板。

**参考文献**

[1]张彧. 急性中毒[M]. 西安:第四军医大学出版社,2008:135 – 136.

[2]徐晶,梁玉华,孙战力,等. 常见中毒急救手册[M]. 天津:天津科学技术出版社,2002:299.

[3]刘晓红,徐慧芬,王一尘.静脉滴注美西律引起神经系统症3例报告[J].人民军医,2000,43(4):245.

[4]吴国炎.大剂量美西律致心脏停搏1例[J].心电学杂志,1997,16(3):175－176.

### 五、普罗帕酮中毒

普罗帕酮又名心律平,临床主要用于室性早搏、室上性异位搏动、室性或室上性心动过速、预激综合征及电复律后室颤发作等。口服吸收好,30分钟起作用,2~3小时达到血药峰值,半衰期3.54小时,作用持续8小时以上。人中毒血药浓度＞1000ng/ml。

**(一)中毒表现**

**1.消化系统** 恶心、呕吐、便秘、食欲不振、口有金属味等。

**2.心血管系统** 房室传导阻滞、左右束支传导阻滞、窦性静止等。心功能不全可诱发或加重心衰,偶可引起血压降低、窦性停搏、休克等。

**3.神经系统** 头痛、眩晕、感觉异常、视物模糊、手震颤、神志错乱等。

**4.血液系统** 血小板减少和粒细胞减少,溶血反应及血红蛋白尿。

**5.呼吸系统** 支气管哮喘、呼吸抑制、呼吸骤停。

**6.其他** 发热、皮疹、肝功损害、阳痿、精子生成障碍等。

**(二)诊断要点**

1.应用本药史。

2.有恶心、呕吐、食欲不振、口有金属味、房室传导阻滞、左右束支传导阻滞等。

3.排除其他疾病或药物中毒。

4.血液中检测普罗帕酮,可辅助诊断。

**(三)急救措施**

1.立即停药

2.促进排出。给予催吐、洗胃、导泻。

3.窦性静止及高度房室传导阻滞者给予山莨菪碱、阿托品或异丙肾上腺素,必要时安装临时起搏器。

4.低血压及心衰加重者,加用升压药及强心、利尿药治疗。

5.过敏反应用抗组胺药或糖皮质激素。

6.血液灌流及CRRT治疗。

**参考文献**

[1]张彧.急性中毒[M].西安:第四军医大学出版社,2008:135-136.

[2]徐晶,梁玉华,孙战力,等.常见中毒急救手册[M].天津:天津科学技术出版社,2002:302.

[3]夏仲芳,谈定玉,魏丛军,等.大剂量心律平中毒致155min 持续心电静止抢救成功1例[J].实用医学杂志,2008,24(4):525.

## 六、美托洛尔中毒

美托洛尔是 β 受体阻滞剂,对 $β_1$ 受体有高度选择性。口服吸收迅速且完全,吸收率大于90%。口服后1.5 小时达血液峰浓度,血浆蛋白结合率约12%。成人1.4g 可中度中毒,2.5g 可重度中毒,7.5g 可致死。

**(一)中毒表现**

**1.心血管系统** 心动过缓、低血压为最常见的中毒症状。充血性心力衰竭,严重者可致心搏骤停。偶发心动过速。

**2.神经系统** 眩晕、抑郁、失眠、多梦、意识丧失、癫痫发作、反应迟钝。

**3.呼吸系统** 偶见喉痉挛及支气管痉挛,严重者可导致呼吸功能障碍或呼吸停止。

**4.可诱发低血糖**

**(二)诊断要点**

1.有美托洛尔接触史。

2.低血压伴心动过缓、反应迟钝、癫痫发作等表现。

3.排除其他疾病或药物中毒。

4.血液和尿液中检测美托洛尔,可辅助诊断。

**(三)急救措施**

**1.立即停药**

**2.促进排出** 给予催吐、洗胃、导泻。

**3.对症处理**

(1)出现低血压时,给予间羟胺等升压药物。

(2)出现心动过缓者,给予阿托品0.5~1mg,静脉注射,或异丙肾上腺素0.5~1mg,溶于250ml 5%葡萄糖,缓慢静脉滴注。若无效,可给予人工心脏起搏器治疗。

（3）出现支气管痉挛者，给予吸氧、氨茶碱，或异丙肾上腺素、肾上腺皮质激素、东莨菪碱等。

（4）出现低血糖时，口服或静脉补充葡萄糖，胰高血糖素 0.5～1mg 静脉注射，必要时 20 分钟重复给药 1 次。

**4. 血液灌流** 美托洛尔脂溶性高，分布容积大，血液灌流可清除。

参考文献

[1] 徐晶,梁玉华,孙战力,等. 常见中毒急救手册[M]. 天津:天津科学技术出版社,2002:313.

[2] 叶佳静. 美托洛尔的药理特性及不良反应研究[J]. 中国临床研究,2019,11(03):143－144.

## 七、维拉帕米中毒

维拉帕米又名异搏定，口服 30～45 分钟后达血药峰值，高峰作用时间为 3～4 小时；静注 1～2 分钟起效，高峰作用时间为 3～5 分钟。主要经肝代谢，由肾排泄。

### （一）中毒表现

**1. 消化系统** 口干、恶心、呕吐、便秘、腹泻、腹胀、转氨酶增高等。

**2. 心血管系统** 低血压，窦性心动过缓，房室传导阻滞，心室停搏，当与 β 受体阻滞剂合用时更易发生心脏抑制和心室停搏。

**3. 神经系统** 头痛、眩晕、嗜睡、抽搐、幻视，晕厥等。

**4. 呼吸系统** 非心源性肺水肿、支气管哮喘。

**4. 其他** 肝肾损害，血糖升高及代谢性酸中毒，少数对本药过敏者可有皮疹。

### （二）诊断要点

1. 有本药过量或静注过快史。

2. 有恶心、呕吐、低血压、窦性心动过缓、头痛、眩晕等表现。

3. 排除其他疾病或药物中毒。

4. 血液和尿液中检测维拉帕米，可辅助诊断。

### （三）急救措施

1. 立即停药。

2. 促进排出。给予催吐、洗胃、导泻。

3. 应用钙剂，10% 氯化钙 10ml 加入葡萄糖液 20ml 中，缓慢静脉注射，继之以 20～50mg/(kg·h) 的速度静脉滴注。

4. 低血压、心动过缓、房室传导阻滞者，用足量钙剂无效时，可应用多巴胺、去甲肾上腺素、异丙肾上腺素。

5. 高血糖素的应用，在上述钙剂、阿托品、多巴胺治疗效果不佳时，可使用高血糖素，成人起始量 5 ~ 10mg 静脉注射，继之以 25mg/h 的速度静滴，维持 12 ~ 24 小时，最长维持 48 小时。治疗期间要求血钙浓度在正常水平为宜。

6. 严重的心律失常采用人工心脏起搏器和电复律治疗。

7. 血浆置换。

8. 保护肝肾等对症治疗。

**参考文献**

[1]张彧. 急性中毒[M]. 西安：第四军医大学出版社，2008：139 – 140.

[2]胡大一，黄峻. 实用临床心血管病学[M]. 北京：科学技术文献出版社，2009：746.

[3]徐晶，梁玉华，孙战力，等. 常见中毒急救手册[M]. 天津：天津科学技术出版社，2002：310.

## 八、胺碘酮中毒

胺碘酮又名安律酮，适用于室性和室上性心动过速、期前收缩、心扑和房颤、预激综合征等治疗。口服吸收率为 35% ~ 65%，4 小时达血药峰值，排泄迟缓，半衰期为 50 天，主要经肝代谢。人中毒血药浓度为 2.5μg/ml。

### （一）中毒表现

**1. 消化系统**　恶心、呕吐、便秘和肝损害。

**2. 心脏毒性**　窦缓、窦性停搏、窦房传导阻滞、房室传导阻滞、交界性心律、室速、室颤、心搏骤停、心源性休克等。

**3. 神经系统**　头痛、头晕、失眠、多梦、步态不稳、共济失调、多发性神经炎等。

**4. 呼吸系统**　咳嗽、进行性呼吸困难、可逆性间质性肺纤维化。

**5. 血液系统**　白细胞增高、血小板减少等。

**6. 其他**　甲亢或甲减、皮肤色素沉着、角膜色素沉着、畏光、视物模糊等。

### （二）诊断要点

1. 有胺碘酮应用药史。

2. 有恶心、呕吐，各种心律失常头晕，失眠，咳嗽，肺间质纤维化等表现。

3. 排除其他疾病或药物中毒。

4. 血液和尿液中检测胺碘酮，可辅助诊断。

### （三）急救措施

1. 立即停药。

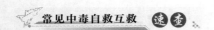

2. 促进排出。给予催吐、洗胃、导泻。

3. 出现甲亢、肺纤维化者,可加用肾上腺皮质激素。甲亢者还需用抗甲状腺药及普萘洛尔。甲减者需用甲状腺素治疗。

4. 心动过缓者给予山莨菪碱、阿托品或异丙肾上腺素,必要时安装临时起搏器。

5. 诱发甲状腺功能亢进,采用甲亢药物替代治疗,严重者手术治疗。

6. 抗休克,抗过敏,保肝等对症治疗。

**参考文献**

[1]张彧.急性中毒[M].西安:第四军医大学出版社,2008:138-139.

[2]王洪林.胺碘酮临床应用的不良反应[J].中级医刊,1998(7):39.

[3]徐晶,梁玉华,孙战力,等.常见中毒急救手册[M].天津:天津科学技术出版社,2002:301.

## 九、卡托普利中毒

卡托普利是血管转化酶抑制剂,通过抑制血管紧张素转化酶活性从而降低血中血管紧张素 II 水平,舒张血管,降低外周血管阻力,降低血压。口服后15分钟起效,1~1.5 小时血药浓度达峰值,药效持续6~8 小时,半衰期小于3 小时,蛋白结合率为30%。卡托普利主要经肾脏排泄。

### (一)中毒表现

1. **心血管系统** 可出现低血压、心动过缓、房室传导阻滞等。

2. **呼吸系统** 刺激性干咳、支气管痉挛、喉头水肿、呼吸困难等。

3. **泌尿系统** 可有血尿、蛋白尿,严重者出现肾功能不全。

4. **血液系统** 可有白细胞减少、粒细胞缺乏症及血小板减少等。

5. **神经系统** 头晕、头痛、高钾血症、高镁血症等。

6. **其他** 皮疹、瘙痒、胃肠道功能紊乱、肝脏损害等。

### (二)诊断要点

1. 有卡托普利用药史。

2. 有低血压、心动过缓、心律失常、肾功能受损表现。

3. 排除其他疾病或药物中毒。

### (三)急救措施

1. **立即停药**

2. **促进排出** 催吐、洗胃、导泻、口服活性炭等。

**3.对症处理**　若出现低血压,补充血容量或血管活性药物;发生高钾血症时,给予5%碳酸氢钠100ml,高糖+胰岛素静脉输注;发生支气管痉挛、喉头水肿,给予肾上腺糖皮质激素;急性肾衰竭可行血液透析治疗。

**参考文献**

[1]朱子扬,龚兆庆,汪国良.中毒急救手册[M].3版.上海:上海科学技术出版社,2007.

[2]任引津,张寿林,倪为民,等.实用急性中毒全书[M].2版.北京:人民卫生出版社,2003.

[3]杨立佩,赵素焕,刘凤奎,等.常见中毒与实用急救措施[M].北京:北京科学技术出版社,2012.

## 十、缬沙坦中毒

缬沙坦是特异性的血管紧张素(AT)Ⅱ受体拮抗剂,对血管平滑肌产生作用。口服后2~4小时达血药浓度峰值,生物利用度约23%,绝大部分(94%~97%)缬沙坦与血清蛋白结合,半衰期约5~9小时。高血压患者口服后2小时血压开始下降,4~6小时达最大降压效应,降压作用可持续24小时。主要经粪便排泄。

### (一)中毒表现

**1.心血管系统**　显著的低血压,引起意识改变、循环衰竭或休克。

**2.血液系统**　中性粒细胞和血小板减少。

**3.消化系统**　可能引起腹痛腹泻等消化道症状。

### (二)诊断要点

1.有缬沙坦用药史。

2.有低血压表现。

3.有心血管系统、血液系统和消化系统表现。

4.排除其他疾病或药物中毒。

### (三)急救措施

1.立即停药。

2.促进排出,如果服药时间不长,给予催吐、洗胃等处理。

3.对症处理。

**参考文献**

[1]朱子扬,龚兆庆,汪国良.中毒急救手册[M].3版.上海:上海科学技术出版社,2007.

[2]任引津,张寿林,倪为民,等.实用急性中毒全书[M].2版.北京:人民卫生出版社,2003.

[3]杨立佩,赵素焕,刘凤奎,等.常见中毒与实用急救措施[M].北京:北京科学技术出版社,2012.

## 十一、硝苯地平中毒

硝苯地平是钙离子通道拮抗剂。口服每次 10mg,每日 3～4 次;每日剂量不超过120mg。硝苯地平口服后吸收良好,20～25 分钟起效,1～2 小时血药浓度达高峰。作用持续时间达 6～8 小时,血浆蛋白结合率为98％。

### (一)中毒表现

1. 心血管系统　颜面潮红、心悸、口干,严重者可导致低血压、快速或缓慢性心律失常、心源性休克并肺水肿。

2. 消化系统　恶心、呕吐、食欲不振。

3. 神经系统　头痛、眩晕,严重者可引起意识障碍,甚至昏迷。

4. 代谢系统　高血糖、代谢性酸中毒。

### (二)诊断要点

1. 有硝苯地平用药史。

2. 符合心血管系统临床表现。

3. 排除其他疾病或药物中毒。

### (三)急救措施

1. 立即停药

2. 促进排出　催吐、洗胃、导泻、口服活性炭。

3. 对症处理　低血压,可注射 10% 葡萄糖酸钙 10～20ml,必要时可重复;若无效,可给予拟交感神经性血管收缩药,如多巴胺、去甲肾上腺素,补液应慎重。出现心动过缓、窦性停搏、高度房室传导阻滞,可给予阿托品,必要时予以心脏起搏治疗。

4. 血液灌流　硝苯地平与血浆蛋白结合率高,可被血液吸附清除。

参考文献

[1]朱子扬,龚兆庆,汪国良.中毒急救手册[M].3版.上海:上海科学技术出版社,2007.

[2]任引津,张寿林,倪为民,等.实用急性中毒全书[M].2版.北京:人民卫生出版社,2003.

[3]杨立佩,赵素焕,刘凤奎,等.常见中毒与实用急救措施[M].北京:北京科学技术出版

社,2012.

[4]燕朋波,李志静,全金梅,等.血液净化抢救急性硝苯地平中毒一例[J].中华临床医师杂志:电子版,2012,06(11):3141.

## 十二、氨氯地平中毒

氨氯地平是钙离子通道拮抗剂。口服初始剂量为每次2.5mg,1次/日。服药后6~12小时,血药浓度达峰值,生物利用度为63%。半衰期为35~50小时。在肝脏代谢为无活性的代谢产物后经肾脏排泄。

### (一)中毒表现

**1.一般表现** 头痛、水肿、疲劳、恶心、腹痛、面红等。

**2.心血管系统** 容易引起长时间顽固性高血压、心动过缓等。持续的低血压可导致多脏器功能衰竭。

**3.泌尿系统** 肾衰竭、代谢性酸中毒等。

### (二)诊断要点

1.有氨氯地平用药史。

2.有头痛、水肿、疲劳等一般表现。

3.有顽固性低血压。

4.血浆氨氯地平浓度,氨氯地平的治疗量应小于2ng/ml。

### (三)急救措施

**1.立即停药**

**2.促进排出** 洗胃、导泻、口服活性炭等。

**3.对症处理** 积极补液支持治疗。必要时可给予大剂量升压药物,并静脉给予葡萄糖酸钙。

**4.血浆置换** 氨氯地平血浆蛋白结合率高,可考虑血浆置换。

参考文献

[1]朱子扬,龚兆庆,汪国良.中毒急救手册[M].3版.上海:上海科学技术出版社,2007.

[2]任引津,张寿林,倪为民,等.实用急性中毒全书[M].2版.北京:人民卫生出版社,2003.

[3]杨立佩,赵素焕,刘凤奎,等.常见中毒与实用急救措施[M].北京:北京科学技术出版社,2012.

[4]李嘉琳,邱泽武,孙爱丽,等.UFLC-MS/MS法测定中毒患者血清中氨氯地平的浓度[J].灾害医学与救援:电子版,2014,3(2):87-89.

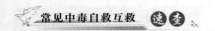

[5]李静.血液灌流联合血液透析在抢救急性毒药物中毒的应用体会[J].中国实用医药,2012,07(16):82－83.

### 十三、氢氯噻嗪中毒

氢氯噻嗪是中效利尿剂,作用于肾小管髓袢升支的皮质段和远曲小管的前段,抑制钠离子和氯离子重吸收,从而起利尿作用。口服后约1小时起效,2小时血药浓度达峰值,维持6～12小时。氢氯噻嗪的半衰期约12～15小时,肾功能不全者,半衰期延长。

#### (一)中毒表现

**1.一般表现** 乏力、倦怠、眩晕、食欲不振、呕吐、血压降低。

**2.水、电解质平衡紊乱** 可导致低钾血症、低钠血症、低氯血症。

**3.代谢异常** 可导致血糖升高、高尿酸血症、高脂血症等。

**4.血液系统** 白细胞、粒细胞、血小板减少、贫血。

**5.超敏反应** 少数患者可发生皮疹、瘙痒、光敏性皮炎等。

#### (二)诊断要点

1.有氢氯噻嗪用药史。

2.符合上述临床特点。

3.排除其他疾病或药物中毒。

#### (三)急救措施

**1.立即停药**

**2.促进排出** 催吐、洗胃、导泻。

**3.对症处理** 保持水、电解质平衡。超敏反应者,给予肾上腺皮质激素或抗组胺药物。

#### 参考文献

[1]朱子扬,龚兆庆,汪国良.中毒急救手册[M].3版.上海:上海科学技术出版社,2007.

[2]任引津,张寿林,倪为民,等.实用急性中毒全书[M].2版.北京:人民卫生出版社,2003.

[3]杨立佩,赵素焕,刘凤奎,等.常见中毒与实用急救措施[M].北京:北京科学技术出版社,2012.

### 十四、吲达帕胺中毒

吲达帕胺是非噻嗪类利尿剂,也是强效、长效的抗高血压药物。吲达帕胺抑制肾小管皮质对水和电解质的再吸收而产生利尿作用。它对血管平滑肌有高度选择性,能降低血管阻力,产生降压作用。出现降压作用的剂量远小于利尿作用的剂量。口服后吸收迅速,生物利用度达93%,血浆蛋白结合率约75%,口服1～2小时达血药浓度峰值,半衰期为12～18小时。吲达帕胺经肝代谢,主要由肾排泄,少量经胃肠道排泄。

### (一)中毒表现

1. **泌尿系统**　尿频、尿多。
2. **循环系统**　低血压、心悸、心律失常等。
3. **水、电解质平衡紊乱**　低钾血症、低钠血症、低氯血症等。
4. **消化系统**　恶心、呕吐、食欲减退等。
5. **中枢神经系统**　头痛、头晕、失眠或嗜睡、视物模糊、四肢麻木。
6. **代谢异常**　高血糖、高尿酸、肾功能减退。
7. **血液系统**　可有白细胞、粒细胞、血小板减少。

### (二)诊断要点

1. 有吲达帕胺用药史或误服病史。
2. 符合上述临床特点。
3. 排除其他疾病或药物中毒。

### (三)急救措施

1. 立即停药。
2. 大量误服时,催吐、洗胃和导泻。
3. 对症处理。

**参考文献**

[1] 朱子扬,龚兆庆,汪国良.中毒急救手册[M].3版.上海:上海科学技术出版社,2007.
[2] 任引津,张寿林,倪为民,等.实用急性中毒全书[M].2版.北京:人民卫生出版社,2003.
[3] 杨立佩,赵素焕,刘凤奎,等.常见中毒与实用急救措施[M].北京:北京科学技术出版社,2012.

## 十五、呋塞米中毒

呋塞米是高效利尿药,通过抑制髓袢升支髓质部对钠离子和氯离子的重吸收,降低肾小管的重吸收产生利尿作用。血浆蛋白结合率为95%～99%,半衰期

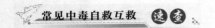

为 30 ~ 70 分钟。口服后 30 ~ 60 分钟见效,1 ~ 2 小时达高峰。静脉注射 2 ~ 5 分钟即起效,利尿作用维持 6 ~ 8 小时。呋塞米经肾脏排泄。

**(一)中毒表现**

1. **一般症状** 口干、疲乏无力、恶心、呕吐、心律失常、肌肉酸痛等症状。
2. **水、电解质平衡紊乱** 低血容量、低钠血症、低氯血症及低钾性碱中毒。
3. **血液系统** 粒细胞减少、血小板减少。
4. **中枢神经系统** 头痛、头晕、耳鸣、听力减退。

**(二)诊断要点**

1. 有呋塞米用药史或误服史。
2. 水、电解质平衡紊乱。
3. 排除其他疾病或药物中毒。

**(三)急救措施**

1. 立即停药。
2. 促进排出,口服者可给予催吐、洗胃和导泻。
3. 纠正水、电平衡紊乱。
4. 对症处理。

**参考文献**

[1]朱子扬,龚兆庆,汪国良. 中毒急救手册[M]. 3 版. 上海:上海科学技术出版社,2007.
[2]任引津,张寿林,倪为民,等. 实用急性中毒全书[M]. 2 版. 北京:人民卫生出版社,2003.
[3]杨立佩,赵素焕,刘凤奎,等. 常见中毒与实用急救措施[M]. 北京:北京科学技术出版社,2012.

## 十六、甲基多巴中毒

甲基多巴为中枢性降压药。服药后 4 ~ 6 小时起效,6 ~ 8 小时血药浓度达峰值。约 2/3 由肾脏排泄,肾功能不全者有蓄积。

**(一)中毒表现**

1. **心血管系统** 低血压、严重心动过缓、房室传导阻滞、晕厥、心肌炎等。
2. **消化系统** 厌食、肝脏损害等。
3. **血液系统** 溶血性贫血、粒细胞减少、血小板减少等。

**(二)诊断要点**

1. 有甲基多巴用药史。

2. 有低血压、心律失常等临床表现。

3. 排除其他疾病或药物中毒。

### (三)急救措施

1. 立即停药。

2. 促进排出,催吐、洗胃、导泻、活性炭口服。

3. 对症处理。

#### 参考文献

[1]朱子扬,龚兆庆,汪国良.中毒急救手册[M].3版.上海:上海科学技术出版社,2007.

[2]任引津,张寿林,倪为民,等.实用急性中毒全书[M].2版.北京:人民卫生出版社,2003.

[3]杨立佩,赵素焕,刘凤奎,等.常见中毒与实用急救措施[M].北京:北京科学技术出版社,2012.

# 第七节　抗凝药物中毒

## 一、肝素中毒

肝素是高度硫酸化的葡糖胺聚糖,由分子量不一的不同成分混合而成。临床常用的有肝素钠和低分子肝素,用于体内防治血栓或体外抗凝血。肝素主要通过与抗凝血酶Ⅲ(AT – Ⅲ)结合,增强 AT – Ⅲ对活化的凝血因子Ⅱ、Ⅶ、Ⅸ、Ⅹ的抑制作用,阻止或妨碍凝血过程。肝素通过注射给药,口服不吸收。肝素半衰期为1小时,抗凝作用可维持 3~4 小时。它的血浆蛋白结合率为80%。肝素主要在肝脏代谢,由肾脏排泄。

### (一)中毒表现

1. **血液系统**　表现为皮肤、黏膜、消化道出血,伤口出血不止等自发性出血。

2. **凝血实验**　PT 和 APTT 延长。

3. **超敏反应**　发热、荨麻疹、哮喘等。

4. **局部反应**　肌内注射或皮下注射可有局部刺激反应。

### (二)诊断要点

1. 有肝素用药史或误服史。

2. 符合上述临床特点。

3. 有局部刺激反应。

（三）急救措施

1．立即停药

2．**鱼精蛋白**　1mg 鱼精蛋白可中和 100IU 肝素钠，控制注射速度低于 20mg/min。

3．**输注新鲜血浆**　在出血严重时可输注新鲜血浆。

4．**对症处理**　出现超敏反应时可使用糖皮质激素或抗组胺药物。

5．**注意监测 PT 和 APTT**

**参考文献**

[1]朱子扬,龚兆庆,汪国良.中毒急救手册[M].3 版.上海:上海科学技术出版社,2007.

[2]任引津,张寿林,倪为民,等.实用急性中毒全书[M].2 版.北京:人民卫生出版社,2003.

[3]杨立佩,赵素焕,刘凤奎,等.常见中毒与实用急救措施[M].北京:北京科学技术出版社,2012.

## 二、华法林中毒

华法林是维生素 K 拮抗剂，属于双香豆素衍生物。它通过抑制肝脏产生凝血因子（Ⅱ、Ⅶ、Ⅸ、Ⅹ）和抗凝因子（蛋白 C 和蛋白 S）而发挥抗凝作用。口服易吸收，生物利用度高。蛋白结合率高达 99%，经肝代谢，由肾和消化道排泄。华法林口服 12～24 小时后产生作用，1～3 天达高峰，持续 2～5 天。

（一）中毒表现

1．**自发性出血**　皮肤黏膜出血、消化道出血、牙龈出血，血尿、创口出血不止。

2．**凝血试验**　PT 时间延长、凝血酶原活性降低。

3．**香豆素坏死**　起初表现为下肢或臀部水肿及皮肤变黑，之后变为坏死组织。

4．**紫趾综合征**　一般为男性动脉粥样硬化患者使用华法林后出现脚趾紫色皮肤损害。

（二）诊断要点

1．**有华法林用药史**

2．**自发性出血**　皮肤黏膜出血、消化道出血、牙龈出血，血尿、创口出血不止。

3．**凝血试验**　PT 时间延长、凝血酶原活性降低。

4．**凝血因子全套**　凝血因子（Ⅱ、Ⅶ、Ⅸ、Ⅹ）活性降低。

## （三）急救措施

1. 立即停药。

2. 促进排出。避免洗胃等有创操作,防止出血。可给予活性炭口服,吸附华法林。

3. 补充维生素 K。维生素 $K_1$ 静脉点滴或肌内注射可改善凝血功能。

4. 输注新鲜冰冻血浆或凝血酶原复合物。

5. 对症处理。

6. 严密监测凝血功能。

**参考文献**

[1] 朱子扬,龚兆庆,汪国良. 中毒急救手册[M]. 3版. 上海:上海科学技术出版社,2007.

[2] 任引津,张寿林,倪为民,等. 实用急性中毒全书[M]. 2版. 北京:人民卫生出版社,2003.

[3] 杨立佩,赵素焕,刘凤奎,等. 常见中毒与实用急救措施[M]. 北京:北京科学技术出版社,2012.

## 三、利伐沙班中毒

利伐沙班通过抑制凝血因子 Xa 从而中断内源性和外源性凝血途径,是高选择性的抗凝药物。利伐沙班生物利用度较高。口服后 2～4 小时达血药浓度峰值,半衰期约 8～11 小时。利伐沙班与血浆蛋白结合率为 92%～95%。可通过消化道和肾排泄。

### （一）中毒表现

1. **消化系统** 恶心、转氨酶升高。

2. **血液系统** 出血和贫血,可表现为无力、颜面苍白、头晕、头痛等。

### （二）诊断要点

1. 有利伐沙班用药史。

2. 符合上述临床特点。

### （三）急救措施

1. **立即停药**

2. **促进排出** 给予活性炭、洗胃导泻等。

3. **对症处理** 无特效解毒剂,以对症支持治疗为主。

**参考文献**

[1]朱子扬,龚兆庆,汪国良.中毒急救手册[M].3版.上海:上海科学技术出版社,2007.

[2]任引津,张寿林,倪为民,等.实用急性中毒全书[M].北京:人民卫生出版社,2003.

[3]杨立佩,赵素焕,刘凤奎,等.常见中毒与实用急救措施[M].北京:北京科学技术出版社,2012.

# 第八节　降糖药中毒

## 一、胰岛素中毒

胰岛素为降糖药,其吸收速度依其制剂和注射方法、部位的不同而不同。静脉吸收最快,皮下次之。普通胰岛素静脉注射后10~30分钟起效,15~30分钟达高峰,持续时间0.5~1小时。皮下注射0.5~1小时后开始生效,2~4小时作用达高峰,维持时间5~7小时。其他剂型与作用时间见表1。

表1　胰岛素制剂及其作用时间

| 作用类型 | 胰岛素类型 | 注射途径 | 起效时间/h | 高峰时间/h | 持续时间/h |
|---|---|---|---|---|---|
| 短效 | 普通胰岛素 | 皮下/静脉 | 0.5~1 | 2.5~4 | 5~7 |
| | 半慢胰岛素锌 | | 1 | 4~6 | 12~16 |
| | 中性胰岛素 | | 0.5~1 | 2~4 | 5~7 |
| 中效 | 慢胰岛素锌悬液 | 皮下 | 2~3 | 8~12 | 18~24 |
| | 中性鱼精蛋白锌胰岛素 | | 3~4 | 8~12 | 18~24 |
| | 中效人胰岛素 | | 1.5 | 4~12 | 18~24 |
| 长效 | 地特胰岛素 | 皮下 | | 6~8 | 14 |
| | 鱼精蛋白锌胰岛素 | 皮下/肌内 | 3~4 | 12~24 | 24~36 |
| 预混型胰岛素 | 70%中效人胰岛素与30%人正规胰岛素预先混合 | 皮下 | 0.5 | 2~8 | 18~24 |
| | 50%中效人胰岛素与50%人正规胰岛素预先混合 | | 0.5 | 2~8 | 16~24 |

### (一)中毒表现

**1.血糖降低**　用量过大时可引起低血糖症状,一般开始有饥饿感、软弱、无力、头晕、出汗、面色苍白、恶心、呕吐、心动过速、血压偏高。严重低血糖会出现昏迷、惊厥、脑功能损害甚至死亡。

2. **过敏反应** 常见注射部位出现肿胀、硬结、瘙痒等,绝大多数可消失,少数坏死、钙化。部分患者发生全身超敏反应,如荨麻疹、血管神经性水肿、发热甚至休克症状等。

### (二)诊断要点

1. 有应用胰岛素过量或有关病史。

2. 低血糖症状或低血糖昏迷,并排除其他药物中毒和疾病的可能性。

3. 测静脉或末梢血糖可提示低血糖。

### (三)急救措施

1. **低血糖** 轻症者,应口服葡萄糖水或糖果。严重者,应立即静脉注射50%葡萄糖溶液40～100ml,再用10%葡萄糖溶液静滴,直至患者清醒。

2. **过敏反应** 可用抗组胺药物。反应严重者,用氢化可的松、地塞米松等。

3. **对症支持治疗**

**参考文献**

[1]朱子扬,龚兆庆,汪国良.中毒急救手册[M].3版.上海:上海科学技术出版社,2007.

[2]孙承业,任引津,张寿林.实用急性中毒全书[M].北京:人民卫生出版社,2020.

## 二、格列齐特中毒

格列齐特,为第二代磺脲类口服降糖药物,口服吸收迅速,血浆蛋白结合率为85%～87%,半衰期10～12小时,作用维持时间为24小时。可用于成年型糖尿病、糖尿病伴肥胖或血管病变者。既可治疗糖代谢紊乱,又可防止血管病变,改善视网膜病变和肾功能。有分散片及缓释片多种剂型,用药期间应随访血常规、肾功能。普通片剂口服,推荐初始剂量为一日80mg,最大日剂量为320mg。

### (一)中毒表现

1. **血糖降低** 缓慢进行的低血糖,反应出现较慢,以精神障碍(意识障碍)为主要表现。服用长效制剂可引起严重低血糖,甚至死亡。

2. **消化系统** 如恶心、呕吐、腹胀等胃肠道反应及肝脏损害。

3. **过敏反应** 可表现为皮肤瘙痒、荨麻疹、白细胞减少、粒细胞缺乏、血小板减少等。

### (二)诊断要点

1. 有服用或误服大量格列齐特药物病史。

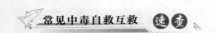

2.有低血糖症状或低血糖昏迷,伴消化道不适反应,并排除其他药物中毒和疾病的可能性。

3.静脉或末梢血糖检测提示低血糖。

## (三)急救措施

1.口服大量药物后,应立即催吐,口服活性炭,必要时洗胃、导泻等。服用缓释剂型,超过6小时仍建议洗胃。

2.对不伴有意识丧失或神经症状的低血糖,可口服葡萄糖或适当进食。出现昏迷、癫痫发作或其他神经症状的低血糖,需静脉注射葡萄糖治疗。

3.观察24～48小时,防止低血糖反应再次发生。

4.其他对症处理。

### 参考文献

[1]孙承业,任引津,张寿林.实用急性中毒全书[M].北京:人民卫生出版社,2020.

[2]杨立佩,赵素焕,刘凤奎,等.常见中毒与实用急救措施[M].北京:北京科学技术出版社,2012.

[3]朱子扬,龚兆庆,汪国良.中毒急救手册[M].3版.上海:上海科学技术出版社,2007.

## 三、二甲双胍中毒

二甲双胍为双胍类口服降糖药物,该药不刺激胰岛素分泌,并有一定的抑制糖类消化吸收的作用。半衰期约1.5小时,12小时内被清除率为90%,降糖作用持续8小时。在体内不与蛋白结合,大部分以原形随尿排出,因此肾功能减退时用本品可在体内大量蓄积,引起高乳酸血症或乳酸性酸中毒。普通片剂的起始剂量为一次0.25g,一日2～3次,以后根据疗效逐渐增加剂量,通常日剂量为1～1.5g,每日最大剂量为2g。

### (一)中毒表现

**1.消化系统**　可出现口中金属味、恶心、呕吐、腹胀、腹泻等症状。

**2.乳酸性酸中毒**　无氧酵解增加,可产生大量乳酸,引起严重的乳酸性酸中毒。

**3.低血糖反应较少见**

### (二)诊断要点

1.有服用或误服大量二甲双胍药物史。

2. 出现高乳酸血症或乳酸酸中毒、低血糖症状,并排除其他药物中毒和疾病的可能性。

3. 血糖检测提示低血糖,血乳酸增高。

**(三)急救措施**

1. 口服大量药物后,应立即催吐,口服活性炭,必要时洗胃、导泻等。

2. 处理低血糖。

3. 乳酸性酸中毒时,使用碳酸氢钠纠正酸中毒。严重酸中毒可引起淀粉酶升高,持续静脉—静脉血液滤过(CVVH)能有效纠正酸中毒。

4. 其他对症处理。

参考文献

[1]孙承业,任引津,张寿林.实用急性中毒全书[M].北京:人民卫生出版社,2020.

[2]朱子扬,龚兆庆,汪国良.中毒急救手册[M].3版.上海:上海科学技术出版社,2007.

## 四、西格列汀中毒

西格列汀属于二肽基肽酶－4(DPP－4)抑制剂,可单独应用,或与其他口服降糖药组成复方药物治疗2型糖尿病,其优点是安全性好,低血糖及体重增加的不良反应发生率低。口服后吸收迅速,服药1～4小时后血浆药物浓度达峰值,本品单药或与二甲双胍联合治疗的推荐剂量为100 mg,每日1次。本品可与或不与食物同服。

**(一)中毒表现**

1. 消化系统,如腹痛、腹泻及恶心、呕吐。

2. 心血管系统。过量服用后,心电图Q－T间期可轻微延长。

3. 单用该药几乎不出现低血糖症状。

4. 其他相关不良反应包括鼻咽炎、泌尿系感染、肌痛、关节痛、高血压和头晕等;可引起白细胞、碱性磷酸酶、尿酸升高等。

**(二)诊断要点**

1. 有西格列汀接触史。

2. 出现消化道不适反应,并排除其他药物中毒和疾病的可能。

3. 心电图可能出现Q－T间期延长。

4. 其他中毒反应尚无临床报道。

## (三)急救措施

1. 口服大量药物后,应立即催吐,口服活性炭,必要时洗胃、导泻等。

2. 少量西格列汀可经血液透析清除。

3. 其他对症处理。

**参考文献**

[1]孙承业,任引津,张寿林.实用急性中毒全书[M].北京:人民卫生出版社,2020.

[2]朱子扬,龚兆庆,汪国良.中毒急救手册[M].3版.上海:上海科学技术出版社,2007.

## 五、阿卡波糖中毒

阿卡波糖,又称拜糖平,能在肠道中竞争性抑制 α - 葡萄糖苷酶,延续了肠道内多糖、双糖的降解,具有降低饭后血糖和血浆胰岛素的作用。口服吸收较少,血浆半衰期为 2.8 小时。体重小于或等于 60kg 者,推荐最大剂量为一次 50mg,一日 3 次;体重 60kg 以上者,推荐最大剂量为 100mg,一日 3 次。

### (一)中毒表现

1. 过量服用后,肠道可有腹胀、腹痛、腹泻等症状,再进食含碳水化合物的食物或饮料时,上述症状会加重。空腹服用过量该药,胃肠道反应不明显。

2. 可能出现低血糖反应。

### (二)诊断要点

1. 有阿卡波糖接触史。

2. 出现消化道不适反应,并排除其他药物中毒和疾病的可能。

3. 血糖检测提示低血糖。

### (三)急救措施

1. 口服大量药物后,应立即催吐,口服活性炭,必要时洗胃、导泻等。

2. 避免进食含碳水化合物的食物或饮料。

3. 其他对症处理。

**参考文献**

[1]孙承业,任引津,张寿林.实用急性中毒全书[M].北京:人民卫生出版社,2020.

[2]杨立佩,赵素焕,刘凤奎,等.常见中毒与实用急救措施[M].北京:北京科学技术出版社,2012.

### 六、吡格列酮中毒

吡格列酮是噻唑烷二酮类降糖药,属于胰岛素增敏剂,可以增加外周组织对胰岛素的敏感性,增加肝脏的胰岛素敏感性。主要适用于单靠饮食和运动不能控制血糖的非胰岛素依赖型糖尿病患者的治疗。吡格列酮的绝对生物利用度为99%,服药2~4小时后血药浓度达峰值,大部分口服药以原形或代谢产物形式排入胆汁,从粪便清除。最大日剂量为45mg。

**(一)中毒表现**

**1. 心脏功能损害**　过量服用该药后,可导致血容量增加,进而可因心脏前负荷增加而致心脏肥大,甚至心力衰竭。

**2. 肝功能损害**　过量服用该药后,可能导致肝功能损害,出现转氨酶升高或黄疸。

**3. 横纹肌溶解**　过量服用该药后,可能出现肌肉疼痛、肌酸磷酸激酶增高、血和尿中的肌红蛋白增加等。

**4. 低血糖反应**　与其他降糖药物并用时,有时会出现低血糖反应。

**(二)诊断要点**

1. 有吡格列酮接触史。

2. 单用该药几乎不出现低血糖症状,可出现心功能不全、肝损害、横纹肌溶解,并排除其他药物中毒和疾病的可能性。

**(三)急救措施**

1. 口服大量药物后,应立即催吐,口服活性炭,必要时洗胃、导泻等。

2. 对症处理。

**参考文献**

[1]孙承业,任引津,张寿林. 实用急性中毒全书[M]. 北京:人民卫生出版社,2020.

[2]朱子扬,龚兆庆,汪国良. 中毒急救手册[M]. 3版. 上海:上海科学技术出版社,2007.

# 第九节　其他类药物中毒

### 一、异烟肼中毒

异烟肼是一线抗结核分枝杆菌的药物,可抑制敏感细菌分枝菌酸的合成而使细胞壁破裂。口服后迅速吸收,1～2小时血药浓度达峰值。血浆蛋白结合率约0%～10%。90%经肾排泄,排泄半衰期为0.5～1.6小时,慢乙酰化者为4～6小时。中毒血药浓度为20～70μg/ml,致死血药浓度为100μg/ml。

## (一)中毒表现

**1. 神经系统** 周围神经炎、视神经炎;头痛、头晕、失眠、记忆力减退、情绪改变、昏迷、抽搐等。

**2. 消化系统** 食欲不振、乏力、恶心或呕吐,可出现深色尿,巩膜或皮肤黄染。

**3. 血液系统** 三系减少、嗜酸性粒细胞增多、出血倾向(咯血、鼻、眼底出血)等。

**4. 泌尿系统** 可见少尿、蛋白尿、血尿素氮和肌酐升高甚至肾衰竭。

**5. 内分泌代谢系统** 可见代谢性酸中毒、维生素$B_6$缺乏症、男子乳房女性化、泌乳、月经不调、阳痿等。

**6. 过敏反应** 有皮疹、瘙痒、药物热、剥脱性皮炎、红斑狼疮样综合征等。

## (二)诊断要点

1. 有异烟肼接触史。

2. 有上述临床表现,并排除其他药物中毒。

(1)慢乙酰化者较易出现血液、内分泌、中枢神经系统表现。

(2)快乙酰化者较易出现肝脏损害。

3. 血液和尿液中检测异烟肼,可辅助诊断。

## (三)急救措施

1. 停药。

2. 大量口服者,给予催吐、洗胃、导泻及补液等,促进药物从体内排出。

3. 对症支持治疗:

(1)出现周围神经炎,可静注维生素$B_6$、口服烟酰胺等。

(2)出现精神症状或癫痫发作,可予吸氧、保持呼吸道通畅、应用镇静剂地西泮等,勿使用氯丙嗪和吗啡。

(3)解毒药物为维生素$B_6$,使用剂量为每1g异烟肼应用1g维生素$B_6$;如服用异烟肼的剂量不明,可给予5g维生素$B_6$,每30分钟1次,直至抽搐停止或恢复清醒。

（4）可予5％碳酸氢钠纠正代谢性酸中毒。

4.严重中毒者可采用血液灌流或透析等血液净化治疗。

**参考文献**

[1]孙承业.实用急性中毒全书[M].2版.北京:人民卫生出版社,2020.

[2]国家药典委员会.中华人民共和国药典:二部[M].北京:中国医药科技出版社,2015.

## 二、利福平中毒

利福平,又名甲哌利福霉素,为一线结核杆菌及其他分枝杆菌的杀菌药,也可治麻风病。口服吸收良好,1.5～4小时达血药浓度峰值,血浆蛋白结合率为80％～91％,排泄半衰期为3～5小时。本品在肝脏代谢为具有抗菌活性的去乙酰利福平,60％～65％的给药量经粪便排出,15％为活性代谢产物经尿排出。

### （一）中毒表现

**1.消化系统** 较常见,出现食欲不振、恶心、呕吐、腹痛、腹泻、腹胀、黄疸、肝功能损害甚至肝性脑病。原有肝功能不全的患者可引起死亡。

**2.变态反应** 可出现流感样症候群,表现为畏寒、发热、肌痛等;也可出现全身瘙痒、红人综合征、皮疹、药物热、嗜酸性粒细胞增多、剥脱性皮炎、过敏性休克等。

**3.血液系统** 白细胞、血小板减少、溶血性贫血等。

**4.神经系统** 头痛、头晕、乏力、肢体麻木、视力障碍等。

**5泌尿系统** 眼周或面部水肿、血尿、蛋白尿、急性肾损害、低钙血症等。

**6.心血管系统** 可有心律失常。

**7.其他** 服药期间患者唾液、汗液、尿液等排泄物均可呈橘红色。

### （二）诊断要点

1.有利福平接触史。

2.有上述临床表现,并排除其他药物中毒。

3.血液和尿液中检测利福平浓度,尿色、汗液、唾液呈橘红色可辅助诊断。

### （三）急救措施

1.停药。

2.大量口服者,给予洗胃、导泻、口服活性炭、利尿及补液等,促进药物从体内排出。患者已出现恶心、呕吐者,不宜再催吐。

3.本药无特效解毒剂,以对症支持治疗为主:

(1)使用保肝药物:还原型谷胱甘肽、复方甘草酸苷、异甘草酸镁、多烯磷脂酰胆碱等药物。

(2)护胃、止吐药物:质子泵抑制剂、甲氧氯普胺等。

(3)补充大量维生素可减轻药物不良反应。

血液净化不能清除本品。

参考文献

[1]孙承业.实用急性中毒全书[M].2版.北京:人民卫生出版社,2020.

[2]国家药典委员会.中华人民共和国药典:二部[M].北京:中国医药科技出版社,2015.

### 三、乙胺丁醇中毒

乙胺丁醇,又名乙二胺丁醇,是人工合成抗结核药,为强抑菌药。口服吸收率为80%,2~4小时血药浓度达峰值。血浆蛋白结合率为10%~30%,排泄半衰期为3~4小时,主要经肾排泄,肾功能减退者可延长至8小时。

**(一)中毒表现**

1.球后视神经炎〔剂量>25mg/(kg·d)易发生〕表现为视物模糊、眼痛、视力减退、视野缩小、出现暗点等,严重者可双目失明。

2.偶可出现胃肠道反应、畏寒、关节痛、急性痛风、高尿酸血症、皮疹、发热、粒细胞减少、周围神经炎、肝脏损害及精神障碍等。

**(二)诊断要点**

1.有乙胺丁醇接触史。

2.有上述临床表现且排除其他疾病或药物中毒。

3.血中或尿中检测乙胺丁醇血药浓度以辅助诊断。

**(三)急救措施**

1.停药。

2.促进排出。大量口服者给予催吐、洗胃、导泻、补液以促进药物从体内排出。

3.对症处理。

(1)球后视神经炎可用维生素B₆、复合维生素及锌铜制剂等。

(2)恢复视力可选用地塞米松5mg,每日静滴或球后注射;或氢化可的松

200mg,每日静滴,同时给予维生素。

4.严重者可行血液透析治疗。

**参考文献**

[1]孙承业.实用急性中毒全书[M].2版.北京:人民卫生出版社,2020.

[2]国家药典委员会.中华人民共和国药典:二部[M].北京:中国医药科技出版社,2015.

### 四、吡嗪酰胺中毒

吡嗪酰胺,又名异烟酰胺,为烟酰胺衍生物,只对结核杆菌有杀灭作用,与其他抗结核药物联合应用。口服吸收迅速,口服 2 小时后达血药浓度峰值,血浆蛋白结合率为 50%,排泄半衰期为 9～10 小时,主要在肝内代谢,经肾小球滤过排泄。

#### (一)中毒表现

**1.消化系统** 可出现食欲不振、发热、乏力、黄疸、肝功能异常。

**2.其他系统** 畏寒、关节痛、急性痛风发作、发热、皮疹、贫血、溃疡、排尿困难等。

#### (二)诊断要点

1.有吡嗪酰胺接触史。

2.出现上述临床表现并排除其他疾病或药物中毒。

3.血中检测吡嗪酰胺药物浓度可辅助诊断。

#### (三)急救措施

1.停药。

2.促进排出。大量口服者可给予催吐、洗胃、导泻、补液以促进药物排出。

3.对症处理。

4.严重中毒患者可通过血液透析清除本药。蛋白结合率低,脂溶性高,分布容积大,血液净化可清除。

**参考文献**

[1]孙承业.实用急性中毒全书[M].2版.北京:人民卫生出版社,2020.

[2]国家药典委员会.中华人民共和国药典:二部[M].北京:中国医药科技出版社,2015.

### 五、秋水仙碱中毒

秋水仙碱是一种生物碱。主要用于急性痛风的消炎,能抑制细胞有丝分裂,干扰正常细胞的增殖。口服吸收迅速,10%～30%以原形经尿排出。服药后30～120分钟血药浓度达峰值,血浆蛋白结合率为30%～50%。秋水仙碱本身无毒,在体内被氧化成有剧毒的氧化二秋水仙碱。该品中毒发生率高。中毒血药浓度为0.005μg/ml。致死量为0.8mg/kg。

### (一)中毒表现

1. 胃肠道系统。恶心、呕吐、腹痛、腹泻等,前驱表现有消化道烧灼感。似霍乱,可致水、电解质紊乱及代谢性酸中毒。

2. 严重者可出现血便、高热、腓肠肌痛、多发性神经炎及肌群颤动,广泛血管损害,导致休克,出现多脏器功能不全。

3. 肾脏损害出现血尿、少尿、代谢性酸中毒。

4. 血液系统可出现三系减少。

### (二)诊断要点

1. 有秋水仙碱接触史。

2. 有明显的腹痛、腹泻、呕吐,伴代谢性酸中毒、多脏器功能不全等表现并排除其他药物中毒和疾病的可能性。符合上述两项者,可诊断为秋水仙碱中毒。

3. 血中毒物检测可协助确诊。

### (三)急救措施

1. 停药。

2. 清除毒物,口服活性炭、洗胃、导泻,可口服蛋清、牛奶等保护胃黏膜。切记勿用高锰酸钾等氧化剂,以免秋水仙碱被氧化成二秋水仙碱而加重病情。

3. 静脉补液促进排出,纠正电解质紊乱及酸中毒。肌群颤动者可用10%葡萄糖酸钙10～20ml缓慢静脉注射。

4. 对症处理。保护心、肝、肾脏器功能;根据病情可给予吸氧、机械通气;升白细胞药物、血液透析等。

**参考文献**

[1] 张永生,涂艳阳,王伯良.实用临床中毒急救[M].西安:第四军医大学出版,2012.

[2] 国家药典委员会.中华人民共和国药典:二部[M].北京:中国医药科技出版社,2015.

## 六、别嘌醇中毒

别嘌醇,为黄嘌呤氧化酶抑制剂,用于治疗慢性痛风、反复发作性尿酸结石。

口服极易吸收,2~6小时达血药浓度峰值,半衰期为2~8小时。不与蛋白结合,于6小时后缓慢自肾脏排出。10%以原形、70%以代谢产物形式随尿排出。

### (一)中毒表现

**1. 过敏反应**　可出现多种药疹,包括红皮病型、多形性红斑型等,严重者有过敏性血管炎、急性重型肝炎,危及生命。

**2. 消化系统**　出现恶心、呕吐、腹部不适、腹泻等,出现肝功能异常。

**3. 神经系统**　可出现手足刺痛、头痛头晕、疲劳,会引起癫痫发作。

**4. 其他系统**　可有肾功能异常、粒细胞减少、骨髓抑制等。

### (二)诊断要点

1. 有别嘌醇接触史。

2. 出现上述临床表现并排除其他疾病或药物中毒。

3. 血液和尿液中检测别嘌醇,可辅助诊断。

### (三)急救措施

**1. 停药**

**2. 促进排出**　大量口服可给予催吐、洗胃、导泻、补液以促进药物从体内排出。

**3. 对症处理**　无特效解毒剂;积极治疗药疹及其他肝肾损害等。

**4. 血液净化**　严重中毒可行血液净化治疗。

参考文献

[1]孙承业.实用急性中毒全书[M].2版.北京:人民卫生出版社,2020.

[2]国家药典委员会.中华人民共和国药典:二部[M].北京:中国医药科技出版社,2015.

## 七、苯溴马隆中毒

苯溴马隆,属苯并呋喃衍生物,为促尿酸排泄药,用于治疗高尿酸血症及非发作期痛风性关节炎。口服后约50%被吸收,约2~3小时达血药浓度峰值,血浆蛋白结合率约99%,半衰期为12~13小时,94%经胆道排泄,6%经尿排泄。

### (一)中毒表现

**1. 消化系统**　腹泻、胃部不适、恶心等消化道症状;出现肝功能异常,包括谷丙转氨酶、谷草转氨酶和碱性磷酸酶升高。

**2. 变态反应**　风团、斑疹、潮红、瘙痒等过敏反应。

## (二)诊断要点

1.有苯溴马隆接触史。

2.出现以上临床表现,并排除其他疾病或药物中毒。

3.血液和尿液中检测苯溴马隆,可辅助诊断。

## (三)急救措施

1.停药。

2.促进排出,大量口服可给予催吐、洗胃、导泻、补液。

3.对症处理,抗过敏,保肝治疗。

4.严重中毒可行血液灌流治疗。

### 参考文献

[1]孙承业.实用急性中毒全书[M].2版.北京:人民卫生出版社,2020.

[2]国家药典委员会.中华人民共和国药典:二部[M].北京:中国医药科技出版社,2015.

# 八、芬氟拉明中毒

芬氟拉明,又名氟苯丙胺,为拟5羟色胺神经递质类药物,属减肥药物,具有较弱的中枢兴奋作用。口服吸收良好,2~4小时血药浓度达峰值,维持6~8小时,半衰期18~30小时,广泛分布于体内组织,3~4天后血药水平可达稳态。

## (一)中毒表现

1.**血清素综合征** 为主要中毒症状。表现为烦躁不安、出汗、头痛、瞳孔放大、肌肉痉挛、腹泻和呕吐、心脏不适等,严重者出现心律失常、高血压、发热、协调性差、幻觉、癫痫发作、意识障碍等,甚至死亡。

2.**消化系统** 恶心、呕吐、腹部不适、口干、不思饮食,出现肝损害。

3.**其他系统** 偶可见低血糖、代谢性酸中毒、横纹肌溶解、肾功能损害等。

## (二)诊断要点

1.有芬氟拉明接触史。

2.出现上述临床表现,并排除其他疾病或药物中毒。

3.血中检测芬氟拉明药物浓度,可辅助诊断。

## (三)急救措施

1.停药。

2. 大剂量口服,可立即口服活性炭悬液、洗胃。洗胃过程中严密观察心律的变化。患者易出现神经精神症状,不推荐催吐。

3. 补液、利尿,加速毒物排泄。必要时可行血液透析。

4. 对症支持治疗

(1)出现低血糖时,立即静注 50% 葡萄糖 20ml。

(2)出现低血压时,可给予晶体液快速输注,必要时使用血管活性药物。

(3)可用地西泮或苯巴比妥治疗癫痫。

(4)出现高血压及心律失常时,使用降压药物及控制心律药物。

参考文献

[1]孙承业.实用急性中毒全书[M].2 版.北京:人民卫生出版社,2020.

[2]国家药典委员会.中华人民共和国药典:二部[M].北京:中国医药科技出版社,2015.

## 九、安非拉酮中毒

安非拉酮,又名安非泼拉酮、二乙胺苯酮,为苯丙胺衍生物,为兴奋剂和食欲抑制剂,属减肥药物。该药中枢兴奋作用比苯丙胺弱,对外周交感神经、心血管系统影响更小。口服容易吸收,半衰期为 2 小时,主要代谢产物为马尿酸,从尿中排泄。

### (一)中毒表现

**1. 交感神经兴奋症状** 可出现神经过敏、坐立不安、易激动、失眠、欣快等中枢神经系统兴奋表现,还可出现瞳孔散大、轻度头痛及眩晕、心动过速及心悸、血压升高、出汗等外周神经兴奋表现。

**2. 消化系统** 恶心呕吐、腹部不适、口干、不思饮食,可出现肝损害。

**3. 其他系统** 代谢性酸中毒、横纹肌溶解、肾功能损害等。

### (二)诊断要点

1. 有安非拉酮接触史。

2. 出现交感神经兴奋性亢进表现,并排除其他疾病或药物中毒。

### (三)急救措施

1. 停药。

2. 大剂量口服,可立即口服活性炭悬液、洗胃。洗胃过程中严密观察心律变化。患者易出现神经精神症状,不推荐催吐。

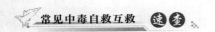

3.补液、利尿,加速毒物排出。必要时可行血液透析。

4.对症支持治疗。

参考文献

[1]孙承业.实用急性中毒全书[M].2版.北京:人民卫生出版社,2020.

[2]国家药典委员会.中华人民共和国药典:二部[M].北京:中国医药科技出版社,2015.

## 十、西布曲明中毒

西布曲明,为非苯丙胺类食欲抑制剂,5-羟色胺重摄取抑制剂,属减肥药,还有抗抑郁特性。口服生物利用率为77%,口服后1.2小时血药浓度达峰值。血浆蛋白结合率为97%。给药后在肝脏和肾脏中的浓度最高。不推荐超过15mg/d的剂量。

### (一)中毒表现

**1.心血管系统** 引起心动过速、血压升高。

**2.中枢神经系统** 常见失眠、口干和头痛、烦躁、易激惹、肢体痉挛、张力增加、思维异常、癫痫发作。

**3.消化系统** 食欲不振、恶心、腹胀、肝功异常等。

### (二)诊断要点

1.有西布曲明接触史。

2.出现高血压、肌阵挛和精神状态异常等表现,并排除其他疾病和药物中毒。

### (三)急救措施

1.停药。

2.口服活性炭悬液、洗胃、催吐、导泻。洗胃、催吐时,需密切观察病情,以防癫痫发作或气道痉挛等。

3.对症处理。

(1)出现心动过速及高血压时,慎用β受体阻滞剂。

(2)补液、利尿以促进药物排出。

(3)输注维生素C解毒。

4.可行血液灌流清除毒素。

参考文献

[1]孙承业.实用急性中毒全书[M].2版.北京:人民卫生出版社,2020.

[2]国家药典委员会.中华人民共和国药典:二部[M].北京:中国医药科技出版社,2015.

### 十一、甲状腺素中毒

甲状腺素由甲状腺滤泡上皮细胞分泌,其中包括甲状腺素($T_4$)和三碘甲状腺原氨酸($T_3$)。目前临床常用的甲状腺素制剂有甲状腺片、左旋甲状腺素钠片等,临床用于治疗黏液性水肿、甲状腺功能减退、甲状腺肿及克汀病,可与抗甲状腺药物联合用于甲亢治疗。$T_4$、$T_3$口服易吸收。生物利用度分别为50%～70%,和90%～95%。两者的血浆蛋白结合率均在99%以上。$T_4$半衰期为5天,而$T_3$半衰期为2天,故临床用药、每日1次。已发生的中毒事件(如企图自杀)中,人体可以耐受10mg左右甲状腺素而未出现并发症。报道表明,长期滥用本品的患者会出现心脏性猝死。

**(一)中毒表现**

1. **基础代谢率增高** 由于耗氧量增高,产热量增多,散热量加速,故患者出现基础代谢率增高。

2. **糖、蛋白质、脂肪等的代谢增强** 促进肠道对糖的吸收,促进肝糖原及肌糖原分解,加重或诱发糖尿病;促进蛋白质合成及分解,肌肉组织消耗,体重减轻;促进脂肪分解和氧化,降低血胆固醇水平,皮下脂肪减少。

3. **循环系统** 兴奋交感神经,提高心血管对儿茶酚胺反应的敏感性,引起心动过速、心律失常、心搏出量增加、收缩压增高及脉压增大。严重时抑制心脏功能,导致心力衰竭和传导阻滞。

4. **消化系统** 过量服用可导致肠道蠕动增加,出现腹泻,严重者可引起肝小叶中央坏死和肝脏功能损害。

5. **电解质紊乱** 可以发生低钾性周期麻痹、骨质疏松症。

6. **中枢神经系统** 出现神经过敏、烦躁、震颤等。

**(二)诊断要点**

1. 有甲状腺素接触史。

2. 基础代谢率高于正常,体温升高、多汗、多尿、胸痛、多语、易激动、性情急躁、手震颤、失眠恐惧及体重减轻。重者呕吐、腹泻、高热、消瘦肌痛、肌肉颤动或痉挛,偶有严重的肌无力或松弛性瘫痪,甚至急性呼吸肌麻痹,危及生命。

3. 排除其他疾病或药物中毒。

4. 血液中 $T_3$、$T_4$ 异常增高，TSH 降低，可辅助诊断。$T_3$ 水平升高是判断药物过量的一个有效手段，比 $T_4$ 或 $fT_4$ 水平升高更为可靠。

**（三）急救措施**

1. 停药，卧床休息。

2. 促进排出，一次服用剂量过大者，可给予催吐、洗胃、导泻。

3. 对症处理，适度降血压，降心率，防止休克及呼吸衰竭。

（1）烦躁不安者，可用镇静剂如地西泮或苯巴比妥钠，必要时给予异丙嗪及氯丙嗪治疗。

（2）无心衰时可服用美托洛尔缓释片控制心室率，可起到镇静、降压及降低心率的效果。心力衰竭或心房纤颤时，使用洋地黄类药物，但剂量不宜过大。

（3）中毒反应较重者，可应用糖皮质激素静滴，血压增高者慎用。

4. 使用抑制 $T_4$ 向 $T_3$ 转变的药物，如丙基硫氧嘧啶，总剂量 6～10mg/（kg·d），最大剂量 1g，分 3 次服用，服用 5～7 天，或碘番酸 125mg/d，服用 6 天。

5. 利尿、血液透析无效，中毒严重者可行血浆置换。

6. 定期监测心电图、$T_3$、$T_4$；本品可增强抗凝剂效果，监测凝血功能，注意调整抗凝药物；监测血糖。

7. 补液，维持水、电解质平衡，给予能量及营养支持治疗。

**参考文献**

朱子扬，龚兆庆，汪国良. 中毒急救手册[M]. 上海：上海科学技术出版社，1999.

## 十二、甲巯咪唑中毒

甲巯咪唑主要用于甲亢、甲状腺手术前准备、甲状腺危象的治疗。口服后由胃肠道迅速吸收，吸收率约 70%～80%，广泛分布于全身，集于甲状腺，与白蛋白结合率低，半衰期为 6 小时左右，甲状腺组织中浓度可维持16～24 小时。甲巯咪唑及代谢产物 75%～80% 经尿排泄，易通过胎盘并能经乳汁分泌。

**（一）中毒表现**

1. **内分泌系统** 甲状腺功能减退的表现，如虚脱、易疲劳、畏寒、注意力下降和体重增加等。

2. **消化系统** 恶心、呕吐、腹痛、腹泻，个别患者会出现胆汁淤积性黄疸或中毒性肝炎，在停药后症状一般可以恢复。

**3. 超敏反应**　常见的有皮疹、麻疹、关节痛、涎腺及淋巴结肿大、药物热,应密切观察,一般不需停药症状也可消失。

**4. 造血系统**　白细胞减少和粒细胞缺乏症,血小板减少,严重者并发严重感染,或可引起再生障碍性贫血。

**5. 其他**　个别患者出现味觉、嗅觉丧失,停药后可恢复。

**(二)诊断要点**

1. 有误服大量或长期服用此类药物史。

2. 有中毒的临床表现。

3. 排除其他药物中毒和疾病的可能性。

**(三)急救措施**

1. 停药。

2. 促进排出。给予催吐、洗胃、导泻。

3. 对症处理。

(1)肝功能损害时,停药并行保肝治疗。待肝功能正常后,可从小量或另换药物继续治疗甲亢,但仍需监测肝功能。

(2)轻度过敏反应者,应用抗过敏药(如氯苯那敏、阿司咪唑或赛庚啶等);严重过敏者,除及时停药外,可给予糖皮质激素等进行急救。

4. 当白细胞总数降至 $3.0 \times 10^9/L$ 以下或中性粒细胞计数低于 $1.5 \times 10^9/L$ 时,应及时停药,并需用糖皮质激素治疗。亦可短期用碳酸锂刺激骨髓和抑制甲状腺激素释放。对发生粒细胞缺乏症的患者,除隔离防止感染外,可进行成分输血,应用白细胞刺激因子、糖皮质激素以及抗生素防治感染,合并严重感染者加强抗感染治疗等。

5. 无特效解毒剂。如出现甲状腺功能减退表现,必要时根据 $T_3$、$T_4$ 水平可加用甲状腺素片。

6. 因该药血浆蛋白结合率低,故大量中毒或中毒早期出现重症表现者可通过血液透析治疗。

**参考文献**

[1]韦春兰,李文渊.1 例甲巯咪唑致全血细胞减少及肝损伤患者的药学监护[J].药学实践杂志,2021,39(01):86 – 89.

[2]血液净化急诊临床应用专家共识组.血液净化急诊临床应用专家共识[J].中华急诊医学

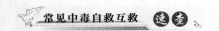

杂志,2017,26(01):24－36.

[3]朱子扬,龚兆庆,汪国良.中毒急救手册[M].上海:上海科学技术出版社,1999.

### 十三、丙基硫氧嘧啶中毒

丙基硫氧嘧啶(propylthiouracil)主要用于甲亢、甲状腺手术术前准备、甲状腺危象的治疗。此类药物容易自胃肠道吸收,口服20～30分钟后产生作用,半衰期1～3小时,吸收后分布于全身各个组织,甲状腺浓度较高,60%被肝脏代谢,血浆蛋白结合率为75%左右,约50%～80%代谢产物经尿排出。

**(一)中毒表现**

**1.超敏反应** 常见的有皮疹、麻疹、关节痛、涎腺及淋巴结肿大、药物热等。

**2.内分泌系统** 甲状腺功能减退的表现,如虚脱、易疲劳、畏寒、注意力下降和体重增加等。

**3.消化系统** 恶心、呕吐、腹痛、腹泻,肝损害较常见,出现胆汁淤积性黄疸或中毒性肝炎。

**4.造血系统** 白细胞减少和粒细胞缺乏,血小板减少,严重者并发严重感染,或可引起再生障碍性贫血。

**5.心血管系统** 因甲状腺功能减退而出现心脏增大、心动过缓及心电图ST－T变化。

**(二)诊断要点**

1.有一次大量误服或长期服用此类药物未及时减量的病史。

2.肝肾功能不全者。

3.有中毒的临床表现。

4.排除其他药物中毒和疾病的可能性。

**(三)急救措施**

无特效解毒剂,以对症支持治疗为主。

1.停药。

2.促进排出,给予催吐,洗胃,导泻。

3.对症处理:

(1)肝功能损害时,停药并行保肝治疗。待肝功能正常后,可从小量或另换药物继续治疗甲亢,但仍需监测肝功能。

（2）轻度过敏反应者，应用抗过敏药（如氯苯那敏、阿司咪唑或赛庚啶等）；严重过敏者，除及时停药外，可给予糖皮质激素等进行急救。

4. 当白细胞总数降至 $3.0 \times 10^9$/L 以下或中性粒细胞计数低于 $1.5 \times 10^9$/L 时，应及时停药，并需用糖皮质激素治疗。亦可短期用碳酸锂刺激骨髓和抑制甲状腺激素释放。对发生粒细胞缺乏症的患者，除隔离防止感染外，可进行成分输血，应用粒细胞集落刺激因子、糖皮质激素以及抗生素防治感染。合并严重感染者加强抗感染治疗等。出现粒细胞减少症，应停止用药。

5. 如出现甲状腺功能减退表现，必要时根据 $T_3$、$T_4$ 水平可加用甲状腺素片。

6. 此药物血浆蛋白结合率高，对服用剂量大、症状重的患者，可在早期采用血液灌流清除药物。

## 参考文献

[1] 胡欣. 丙硫氧嘧啶治疗甲状腺功能亢进症引起肝损伤调查［J］. 中国误诊学杂志,2008（15）:3778 – 3779.

[2] 血液净化急诊临床应用专家共识组. 血液净化急诊临床应用专家共识［J］. 中华急诊医学杂志,2017,26(01):24 – 36.

[3] 朱子扬,龚兆庆,汪国良. 中毒急救手册［M］. 上海:上海科学技术出版社,1999.

# 第三章 农药中毒

## 第一节 杀虫剂中毒

### 一、有机磷杀虫剂中毒

有机磷杀虫剂(OPI)为脂溶性物质,在酸性环境中稳定,碱性环境下易分解,仅敌百虫易溶于水,遇碱后变成毒性更强的敌敌畏。该类农药经胃肠道和呼吸道可迅速吸收,经皮肤吸收较慢,OPI 吸收后 6～12 小时血中浓度达到高峰,24 小时内通过肾脏由尿排泄,48 小时后完全排出体外。OPI 作为羟基酯酶抑制剂,可造成体内生理效应部位 ACh 大量蓄积,出现毒蕈碱样、烟碱样和中枢神经系统等中毒症状和体征,患者常死于呼吸衰竭。按照经口进入人体内的半数致死量(LD50)分为 4 类,见表 2。

表 2　有机磷杀虫剂半数致死量分类

| 毒力 | LD50 | OPI 名称 |
|------|------|---------|
| 剧毒类 | <10mg/kg | 甲拌磷(3911)、内吸磷(1059)、对硫磷(1605)、灭磷、特普(TEPP)等 |
| 高毒类 | 10～100mg/kg | 甲基对硫磷、甲胺磷、氧乐果、敌敌畏(DDVP)、磷胺、久效磷、水胺硫磷、杀扑磷、亚砜磷等 |
| 高毒类 | 10～100mg/kg | 甲基对硫磷、甲胺磷、氧乐果、敌敌畏(DDVP)、磷胺、久效磷、水胺硫磷、杀扑磷、亚砜磷等 |
| 低毒类 | 1000～5000mg/kg | 马拉硫磷(4049)、辛硫磷、甲基乙酯磷、碘硫磷、氯硫磷和溴硫磷等 |

### (一)中毒表现

1. **急性中毒**　急性中毒发病时间和症状与毒物种类、剂量、侵入途径和机体状态(如空腹或进餐)密切相关。口服中毒在 10 分钟至 2 小时发病;吸入者数分钟至半小时内发病;皮肤吸收后 2～6 小时发病。中毒后出现急性胆碱能危象,表现如下：

（1）毒蕈碱样症状 主要是副交感神经末梢过度兴奋，表现为心血管抑制、平滑肌收缩、腺体分泌增加、缩瞳及睫状肌收缩。

（2）烟碱样症状 表现为肌纤维颤动甚至全身的骨骼肌强直痉挛，重度中毒可表现为肌力减退或瘫痪，甚至呼吸肌麻痹；因自主神经节、节前纤维和肾上腺髓质兴奋，释放肾上腺素及去甲肾上腺素，出现血压升高，心律失常，晚期可因血管、运动神经麻痹出现循环衰竭。

（3）中枢神经系统症状 血胆碱酯酶浓度明显减低而脑组织胆碱酯酶活力值 >60% 时，通常不出现中毒症状和体征，当脑组织胆碱酯酶活力值 <60% 时，可出现头痛、头晕、躁动不安、谵妄、抽搐、昏迷，严重时可出现呼吸衰竭、循环衰竭。

（4）局部损害 敌敌畏、敌百虫、对硫磷、内吸磷接触皮肤后可引起过敏性皮炎，并出现水疱或脱皮，污染眼部可引起结膜充血和瞳孔缩小。

（5）特殊表现 OPI 可抑制心肌胆碱酯酶活性及对心肌直接损害导致中毒性心肌炎，还可以引起中毒性肝炎、中毒性肾炎等。

（6）其他 急性 OPI 中毒者，可出现短暂的血糖升高，但尿酮体阴性，有时可出现氨基酸尿、血尿及凝血功能异常；中重度急性中毒者，中毒初期可出现体温升高，死亡前体温降低。

**2. 迟发性多发性神经病** 急性高毒及剧毒 OPI 中毒症状消失后 2～3 周可发生迟发性多发性神经病，运动感觉均受累，主要累及肢体末端，表现为下肢瘫痪、四肢肌肉萎缩等。病变特点为下肢重于上肢，远端重于近端，运动重于感觉。目前认为这种病变可能是因为 OPI 抑制神经靶酯酶（NTE）并使其老化所致。全血或红细胞 AChE 活性正常，神经－肌电图检查提示神经源性损害。

**3. 中间综合征** 常发生在高毒及剧毒 OPI 中毒恢复后 24～96 小时及 AChE 复能药用量不足的患者身上。经治疗胆碱能危象消失、意识清醒或未恢复和迟发性多发性神经病发生前，突然出现屈颈肌和四肢近端肌无力及第Ⅲ、Ⅶ、Ⅸ、Ⅹ对脑神经支配的肌肉无力，出现上睑下垂、眼外展障碍、面瘫、呼吸肌麻痹，造成通气障碍性呼吸困难或呼吸衰竭，可导致死亡。中间综合征一般持续 2～18 天，个别长达 1 个月，尽早且足量给予解毒和支持治疗可预防其发生。

**4. 反跳** 急性中毒病情好转 2～15 天后，再次出现中毒症状甚至猝死。原因不明，可能与洗胃不彻底、治疗过程中解毒药剂量不足、停药过早相关，也可能与大量使用阿托品使胆碱能功能亢进或紊乱相关。

**（二）诊断要点**

1. 有 OPI 暴露史。

2. 出现上述典型的毒蕈碱样、烟碱样和中枢神经系统等中毒症状和体征，特别是出现呼出气为大蒜味可提示 OPI 中毒。

3. 全血胆碱酯酶活力不同程度降低。

4. 血、胃内容物、便、尿液中检测到 OPI 或其特异性代谢产物成分。对硫磷和甲基对硫磷氧化分解为对硝基酚，敌百虫代谢为三氯乙醇。

5. 急性中毒的分级。

（1）轻度中毒　仅有 M 样症状，胆碱酯酶活力为 50% ~70%。

（2）中度中毒　M 样症状加重，出现 N 样症状。胆碱酯酶活力为 30% ~50%。

（3）重度中毒　具有 M、N 样症状，出现昏迷、抽搐、肺水肿、呼吸麻痹、脑水肿。胆碱酯酶活力为 30% 以下。

**（三）急救措施**

1. **紧急处理**　OPI 中毒者出现呼吸骤停、心脏停搏时需立即行心肺复苏抢救；对气道分泌物多的患者需保证呼吸道通畅，必要时行气管插管；肺水肿患者应用阿托品，避免用氨茶碱及吗啡，脑水肿患者应用甘露醇脱水及糖皮质激素。

2. **尽快清除未吸收毒物**　脱离中毒环境、洗胃、导泻、灌肠。

（1）脱离中毒环境　脱去被污染衣物，用肥皂水或清水彻底清洗污染皮肤、毛发、指甲等，避免毒物吸收。

（2）洗胃　彻底洗胃是切断毒物继续吸收的最有效方法。口服中毒者用清水、2% 碳酸氢钠溶液（敌百虫忌用）或 1∶5000 高锰酸钾溶液（对硫磷、马拉硫磷、乐果、内吸磷中毒忌用）反复洗胃，直至洗出液与灌入液颜色相同，无杀虫药味为止。首次洗胃后保留胃管，3 ~4 小时重复洗胃一次。

（3）导泻　选盐类导泻药，以浓度为 50% 硫酸镁 60ml 口服或经胃管注入导泻，观察 30 分钟，无效则可继续口服或经胃管注入清水 500ml；禁用油类导泻药，避免促进毒物吸收；昏迷患者禁用硫酸镁导泻。

（4）灌肠　导泻失败可用盐水或温水多次高位灌肠。

（5）血液净化　治疗重度中毒者具有显著效果，包括血液灌流、血液透析及血浆置换等，可有效清除血液中和组织中释放入血的有机磷农药，提高治愈率。

3. **解毒药**　在清除毒物过程中，轻度中毒单用 AChE 复能药，中、重度中毒联合应用 AChE 复能药和胆碱受体阻断剂治疗,早期足量、联合和重复应用解毒药。

（1）AChE 复能药　肟类化合物能使被抑制的 AChE 恢复活性,AChE 复能药尚能作用于外周 N2 受体,对抗外周 N 胆碱受体活性,能有效解除烟碱样毒性作用,对 M 样症状和中枢性呼吸抑制作用无明显影响。

所用药物如下:

①氯解磷定(氯磷定):复能作用强,毒性小,水溶性大,可用静脉注射和肌内注射,为临床上首选解毒药。首次给药要足量,指征为外周 N 样症状消失,血液 AChE 活性恢复到 50% ~60% 或以上,即可停药。肌内注射 1 ~2 分钟起效,半衰期 1 ~1.5 小时,2 小时给药 1 次,每日最大量不超过 10g。给药后 2 小时复查 1 次 AChE 活性。轻度中毒:彻底洗胃后无须重复给药。中度中毒:首次足量给药后重复 1 ~2 次即可。重度中毒:首次足量给药后 30 ~60 分钟未出现药物足量指征时,应重复给药。

②碘解磷定:复能作用差,毒性小,水溶性小,仅能静脉注射,为临床次选药。

③双复磷:重活化作用强,毒性大,水溶性大,能静脉注射和肌内注射。

④维生素 B$_1$:能延缓碘解磷定及氯解磷定半衰期,从而增加药物浓度,为中毒患者肌内注射维生素 B$_1$200mg,有较好的辅助治疗作用。

疗效:AChE 复活药对甲拌磷(3911)、内吸磷(1059)、对硫磷(1605)、甲胺磷、乙硫磷和辛硫磷中毒疗效好,对敌敌畏、敌百虫中毒疗效差,对乐果和马拉硫磷中毒疗效不明显;双复磷对敌敌畏及敌百虫中毒疗效比碘解磷好。AChE 复能药对中毒 24 ~48 小时后已老化的 AChE 无复能作用。

毒副作用:肟类复合物禁止与碱性液体配伍,以免生成剧毒氰化物;避免碘解磷定和氯解磷定合用,以免增加不良反应。

①氯解磷定会引起短暂性眩晕、视物模糊、复视、血压升高等,大剂量可引起癫痫样发作和抑制 AChE 活性。

②碘解磷定剂量加大时可有口苦、咽干、恶心,注射速度过快可出现短暂呼吸抑制。

③双复磷可出现口周、四肢及全身麻木和灼烧感,恶心呕吐和颜面部潮红,大剂量可出现期前收缩和传导阻滞,发生中毒性肝病。

OPI 中毒患者用药见表 3。

表3　ACHE 复能药用药剂量

| AChE 复能药 | 轻度中毒 | 中度中毒 | 重度中毒 |
|---|---|---|---|
| 氯解磷定(g) | 0.5 ~ 0.75 | 0.75 ~ 1.5 | 1.5 ~ 2.0 |
| 碘解磷定(g) | 0.4 | 0.8 ~ 1.2 | 1.0 ~ 1.6 |
| 双复磷(g) | 0.125 ~ 0.25 | 0.5 | 0.5 ~ 0.75 |

（2）胆碱受体阻断剂　胆碱受体有3个M受体和2个N受体:肺组织有M1受体,心肌有M2受体,平滑肌和骨骼肌主要为M3受体;神经节和节后神经元为N1受体,骨骼肌为N2受体。胆碱受体阻断剂能与乙酰胆碱争夺胆碱受体,阻断过量乙酰胆碱引起的毒蕈碱样（M样）、烟碱样（N样）中枢神经症状。联合应用外周与中枢性抗胆碱药具有协同作用。

①M胆碱受体阻断剂,又称外周性抗胆碱能药。主要药物阿托品和山莨菪碱等主要作用于外周M受体,能缓解M样症状,对N受体无明显作用,大剂量阿托品对神经节的N受体有阻断作用。每10 ~ 30分钟或1 ~ 2小时给药1次,直到患者M样症状消失或出现"阿托品化",此时应减药或停药。阿托品化指征:口干、皮肤干燥、心率增快（90 ~ 100次/分）和肺部啰音消失;如出现瞳孔明显扩大、神志模糊、烦躁不安、抽搐、昏迷和尿潴留等阿托品中毒症状,立即停药。

②N胆碱受体阻断剂,主要药物有东莨菪碱、苯那辛、苄托品、丙环定等,对中枢M、N受体作用强,对外周M受体作用弱。盐酸戊乙奎醚（长托宁）对中枢M、N受体和对外周M受体都有作用,且对心肌M2受体作用极弱,对心率无明显影响,有效剂量小、半衰期长（半衰期6 ~ 8小时）,且在脑组织内维持时间长,不良反应少,抗胆碱作用较阿托品强。

用药剂量见表4。

表4　胆碱受体阻断剂用药剂量

| 胆碱受体阻断剂 | 轻度中毒 | 中度中毒 | 重度中毒 |
|---|---|---|---|
| 阿托品(mg) | 2 ~ 4 | 5 ~ 10 | 10 ~ 20 |
| 戊乙奎醚(mg) | 1 ~ 2 | 2 ~ 4 | 4 ~ 6 |

（3）复方制剂　胆碱受体阻断剂和ChE复能药组成复方制剂,国内有解磷注射液（阿托品3mg,苯那辛3mg,氯解磷定400mg）,首剂量:轻度中毒1/2 ~ 1支,中度中毒1 ~ 2支,重度中毒2 ~ 3支。同时需用氯解磷定:轻度中毒0 ~ 0.5g,中度中毒0.5 ~ 1.0g,重度中毒1.0 ~ 1.5g。2小时后复查ChE活力。

**4.呼吸道管理** OPI中毒患者常死于呼吸衰竭,因此需及时清除呼吸道分泌物,使用阿托品减轻支气管痉挛以及治疗肺水肿,呼吸衰竭者尽早行机械通气。

**5.中毒性脑病**

(1)可乐定为中枢抗交感药,对OPI中毒患者有保护和治疗作用,已试用于重度中毒者。剂量:0.15mg,每8小时1次。稀释后静注或静滴,好转后可改为口服0.15mg,每日2次。

(2)地西泮可改善中毒症状,可间接抑制中枢胆碱酯酶的释放,辅助治疗胆碱危象,改善肌震颤,预防和减轻中间综合征。剂量:5~10mg,静脉注射,可重复使用。

(3)中枢性呼吸衰竭或明显抑制,经解毒治疗不满意时,可加用纳洛酮治疗,0.4~0.8mg,1次/2小时。

(4)脑水肿明显,颅内高压症状,给予甘露醇脱水治疗,重症患者应用糖皮质激素治疗。

**6.中间综合征** 立即给予机械通气,同时应用氯解磷定,1.0g肌内注射或静脉输注,2小时复查1次ChE活力,酌情安排给药间隔时间,连用2~3天。胆碱受体阻断剂应用维持剂量。

**7.其他治疗** 应用ChE复能药和胆碱受体阻断剂治疗的同时,抗炎药物乌司他丁及糖皮质激素的应用可尽早阻断炎症反应,抗生素预防感染治疗;加强营养支持,尽早启动肠内营养或鼓励患者尽早进食,加快肠道毒物排泄;重度中毒患者常伴有多种并发症,如酸中毒、电解质紊乱等,补液及维持水、电解质、酸碱平衡;保护肝肾功能。

**注意:**中毒早期不宜输入大量葡萄糖、CoA、ATP,因它们能使乙酰胆碱合成增加而影响胆碱酯酶活力。维生素C注射液不利于毒物分解,破坏且影响胆碱酯酶活力上升,早期也不宜用。50%硫酸镁口服后可刺激十二指肠黏膜,反射性引起胆囊收缩,胆囊内潴留有机磷农药随胆汁排出,引起二次中毒。甲氧氯普胺、西沙必利、吗啡、冬眠灵、喹诺酮类、胞二磷胆碱、维生素$B_5$、氨茶碱、利血平均可使中毒症状加重,应禁用。

**参考文献**

[1]杨立佩,赵素焕,刘凤奎,等.常见中毒与实用急救措施[M].北京:北京科学技术出版社,2012.

[2]朱子扬,龚兆庆,汪国良.中毒急救手册[M].上海:上海科学技术出版社,1999.

[3]任引津,张寿林,倪为民,等.实用急性中毒全书[M].2版.北京:人民卫生出版社,2003.

## 二、有机氯杀虫剂中毒

有机氯杀虫剂中应用最广的包括滴滴涕(DDT)和六六六等,因其毒性大,残效期长,绝大部分此类农药已停止生产和使用,目前农村仍有低毒的二溴氯丙烷、三氯杀螨醇在使用;此农药不易经皮肤吸收,可经消化道和呼吸道缓慢吸收,因脂溶性强,脂肪类食物能加速其吸收,吸收后可分布于全身组织,但以脂肪中贮存量最多。口服后最短0.5小时可发病,进入机体后主要兴奋中枢神经系统,作用于大脑中央前回运动区,还可以直接作用于心肌,兴奋β肾上腺素受体,从而使整个心肌应激状态发生改变。

### (一)中毒表现

1. 中毒症状发生的潜伏期和严重程度,因毒物的种类、剂型、剂量和进入途径不同而异,口服中毒一般在30分钟至3小时内发病,经皮肤接触中毒的潜伏期为数小时至24小时。

2. **神经系统**

(1)轻度中毒 表现为头痛、乏力、视物模糊、流涎、呕吐及肌肉颤动等。

(2)中度中毒 上述症状加重,并出现腹痛、剧吐、抽搐、震颤、共济失调、呼吸困难,对外界易兴奋。

(3)重度中毒 除上述症状外,可出现癫痫样发作或阵挛性、强直性抽搐、昏迷。严重者脉搏细速、血压下降、心律失常、反射亢进、昏迷,甚至发生室颤。

3. **其他脏器** 中度及重度中毒者多伴随肝肾功能等多脏器功能不全表现,重度中毒者可合并严重心律失常,如室颤,亦可因肺水肿而出现呼吸衰竭。

4. **局部损伤** 皮肤黏膜接触者可出现接触部位烧灼、疼痛、丘疹;眼结膜接触者可表现为眼痛、畏光、结膜炎;经呼吸道吸入可引起咽炎、咳嗽等,部分表现为支气管哮喘,严重患者可有喉痉挛甚至肺水肿。

### (二)诊断要点

1. 有机氯类农药接触史。

2. 出现上述临床表现。

3. 辅助检查。缺少特异性诊断指标。由于此类农药常以有机溶剂溶解,故洗胃抽出液和呼出气有煤油和松节油味可有提示意义,对残留毒物及洗胃抽出液进行毒物鉴定可确诊。

**（三）急救措施**

无特效解毒剂,以对症支持治疗为主。

**1.脱离中毒环境及促进排出**　脱离中毒环境,给予催吐、洗胃、导泻,清理被污染皮肤。导泻禁用油脂性泻药,可选盐剂。

**2.对症处理**

（1）吸氧、心电监护、输液、利尿、护肝、护肾、营养心肌、维持水及电解质平衡等对症支持治疗。

（2）镇静及抗癫痫　出现烦躁或惊厥、抽搐时,出现反复抽搐者,可用苯巴比妥肌内注射0.1g,每8小时1次。出现全身癫痫大发作及持续阵挛发作,可缓慢静脉推注地西泮注射液5～10mg,必要时可重复用药;防治抽搐后脑水肿,明确出现脑水肿者可以使用甘露醇减轻脑水肿。

（3）呼吸支持　当患者因喉头痉挛、肺水肿导致呼吸衰竭,可根据患者具体情况选择无创或有创呼吸支持,糖皮质激素的使用可在一定程度上减轻肺部渗出。

（4）抗心律失常　出现心律失常者按心律失常处理,但禁用肾上腺素药,因有机氯农药中毒可兴奋心脏α受体,使心脏对肾上腺素敏感性增强,诱发心室颤动。

（5）膳食　进食以碳水化合物、蛋白质为主,忌用富含油类食物加重农药吸收。

**参考文献**

[1]杨立佩,赵素焕,刘凤奎,等.常见中毒与实用急救措施[M].北京:北京科学技术出版社,2012.

[2]朱子扬,龚兆庆,汪国良.中毒急救手册[M].上海:上海科学技术出版社,1999.

[3]任引津,张寿林,倪为民,等.实用急性中毒全书[M].2版.北京:人民卫生出版社,2003.

### 三、氨基甲酸酯类杀虫剂中毒

氨基甲酸酯类杀虫剂常见的有呋喃丹、叶蝉散、西维因、涕灭威等,其中急性中毒又以呋喃丹最多见。此类农药多属中等毒或低毒,少数为高毒和剧毒。经皮肤接触、吸入或经口摄入吸收后,可导致机体内AChE活性被抑制,引起以毒蕈碱样、烟碱样和中枢神经系统症状为特征的临床中毒表现。口服中毒最快可在10分钟左右发病,因该农药是短效AChE活性抑制剂,24小时可经尿排泄90%左右,可在48小时内从 AChE 作用部位上自发水解。

### (一)中毒表现

1. 口服中毒多在10分钟至半小时发病,皮肤或黏膜接触多在接触农药2~4小时发病,最快半小时。

2. 氨基甲酸酯类杀虫剂具有潜伏期短、恢复快、病情相对较轻等特点。

3. 皮肤接触者表现为局部皮肤潮红、刺痒、皮疹等,眼部污染者表现为流泪和结膜充血等。

4. 急性氨基甲酸酯类杀虫剂中毒表现为毒蕈碱样、烟碱样和中枢神经系统症状。轻度中毒者表现为胸闷、乏力、头晕、恶心、呕吐、腹痛、多汗、流涎、瞳孔缩小和视物模糊等;中度中毒者除上述表现加重外,可出现肌纤维震颤;重度中毒者可出现血压下降、发绀、肺水肿、呼吸衰竭及多脏器功能衰竭等。

### (二)诊断要点

1. 有氨基甲酸酯类杀虫剂接触史。

2. 出现上述典型的毒蕈碱样、烟碱样和中枢神经系统临床表现。

3. 实验室检查全血胆碱酯酶活力明显下降,但因该农药对 AChE 活性抑制可逆,血胆碱酯酶活力在15分钟后下降到最低水平,30~40分钟后可恢复到50%~60%,60~120分钟后胆碱酯酶基本恢复正常,反复接触这类农药,血胆碱酯酶可抑制50%,而临床无中毒症状。

4. 胃内容物检出氨基甲酸酯类有毒物质或尿中检出酚类代谢产物可确诊;甲萘威中毒后尿中可检出萘酚,超过400mg/L则有诊断意义;残杀威中毒后尿中可测出间甲酚;仲丁威中毒后尿中可检出邻氯萘酚。

### (三)急救措施

1. 尽快脱离中毒环境。

2. 促进排出,给予催吐、洗胃、导泻。因该类农药对酸性环境稳定,遇碱容易分解,应选用2%~5%浓度的碳酸氢钠溶液清洗皮肤、洗胃等。不宜使用高锰酸钾等氧化剂,因氧化剂可使此类药物氧化后产生毒性更强的物质。

3. 解毒处理。

(1)东莨菪碱为首选用药。东莨菪碱可对腺体、睫状肌、虹膜括约肌上的 M 受体产生抑制作用,对中枢神经系统 M 受体和 N 受体也有明显的作用,且作用强于阿托品。用法:东莨菪碱0.01~0.05mg/kg,静脉注射或肌内注射,每30分钟

1次,症状缓解后减量维持24小时左右。

(2)阿托品,应及早使用,以中毒后3~6小时最为重要,不同吸收途径及不同中毒程度的患者阿托品用量亦不相同。轻、中度中毒可肌内注射给药,不需要阿托品化;重度中毒需静脉注射,可考虑阿托品化。6~8小时后,轻、中度中毒可每4~6小时用阿托品0.5~1.0mg、重度中毒每2~4小时用阿托品1.0~2.0mg维持治疗,绝大部分维持用药24小时即可,少数经口严重中毒的病例,也不超过48小时。

(3)禁用肟类胆碱酯酶复活剂,因为此类复活剂非但不能帮助氨基甲酸酯抑制的胆碱酯酶复能,反而会妨碍受抑制的酶自动复能,延缓患者恢复时间。

**4.对症处理** 吸氧、心电监护、利尿、护肝、护肾、营养心肌、维持水及电解质平衡等对症治疗,保持呼吸道通畅,防止呼吸衰竭和肺水肿,给予葡萄糖醛酸内酯,以促进毒物代谢。重症患者可应用肾上腺糖皮质激素和抗生素,因本类农药代谢快,毒性较低,多不需要血液净化,中毒初期即出现中度及重度中毒表现,可在基础促排、解毒及对症治疗基础上,尽早给予血液透析治疗。

**参考文献**

[1]杨立佩,赵素焕,刘凤奎,等.常见中毒与实用急救措施[M].北京:北京科学技术出版社,2012.

[2]朱子扬,龚兆庆,汪国良.中毒急救手册[M].上海:上海科学技术出版社,1999.

### 四、拟除虫菊酯类杀虫剂中毒

拟除虫菊酯类杀虫剂属脂溶性,难溶于水,在空气中亦不易扩散,遇碱易分解失效。主要品种有溴氰菊酯、氰戊菊酯和氯氰菊酯,其中溴氰菊酯最常见。该类农药对人畜毒性较低,多属于中等毒类。经呼吸道及消化道中毒为主要中毒方式,进入机体后可能通过减慢神经膜钠离子通道"M"闸门的作用、并阻断氯离子通道开放,产生增强中枢神经与周围神经作用,表现为锥体外系、小脑、脊髓、周围神经系统受累。

### (一)中毒表现

因中毒途径及剂量不同,患者症状表现不同。

**1.皮肤表现** 接触部位出现烧灼、瘙痒、针刺及蚁行感、粟粒样红色丘疹,严重者皮损为大疱。该农药经黏膜接触中毒,有出汗及热水洗脸后症状加重的特点,这是周围神经兴奋性增高的表现。皮疹多在 24 小时后自行消退,大疱则需 3 天。

**2. 眼结膜** 农药接触到眼结膜,可表现为流泪、眼睑红肿、畏光等。

**3. 呼吸系统** 经呼吸道吸入可表现为胸闷或哮喘表现,严重者可因出现肺水肿而发生呼吸困难。

**4. 消化系统** 可表现为流涎、恶心、呕吐、腹泻、上腹痛,严重者可表现为消化道出血。

**5. 神经系统** 头昏、头痛、乏力、多汗、口唇及四肢麻木,重症可出现肌肉震颤、神志恍惚、瞳孔缩小、肌阵挛和阵发性强直性阵挛,甚至昏迷、角弓反张,也可因累及锥体外系而出现舞蹈病症状。

**6. 循环系统** 表现为先抑制,即心率慢、血压低;后兴奋,即心率血压快速升高,可伴随各种类型心律失常,出现心慌、胸闷、气短症状。

### (二)诊断要点

1. 有拟除虫菊酯类杀虫剂接触史。

2. 出现上述临床表现。

3. 胃内容物中检测出该类农药可确诊,因该类农药经肾排泄快,停止接触 12 小时后尿中常难测出。脑电图可有异常改变,出现不典型棘波。

### (三)急救措施

无特效解毒剂,以对症支持治疗为主。

**1. 清除毒物及促进毒物排出** 脱离中毒环境;脱去被污染的衣服;用肥皂水或 2%~4% 的碳酸氢钠溶液彻底冲洗被污染的皮肤;眼结膜接触者,用 2% 碳酸氢钠溶液或生理盐水冲洗眼睛 15 分钟,滴入抗生素眼药水;口服中毒者用清水或 2%~4% 碳酸氢钠溶液彻底洗胃,导泻,可同时服用活性炭吸附未吸收的农药。

**2. 对症处理**

(1)吸氧、心电监护、输液、利尿、护肝、护肾、护心、维持水及电解质平衡等对症支持治疗。

(2)吸入性中毒者可给予吸入性半胱氨酸联合布地奈德雾化剂雾化治疗,每 15 分钟 1 次,每 8 小时 1 次。

(3)皮肤接触者,避免强光照射,口服西替利嗪等 H1 受体阻滞剂抗过敏治疗。

（4）解毒治疗。国内有报告称中枢肌松剂美芬新在实验中显示出显著的解毒疗效。葛根素、复方丹参注射液有一定疗效,可试用于临床。对溴氰菊酯中毒,可静脉推注硫代硫酸钠。

（5）镇静解痉。对阵挛及角弓反张患者予以镇静解痉治疗,地西泮注射液 5 ~ 10mg 缓慢静脉注射,必要时可重复使用,或苯妥英钠 0.1g 肌内注射,每 8 小时 1 次。

（6）阿托品。对流涎和出汗者可以阿托品 0.5 ~ 1.0mg 肌内注射,出现肺水肿者增大至每次 1 ~ 2mg,症状控制即可停药,避免阿托品化。

（7）糖皮质激素。当出现肺水肿、严重心肌损伤及全身变态反应,可给予糖皮质激素治疗,予以甲泼尼龙琥珀酸钠 40mg/d,严重低血压者可给予升压药物治疗。

（8）合并有机磷中毒。肟类复活药对拟除虫菊酯类农药中毒患者无效,而且有一定毒副作用;本类农药与有机磷混合中毒时,应重点按有机磷中毒进行抢救。如不能排除有机磷中毒时,可用阿托品和胆碱酯酶复活治疗,密切观察治疗反应。

（9）严重中毒者,可考虑在中毒早期给予患者脂质透析或活性炭灌流治疗。

（10）呼吸支持。当患者因肺水肿出现严重呼吸困难,阿托品治疗后仍未见好转,可给予患者气管插管及呼吸机辅助通气。

**参考文献**

[1]杨立佩,赵素焕,刘凤奎,等. 常见中毒与实用急救措施［M］. 北京:北京科学技术出版社,2012.

[2]朱子扬,龚兆庆,汪国良. 中毒急救手册［M］. 上海:上海科学技术出版社,1999.

# 第二节　除草剂中毒

## 一、百草枯中毒

百草枯( paraquat,PQ)是一种高效能的非选择性接触型除草剂,对人畜具有很强毒性,因误服或自服引起急性中毒的事件屡有发生。百草枯可以经消化道、皮肤和呼吸道吸收,致死病例主要为自服或误服,成人致死量为 20% 水溶液 5 ~ 15ml( 20 ~ 40mg/kg)左右。

百草枯毒性累及全身多个脏器,严重时可导致多器官功能不全综合征,其中肺是主要靶器官,可导致“百草枯肺”,早期表现为急性肺损伤或急性呼吸窘迫综合征,后期则出现肺泡内和肺间质纤维化,是百草枯中毒患者致死的主要原因,病死率高达 50% ~ 70% 。百草枯中毒至今尚无有效解毒药物,许多治疗方法仍处于探索中。

## (一)中毒表现

### 1. 经口中毒

(1)消化道黏膜损伤　经口中毒者有口腔烧灼感,口腔、食管黏膜糜烂溃疡,恶心、呕吐、腹痛、腹泻,甚至呕血、便血,严重者可并发胃穿孔、胰腺炎等。

(2)肝脏损伤　部分患者可出现肝大、黄疸和肝功能异常甚至衰竭。

(3)神经系统损伤　可有头晕、头痛,少数患者产生幻觉、恐惧、抽搐、昏迷等中枢神经系统症状。

(4)肾脏损伤　最常见,表现为血尿、蛋白尿、少尿,血 BUN、Cr 升高,严重者发生急性肾衰竭。

(5)肺脏损伤　最为突出也最为严重,表现为咳嗽、胸闷、气短、发绀、呼吸困难,查体可发现呼吸音减低,两肺可闻及干、湿啰音。大量口服者 24 小时内可出现肺水肿、肺出血,常在数天内因 ARDS 死亡;非大量摄入者呈亚急性病程,多于 1 周左右出现胸闷、憋气,2～3 周呼吸困难达高峰,患者多死于呼吸衰竭。

(6)心脏损伤　中毒性心肌炎、心包出血也有报道,心电图表现心动过速或过缓、心律失常、Q－T 间期延长、ST 段下移等。

### 2. 局部接触　局部接触百草枯中毒的表现主要为接触性皮炎和黏膜化学烧伤,如皮肤红斑、水疱、溃疡等,眼结膜、角膜灼伤形成溃疡,甚至穿孔。大量长时间接触可出现全身性损害,甚至危及生命。

### 3. 注射途径　通过血管、肌肉、皮肤等部位注射虽然罕见,但临床表现更凶险,预后更差。

## (二)诊断要点

1. 有百草枯服用或接触史。临床常见的百草枯中毒病例为消化道吸收,多为自服或误服,注射途径极为少见。

2. 患者典型的临床症状。

3. 血、尿百草枯浓度测定。

## (三)急救措施

目前,临床上尚无急性百草枯中毒的特效解毒药物,对其救治仍处于探索中。尽管如此,可以肯定的是,尽早地、积极地采取措施清除进入体内的毒物是成功救治急性百草枯中毒患者的关键。

1. **阻断毒物吸收** 主要措施包括催吐、洗胃、吸附、导泻、清洗等。在院前可刺激咽喉部催吐,院内则应争分夺秒洗胃。

2. **促进毒物排出** 补液利尿,适当补液联合静脉注射利尿剂有利于维持适当的循环血量与尿量;血液灌流(HP)和血液透析(HD)是目前清除血液循环中毒物的常用方法。

3. **药物治疗** 目前临床应用的药物主要是为了防治靶器官肺的损伤,常用药物主要包括糖皮质激素、免疫抑制剂、抗氧化剂等。

4. **支持对症治疗** 必要时合理安排氧疗及机械辅助通气,抗生素的应用,营养支持。

**参考文献**

[1]刘善收,虎晓岷,黄杨,等.西北地区大型医院急诊科百草枯中毒流行病学特征[J].临床误诊误治,2014,(12):8-11.

[2]杨婧,刘善收,李俊杰,等.脂肪乳联合山莨菪碱对百草枯中毒致急性肺损伤预防及治疗作用的研究[J].临床急诊杂志,2017,18(2):86-89.

## 二、敌草快中毒

敌草快(diquat,DQ)是一种非选择性速效灭生性除草剂,与百草枯(paraquat,PQ)同属联吡啶类化合物。敌草快进入体内后吸收率低,但是传播迅速且分布广泛;未吸收的原形主要经粪便排出,吸收后的原形及代谢产物主要经尿液排出。与百草枯相比,敌草快进入肺脏的速度慢,排出速度快,对肺泡上皮细胞损伤不严重。敌草快主要通过氧化-还原过程,产生氧化应激造成靶器官损害,并存在生殖和发育毒性。国内有关中心研究表明,急性敌草快中毒病死率分别为16.7%和28.6%。

### (一)中毒表现

口服途径中毒的全身表现早期以消化道症状为主,主要损伤的靶器官为肾脏和肝脏,早期多死于大量摄入后的循环衰竭。当肺损伤明显时,应进一步明确毒物暴露史并进行毒物检测。

### (二)诊断要点

1. 有毒物接触史与接触途径。

2. 有敌草快中毒的临床表现。

3. 实验室及辅助检查。

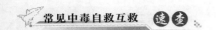

**4. 毒物检测**　血液、尿液、胃内容物及盛装容器中的敌草快检测对于确诊敌草快中毒至关重要。床边尿液快速检测碳酸氢钠/连二亚硫酸盐试验可作为敌草快床边筛查技术。

**(三)急救措施**。

**1. 阻断毒物吸收**　主要措施包括催吐、洗胃、吸附、导泻、清洗等。

**2. 促进毒物排出**　敌草快中毒目前尚无特效解毒剂,清除循环中敌草快的主要措施为:强化利尿、血液灌流和血液透析。

**3. 对症与支持治疗**　敌草快相关药物治疗的研究证据有限。目前临床用药主要是抗氧化、清除炎症介质、防治脏器功能损伤等对症支持治疗。

参考文献

[1]刘善收,谢建刚,李俊杰,等.敌草快中毒小鼠半数致死量及重要脏器损伤实验[J].职业与健康,2020,36(20):2773-2776,2780.

[2]梁晓丽,刘善收,王仙琦,等.25例敌草快中毒的临床特征分析[J].临床急诊杂志,2018,19(6):389-393.

[3]急性敌草快中毒诊断与治疗专家共识组.急性敌草快中毒诊断与治疗专家共识[J].中华急诊医学杂志,2020,29(10):1282-1289.

[4]百草枯中毒诊断与治疗"泰山共识"专家组.百草枯中毒诊断与治疗"泰山共识":2014[J].中国工业医学杂志,2014,27(2):117-119.

[5]中国医师协会急诊医师分会.急性百草枯中毒诊治专家共识:2013[J].中国急救医学,2013,(6):484-489.

### 三、草甘膦中毒

草甘膦是农业生产中常用的低毒广谱除草剂,经口吸收率约为30%～36%,进入体内2～6小时达峰浓度,主要分布在小肠、结肠、肾脏、骨骼,其中小肠浓度最高,体内几乎不发生生物转化,约90%经粪便排出,10%经肾通过尿液排出。多数学者认为草甘膦中毒机制是它使细胞线粒体氧化磷酸化作用受阻,二磷酸腺苷不能转化为能量三磷酸腺苷,细胞缺少能量发生坏死,从而引起组织损害及功能衰竭。

一般认为经口服41%溶液85～100ml以上即可引起严重中毒,致死剂量为150～500ml,呼吸衰竭和休克是其主要的致死原因。

**(一)中毒表现**

**1. 消化道黏膜损伤**　患者常出现恶心呕吐、头昏乏力、腹痛、出汗流涎,摄入中大量草甘膦时患者胃肠道黏膜腐蚀出现上腹部疼痛。

**2. 重要脏器损伤** 常伴有肝肾损害,可出现神志不清、呼吸窘迫甚至休克,严重者死于多脏器功能衰竭和弥散性血管内凝血病。

**3. 检验检查表现** 患者血清检验血胆碱酯酶活性一般在正常范围,肝功能检查见谷草转氨酶(AST)碱性磷酸酶(AKP)可有轻度增高,部分患者心电图提示窦性心动过速。

### (二)诊断要点

1. 有毒物接触史与接触途径。

2. 有消化道中毒的临床表现。

3. 实验室及辅助检查。

### (三)急救措施

**1. 阻断毒物吸收** 多数专家主张口服中毒患者应早期进行催吐、洗胃与吸附、导泻、清洗等。

**2. 促进毒物排出** 大量补液、利尿促进排泄,必要时行血液净化。

**3. 对症与支持治疗** 胆碱酯酶低时可小剂量使用阿托品对症处理。重点在于防治肺水肿、心力衰竭、肝肾功能损害及保护消化道黏膜损伤。

**4. 防治并发症** 消化道黏膜损伤溃疡形成致胃壁瘢痕挛缩是草甘膦中毒常见的远期严重并发症,尤以溃疡出血、幽门梗阻常见。急诊科医生从一开始接诊草甘膦中毒患者时就要进行规范的精准治疗,包括确切有效的洗胃、抑制胃酸分泌、保护消化道黏膜、合理安排进食和定期胃镜检查评估消化道黏膜损伤情况。

**参考文献**

[1]刘善收,虎晓岷,王仙琦,等.草甘膦中毒并发幽门梗阻2例[J].临床急诊杂志,2016,17(6):489-491.

[2]孙承业.实用急性中毒全书[M].2版.北京:人民卫生出版社,2020.

[3]任引津,张寿林,倪为民,等.实用急性中毒全书[M].北京:人民卫生出版社,2003.

[4]葛均波,徐永健,王辰.内科学.9版[M].北京:人民卫生出版社,2018.

### 四、2,4 - 滴丁酯中毒

2,4 - 滴丁酯是一种除草剂,化学名为2,4 - 二氯苯氧乙酸丁酯,易进入植物体内,可经消化道、呼吸道、皮肤进入人体,主要中毒机制是刺激胆碱能神经系统,抑制胰岛素及肾上腺素分泌。主要损害中枢神经,并损害肝、肾、脑、心脏,致死量为6.5g。

## (一)中毒表现

**1.轻度中毒** 消化道中毒症状和皮肤黏膜的刺激症状,恶心、呕吐、腹痛、腹泻,2~3小时病情逐渐加重;血清检验提示肝、肾功能轻中度损害。

**2.重度中毒** 高热、意识丧失、尿失禁、高血糖、休克、昏迷、抽搐、肺水肿甚至因呼吸、循环衰竭而死亡。

## (二)诊断要点

1.有口服2,4-滴丁酯史。

2.有相应的中毒临床表现。

3.结合相关的辅助检查即可确诊。

## (三)急救措施

1.口服中毒者常规给予催吐、2%~4%碳酸氢钠洗胃、输液、利尿治疗。

2.积极对症治疗,维持基本生命体征的稳定。

3.必要时可采用血液净化治疗。

参考文献

[1]姚洪波,陈玉姬,孙秀玖,等.口服2,4-滴丁酯3例临床观察[J].中国工业医学杂志,2004,17(1):35-35.

[2]李荣霞,刘洁,杨成双,等.血液净化治疗对2,4-滴丁酯中毒患者中枢神经系统损伤影响的临床研究与观察[J].世界最新医学信息文摘,2019,19(88):22-23.

[3]孙承业.实用急性中毒全书[M].2版.北京:人民卫生出版社,2020.

[4]任引津,张寿林,倪为民,等.实用急性中毒全书[M].北京:人民卫生出版社,2003.

[5]葛均波,徐永健,王辰.内科学[M].9版.北京:人民卫生出版社,2018.

## 五、敌稗中毒

敌稗(N-3.4-二氯苯基丙酰胺),又名斯达姆,呈白色晶体,为酰胺类除草剂,目前农业上应用广泛,但有关其急性中毒临床抢救的报道较少。敌稗在体内迅速分解成3,4-二氯苯胺,可引起高铁血红蛋白血症并具有溶血作用,急性中毒导致细胞内窒息而呈现发绀,最后抑制中枢神经系统而死亡。

## (一)中毒表现

**1.消化道症状** 恶心、呕吐、腹痛、腹泻,口腔黏膜损害,可出现糜烂、溃疡。

**2. 重要脏器损伤** 严重者可出现肝肾功能损害,肾衰竭,心肌损害。

**3. 酰胺类除草剂特征性表现** 中毒可导致高铁血红蛋白血症而出现化学性青紫,严重者可致血压下降、呼吸抑制、二便失禁、肢体抽搐及意识障碍。

### (二)诊断要点

1. 有口服敌稗农药病史。

2. 相应的中毒临床表现,皮肤黏膜发绀、缺氧、溶血、肝肾损害等典型症状。

3. 结合相关的辅助检查即可确诊。

### (三)急救措施

**1. 阻断毒物吸收** 急救措施以温盐水洗胃催吐、硫酸镁导泻。

**2. 特效解毒剂** 小剂量亚甲蓝和大剂量维生素 C 等均具有将农药还原成血红蛋白的功能,敌稗不抑制胆碱酯酶的活性,使用阿托品和解磷定无效。

**3. 重症患者治疗** 一旦发生溶血性贫血或低血容量性休克,宜大剂量使用激素、输血、输液扩容、升压药物等,必要时使用免疫抑制剂给予纠正。

### 参考文献

[1]孙承业.实用急性中毒全书[M].2 版.北京:人民卫生出版社,2020.

[2]任引津,张寿林,倪为民,等.实用急性中毒全书[M].北京:人民卫生出版社,2003.

[3]葛均波,徐永健,王辰.内科学[M].9 版.北京:人民卫生出版社,2018.

[4]李海春,孙彦国,姚洪波,等.急性敌稗中毒三例报告[J].化工劳动保护:工业卫生与职业病分册,1996,17(6):48-49.

[5]李清,朴春月.重度敌稗中毒抢救成功 1 例[J].中国危重病急救医学,1994(5):297.

## 六、乙草胺中毒

乙草胺(acetochlor)化学名为 N - (2 - 乙基 - 6 - 甲基苯基) - N - 乙氧基甲基 - 氯乙酰胺,又称为灭草胺,作为一种酰胺类新型除草剂,被广泛应用于田间除草,具有活性高、杀草谱广等特点。目前认为乙草胺为低毒类,其中毒机制主要是在肝脏经非特异性酰胺酶作用,迅速水解为 3,4 - 二氯苯胺,从而引起高铁血红蛋白血症,使细胞失去携氧功能,从而减少供给机体组织所需的氧量,引起组织细胞缺氧损害。

### (一)中毒表现

**1. 消化道症状** 表现为恶心、呕吐、腹痛、腹泻、口腔黏膜损害,可出现糜烂、溃疡。

**2. 重要脏器损伤** 可出现头昏、头痛,严重者可出现肝肾功能损害,肾衰竭,心肌损害。

**3. 酰胺类除草剂中毒特征表现** 可导致高铁血红蛋白血症而出现化学性青紫,严重者可致血压下降、呼吸抑制、二便失禁、肢体抽搐及意识障碍。

**4. 检验及辅助检查** 红细胞出现赫恩兹小体,溶血、高铁血红蛋白含量增高及肝肾功能异常。个别患者心电图可有 ST - T 缺血或损伤改变及早搏、心动过速、尖端扭转型室速等心律失常。

## (二)诊断要点

1. 有口服乙草胺农药病史。
2. 有相应的中毒的临床表现,皮肤黏膜发绀、缺氧、溶血、肝肾损害等典型症状。
3. 结合相关的辅助检查即可确诊。

## (三)急救措施

**1. 促进排出** 早期及时彻底洗胃,常规给予保护胃黏膜,大剂量输液利尿促进毒物排泄,血液灌流治疗有效。

**2. 特效解毒剂** 高铁血红蛋白特效解毒剂是亚甲蓝,可稀释后给予静脉注射,直至发绀消失;早期使用足量糖皮质激素,可给予甲基强的松龙静脉滴注,必要时可考虑成分输血。

**3. 对症支持治疗** 积极抗感染,吸氧,纠正内环境紊乱,保护脏器功能等。

**参考文献**

[1]孙承业.实用急性中毒全书[M].2 版.北京:人民卫生出版社,2020.

[2]任引津,张寿林,倪为民,等.实用急性中毒全书[M].北京:人民卫生出版社,2003.

[3]葛均波,徐永健,王辰.内科学[M].9 版.北京:人民卫生出版社,2018.

[4]于光彩,菅向东,高蓓钧,等.急性乙草胺中毒七例临床分析[J].中华劳动卫生职业病杂志,2017,35(7):538-539.

## 七、灭草灵中毒

灭草灵(甲基-N-3,4-二氯苯基氨基甲酸甲酯)系稻田除草剂,属氨基甲酸酯类农药,为白色结晶体,在空气中稳定,遇碱及在土壤中易分解。对人、畜属低毒类,大鼠经口 LD50 为 550mg/kg。可经人呼吸道、消化道及皮肤吸收,经皮途径吸收率较其他途径低。其中毒机制主要是抑制乙酰胆碱酯酶活性,但持续时间较有机磷农药短,故临床表现虽与有机磷农药相似,但症状较轻,脱离接触后可很快恢复。

3,4-二氯苯胺是灭草灵的主要原料,在灭草灵成品中仍有未反应的3,4-二氯苯胺,患者若出现口唇、指端发绀的临床表现,需警惕合并酰胺类农药中毒的可能。

### (一)中毒表现

**1. 类有机磷农药中毒**　灭草灵急性中毒病例国内少见报道,患者临床表现与轻中度有机磷农药中毒相类似,但症状较轻。

**2. 类酰胺类农药中毒**　若药液中含有3,4-二氯苯胺成分,则兼有酰胺类农药中毒表现,出现皮肤黏膜发绀、缺氧、溶血、肝肾损害等典型症状。

### (二)诊断要点

1. 有口服灭草灵农药病史。

2. 中毒表现可能兼有有机磷农药中毒和酰胺类农药中毒典型症状。

3. 结合相关的辅助检查即可确诊。

### (三)急救措施

**1. 促进排出及对症治疗**　急救措施以洗胃催吐、导泻、脏器功能保护为主。

**2. 尽早使用特效解毒剂**　出现酰胺类农药中毒典型症状,使用小剂量特效解毒剂亚甲蓝和大剂量维生素 C 等,亚甲蓝和大剂量维生素 C 均具有将高铁血红蛋白还原,为正常的血红蛋白的作用。一旦发生溶血性贫血或低血容量性休克,宜大剂量使用激素、输血、输液扩容、升压药物等,必要时使用免疫抑制剂给予纠正。出现有机磷农药中毒表现时,结合实验室检查结果,适量使用阿托品和解磷定。

**参考文献**

[1]孙承业.实用急性中毒全书[M].2版.北京:人民卫生出版社,2020.

[2]任引津,张寿林,倪为民,等.实用急性中毒全书[M].北京:人民卫生出版社,2003.

[3]葛均波,徐永健,王辰.内科学[M].9版.北京:人民卫生出版社,2018.

[4]王甫群,陶泮.急性灭草灵中毒六例报告[J].化工劳动保护:工业卫生与职业病分册,1987(1):18-19.

[5]张若杨.急性灭草灵中毒5例临床分析[J].职业卫生与应急救援,1997(2):33.

## 八、矮壮素中毒

矮壮素(chlormequat),分子式为 C5H13Cl2N,又名稻麦立,是一种季铵盐类植物生长调节剂。主要通过植物的叶、枝、茎、根等部位吸收,抑制赤霉素的合成,从而控制植物的生长,提高农作物的产量。矮壮素属低毒,中毒患者通常是口服自杀。本品进入人体后,经肠胃黏膜吸收进入血液,很快出现中毒症状。

## (一)中毒表现

**1. 一般表现** 有恶心、呕吐、乏力、四肢抽搐等中毒症状,重者昏迷。

**2. 类有机磷中毒症状** 矮壮素中毒潜伏期比较短,经口中毒者仅数分钟至1小时,矮壮素能够与胆碱受体结合,产生内源性乙酰胆碱堆积的相似症状,如反射性心率减慢,血压下降,引起恶心、呕吐等胃肠道症状,以及瞳孔缩小、大小便失禁、大汗、流涎、抽搐等。严重时可出现肺水肿、呼吸肌瘫痪、呼吸中枢衰竭而导致死亡。

## (二)诊断要点

1. 有口服矮壮素农药病史。

2. 有相应的中毒临床表现。

3. 结合相关的辅助检查即可确诊。

## (三)急救措施

**1. 及时导泄促排** 洗胃、导泻,必要时行血液灌流,以免延误病情。

**2. 阿托品对症治疗** 矮壮素中毒无特效解毒剂,临床证实少量阿托品确实可改善患者毒草碱样症状,且不引起患者不适。在应用时应依据患者生命体征决定阿托品用量,避免阿托品过量引起中毒。因矮壮素为拟胆碱药,故不建议应用胆碱酯酶复能剂。

### 参考文献

[1]孙承业.实用急性中毒全书[M].2版.北京:人民卫生出版社,2020.

[2]任引津,张寿林,倪为民,等.实用急性中毒全书[M].北京:人民卫生出版社,2003.

[3]葛均波,徐永健,王辰.内科学[M].9版.北京:人民卫生出版社,2018.

[4]刘芳,李海峰,雷宇,等.老年急性矮壮素中毒患者胆碱酯酶下降6例[J].中国老年学杂志,2012(23):5284-5285.

[5]王琴,张继臣,张胜吉,等.重度矮壮素中毒救治1例[J].人民军医,2009,52(6):361.

# 第三节　杀鼠剂中毒

## 一、安妥中毒

安妥属硫脲类杀鼠剂,毒性较强,不溶于水,可溶于有机溶剂和碱性溶剂。安妥中毒时毒物遍布肺、肝、肾、脑,主要损害肺毛细血管,产生肺水肿、肺出血、胸膜炎、胸腔积液。人口服致死量为 4~6g。

### (一)中毒表现

1. **呼吸系统**　咳嗽气短、呼吸困难、发绀。
2. **消化系统**　恶心呕吐、上腹烧灼感、黄疸。
3. **泌尿系统**　血尿、蛋白尿。
4. **神经系统**　头晕头痛、乏力嗜睡,严重者全身痉挛、昏迷、休克。

### (二)诊断要点

1. 有安妥食入史。
2. 有呼吸困难,恶心呕吐、头晕乏力、血尿、蛋白尿,甚至昏迷痉挛等临床表现。
3. 胃内容物或尿液安妥测定阳性。
4. 排除其他疾病或药物中毒。

### (三)急救措施

1. 清除毒物,促进排出。催吐、洗胃、导泻,洗胃禁用碱性溶液,导泻忌用油类泻剂。
2. 防治肺水肿,采取半卧位、吸氧,酌情给予肾上腺糖皮质激素。
3. 降低安妥毒性。半胱氨酸 100mg/kg,肌内注射,或谷胱甘肽 300~600mg,肌内注射或静注。
4. 暂无循证医学证据证实血液净化对安妥中毒治疗有效。

**参考文献**

[1]孙承业.实用急性中毒全书[M].2 版.北京:人民卫生出版社,2020.
[2]任引津,张寿林,倪为民,等.实用急性中毒全书[M].北京:人民卫生出版社,2003.

## 二、磷化锌中毒

磷化锌属无机磷类剧毒杀鼠剂,口服后在胃酸作用下生成磷化氢和氯化锌,两者可造成中枢神经系统、消化道黏膜、心、肝、肾、肺等多脏器损害,也可经呼吸道及皮肤接触引起中毒。人致死量为4mg/kg,中毒潜伏期为数小时至1天,偶可长达2～3天。

### (一)中毒表现

**1.轻度中毒** 恶心呕吐、咳嗽咽痛、胸闷气短、头痛乏力等。

**2.中度中毒** 抽搐、肌束颤动、呼吸困难。

**3.重度中毒** 昏迷、休克、明显多脏器损害。

### (二)诊断要点

1.有磷化锌接触史。

2.有多脏器损害表现。

3.检测标本中检出毒物成分。

4.检查化验显示心肝肾功能异常。

5.排除其他毒物中毒及疾病。

### (三)急救措施

1.清除毒物,促进排出。

(1)皮肤中毒者应更换衣物,清洗皮肤。

(2)吸入中毒者应转移至空气新鲜处。

(3)口服中毒者予以催吐、洗胃和导泻,导泻禁用硫酸镁及油类导泻剂。

2.脏器保护、对症支持治疗。

3.危重症患者可考虑行血液透析。

**参考文献**

[1]孙承业.实用急性中毒全书[M].2版.北京:人民卫生出版社,2020.

[2]任引津,张寿林,倪为民,等.实用急性中毒全书[M].北京:人民卫生出版社,2003.

[3]葛均波,徐永健,王辰.内科学[M].9版.北京:人民卫生出版社,2018.

## 三、毒鼠强中毒

化学名为四亚甲基二砜四胺,属神经毒性灭鼠剂,中毒机制为兴奋中枢神经,有强烈的致惊厥作用,严重者表现为癫痫持续状态,甚至致人死亡。人口服致死量为0.1～0.3mg/kg,口服中毒后数分钟至半小时发病,若不及时抢救,多于发病2小时内死亡。

（一）中毒表现

1. **神经系统** 头昏、头痛、乏力，重症者以抽搐为主。

2. **消化系统** 恶心、呕吐、腹胀、腹痛、呕血、腹泻。

3. **循环系统** 多表现为心率减慢，严重者出现中毒性心肌炎、心源性休克。

4. **呼吸系统** 咯血、呼吸困难。

（二）诊断要点

1. 有毒物接触史，集体发病更有意义。

2. 以神经系统损害症状突出，伴心肺肝等多脏器功能损害症状。

3. 突然发病，潜伏期短，无原发疾病及其他毒物中毒。

4. 血、尿、胃内容物中检出毒物成分。

5. 检查化验提示心肌酶增高、ST 段改变、心律失常、肺功能损害。

（三）急救措施

1. 停止与毒物接触，尽快行毒物检测。

2. 促进排出，尽早给予催吐、洗胃、导泻、灌肠、补液利尿。

3. 对症治疗，防治并发症。

（1）镇静解痉、控制抽搐。

①地西泮：成人每次 10～20mg，儿童每次 2～10mg，缓慢静注，若抽搐控制不满意，20～30 分钟后可重复应用；或 50～100mg 加入 250ml 10% 葡萄糖静滴，推荐与苯巴比妥联用。

②苯巴比妥钠 0.1g 肌内注射，每 6～12 小时 1 次，用 1～3 天。

③硫喷妥钠 3mg/(kg·h) 间断静注。

④二巯丙磺舒：第 1～2 天，0.125～0.25g，每 8 小时 1 次，肌内注射；第 3～4 天，0.125g，每 12 小时 1 次，肌内注射；第 5～7 天，0.125g，每天 1 次，肌内注射。

（2）保护心、脑、肾、肝，防治多脏器损害，预防感染，纠正水、电解质、酸碱失衡。

4. 早期给予血液净化。血液净化是目前唯一证实能彻底清除体内毒鼠强的方法，重症患者应早期使用。血液灌流疗效最好，具体可选用血液灌流、血液灌流＋血浆置换。

**参考文献**

[1] 孙承业. 实用急性中毒全书[M]. 2 版. 北京：人民卫生出版社，2020.

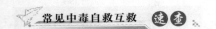

[2]任引津,张寿林,倪为民,等.实用急性中毒全书[M].北京:人民卫生出版社,2003.

[3]葛均波,徐永健,王辰.内科学[M].9版.北京:人民卫生出版社,2018.

[4]赵双彪,郑伟华,蒋崇惠.毒鼠强急性中毒的临床特征及诊治关键研究[J].中国实用医学,
2004,06(08):209–212.

### 四、氟乙酰胺中毒

氟乙酰胺属有机氟类杀鼠剂,在体内可阻断三羧酸循环,妨碍正常氧化磷酸化,影响机体生理代谢,引起中毒症状。氟乙酰胺通过受伤皮肤黏膜、消化道、呼吸道吸收,中毒后潜伏期为 30～60 分钟。人口服该药致死量约为 2～10mg/kg。

**(一)中毒表现**

**1.中枢神经系统**　头痛、头晕、肢体麻木、烦躁不安、惊厥、抽搐,严重者出现全身阵发性强直性抽搐、昏迷。

**2.消化系统**　恶心、呕吐、腹痛、上腹部灼烧感。

**3.循环系统**　心力衰竭、心律失常、血压下降。

**(二)诊断要点**

1.有氟乙酰胺接触史。

2.无特异性诊断依据,多以抽搐、惊厥为首发症状,伴有头痛、头晕、胃肠道症状、心力衰竭、心律失常等表现。

3.排除其他疾病或药物中毒。

4.心肌酶增高、肝功能异常、脑电图异常。

**(三)急救措施**

1.停止与毒物接触。

2.促进排出。催吐、洗胃、导泻,越早越彻底越好。

3.对症处理。快速补液、控制抽搐、防治脑水肿,纠正电解质平衡紊乱,保护心、肝、肾,积极处理呼吸困难。

4.特效解毒剂。乙酰胺,单独使用对组织刺激性大,与 2% 普鲁卡因胺混合后注射,可减轻注射局部疼痛。配伍纳洛酮可预防多器官衰竭的发生。

5.血液灌流、血液透析是有效的辅助治疗方法。

**参考文献**

[1]孙承业.实用急性中毒全书[M].2版.北京:人民卫生出版社,2020.

［2］任引津,张寿林,倪为民,等.实用急性中毒全书［M］.北京:人民卫生出版社,2003.

［3］任在跃,雷德安,田宗兴.急性氟乙酰胺中毒13例报告［J］.中国急救医学,2001,21(01):49.

# 第四节　杀菌剂中毒

## 一、代森锌中毒

代森锌属低毒类有机硫杀菌剂。可经消化道、呼吸道和皮肤吸收,1~2小时达到血药浓度高峰,分布于小肠、肾、甲状腺、睾丸及肝脏,不易通过血脑屏障。具有抗甲状腺作用,长期摄入可能引起甲状腺肿。估计口服致死量为5~15g/kg。

### (一)中毒表现

**1. 消化系统**　口腔、食管及胃部烧灼感,黏膜肿胀、溃疡、恶心、呕吐、腹痛、腹泻等症状,严重时可导致消化道出血,甚至穿孔。

**2. 神经系统**　头痛、头晕、乏力、嗜睡、肌肉震颤、抽搐,严重者出现先兴奋后抑制的神经系统症状,患者昏迷、呼吸中枢麻痹、呼吸衰竭。

**3. 心血管系统**　心率加快、呼吸加快、血压下降、循环衰竭。

**4. 呼吸系统**　呼吸道刺激症状。急性大量吸入可导致患者出现憋喘、咳嗽、咳泡沫痰等肺水肿症状,还可出现咽炎、慢性鼻炎、声音嘶哑、喉头水肿,严重者可因窒息而死亡。

**5. 血液系统**　红细胞中6-磷酸脱氢酶缺乏者接触后可引起硫化血红蛋白血症和急性溶血性贫血。

**6. 其他系统**　饮酒会加重上述症状。皮肤接触可出现接触性皮炎,出现水疱、丘疹、糜烂。眼接触可引起结膜炎。

### (二)诊断要点

有大量接触、吸入或误服史及临床表现。

### (三)急救措施

1. 皮肤污染者避免再次接触,用大量清水冲洗。

2. 口服中毒者应立即催吐、洗胃、导泻,用温水或1:5000高锰酸钾溶液洗胃,然后用50%硫酸镁40ml导泻。禁用油类泻剂,以防加速毒物吸收。

3. 忌油类食物,禁酒,因为饮酒可增强毒性。

4. 对症治疗。静脉补液加速毒物排泄,给予高糖、高蛋白质饮食和大量维生素,纠正水、电解质紊乱。

参考文献

[1]孙承业.实用急性中毒全书[M].2 版.北京:人民卫生出版社,2020.

[2]朱子扬,龚兆庆,汪国良.中毒急救手册[M].3 版.上海:科学技术出版社,1999.

[3]杨立佩,赵素焕,刘凤奎,等.常见中毒与实用急救措施[M].北京:科学技术出版社,2012.

## 二、铜制剂中毒

常用的铜制剂为硫酸铜和波尔多液,属中低等毒性。临床上常用硫酸铜作催吐剂,人口服硫酸铜 0.5g 即可发生呕吐,硫酸铜对人的口服致死中量(LD50)约为 10g。毒物可从肾、肠、唾液中排出。

### (一)中毒表现

1. 误服硫酸铜或其他铜制剂后,一般 5～10 分钟出现剧烈恶心、呕吐,呕吐物为蓝色或绿色。伴头痛、头晕、乏力,口腔黏膜呈蓝色,口内有金属味,流涎,口腔、食道和胃部有烧灼感。继而出现腹泻并伴剧烈腹痛、呕血、便血。

2. 有的中毒者 3～5 天出现肝大,黄疸,肝功能异常,肾受损有血尿。严重者发生溶血、昏迷、痉挛、发热等,部分人出现急性肾衰竭,甚至出现多脏器功能衰竭而死亡。

3. 长期接触波尔多液可发生肺纤维化、肺癌、肝硬化、血管肉瘤等。

### (二)诊断要点

1. 根据接触史和临床表现进行诊断。

2. 实验室查尿铜、血清铜、铜蓝蛋白可明确诊断。

### (三)急救措施

1. **催吐,洗胃** 用 1% 亚铁氰化钾 500ml 洗胃,使毒物变成低毒的不溶性亚铁氰化铜而沉淀,洗胃后用牛奶、豆浆或蛋清灌胃以保护胃黏膜。

2. **解毒剂治疗** 依地酸二钠钙 1g,加入 50% 葡萄糖溶液或生理盐水 20～40ml 稀释后静脉注射,或加入 5%～10% 葡萄糖液 500ml 静脉滴注。治疗 3～5 天。

3. **对症治疗** 维持水、电解质平衡,利尿、碱化尿液、保护心肝肾功能,特别要防止急性肾衰竭。溶血时可用糖皮质激素治疗及输血或换血治疗。皮肤及角膜烧伤、溃疡,可用0.37%依地酸钠溶液冲洗或湿敷。铜制剂中毒时,血液透析、灌流及活性炭治疗无效,但对于急性肾衰竭患者可行血液透析。

参考文献

[1]朱子扬,龚兆庆,汪国良.中毒急救手册[M].3版.上海:科学技术出版社,1999.

[2]杨亦彬,李琮辉.急性硫酸铜中毒二例报告[J].遵义医学院学报,1999,22(2):164.

[3]孙承业.实用急性中毒全书[M].2版.北京:人民卫生出版社,2020.

[4]菅向东,周镟,郭景瑞,等.中毒急救速查[M].山东:科学技术出版社,2008.

## 三、有机砷中毒

有机砷属中、低等毒性农药。通过呼吸道、消化道和皮肤吸收中毒的,进入人体后迅速分布于肝、脾、肾等实质器官,以毛发、指、趾甲含量较多。主要从肾脏排出,少部分可从肠道、皮肤、汗腺、唾液腺、乳腺、肺排出。可影响中枢神经系统,使其功能紊乱而产生中毒症状。

### (一)中毒表现

此类农药有一种特殊臭味。除大量吸入砷制剂或经口吞食一定量的砷制剂可引起急性中毒,一般都是慢性中毒。

**1. 急性中毒**

(1)消化系统　口、咽喉灼烧感,恶心、呕吐、剧烈腹痛,顽固性腹泻。呕吐、腹泻时可引起脱水而休克。部分患者出现黄疸。偶有引起血卟啉病,表现为呕吐、腹绞痛、癫痫、尿呈棕红色。

(2)呼吸系统　咳嗽,胸痛,呼吸困难,鼻黏膜充血、损伤、糜烂、溃疡,鼻中隔软骨部分穿孔等。

(3)神经系统　头痛、头晕、全身无力、烦躁不安、意识模糊,严重时出现高热、呕吐、谵妄、惊厥和昏迷。

(4)循环系统　心肌损害,血压下降,出现循环衰竭。

(5)泌尿系统　蛋白尿、血尿、少尿,发生急性肾衰竭。

**2. 慢性中毒**　在接触数周后,可出现轻度胃肠道症状及一般神经衰弱症候群。主要为皮肤黏膜病变及多发性神经炎。

(1)指甲损害　指甲无光泽、不平整,脆薄易损,并出现白色横纹,称米氏纹(Mees纹),随指甲生长由甲根向甲尖移动,大约4~5个月消失。对慢性胂中毒的诊断具有一定意义。

（2）皮肤、黏膜损害 可导致接触性皮炎,严重者可造成皮肤黏膜红肿、糜烂、剥脱性皮炎,甚至皮肤坏死;长期接触可导致皮肤癌。

（3）多发性神经炎 肢体感觉异常、痛觉敏感,进展为肌肉无力,行走困难,运动失调,四肢远感觉消失及膝反射消失,直到膈神经麻痹导致呼吸暂停。以后肌肉迅速萎缩,脚下垂,爪形手,剧烈神经痛。患者常蜷曲而卧。

## （二）诊断要点

1. 根据接触史和临床表现进行诊断。

2. 患者尿砷 >0.5mg/L,呼出气体带蒜臭味,呕吐物及相关标本(头发、指甲)可检测出砷。

## （三）急救措施

### 1. 催吐、洗胃、导泻

（1）催吐 口服氢氧化铁解毒剂(12%硫酸亚铁溶液与20%氢氧化镁溶液两者分别保存,同时等量混合摇匀),每10分钟口服5~10ml,直至呕吐为止。

（2）洗胃 立即用1:5000高锰酸钾溶液或1%硫代硫酸钠溶液,或温水洗胃。

（3）导泻 口服活性炭30~50g或硫酸镁20~40g。给予牛奶、蛋清保护胃黏膜。

### 2. 解毒剂治疗 解毒剂有二巯基苯磺酸钠、二巯基丁二酸钠、二巯基丙醇。

（1）5%二巯基苯磺酸钠每次7ml肌内注射,2~4次/天,连用5~7天直至症状消失。

（2）二巯基丁二酸钠首次用2g溶于生理盐水20~40ml静脉注射,以后1g/d,4~5天一个疗程,直至症状消失。

（3）二巯基丙醇10%油剂深部肌内注射,一般用量3~4mg/kg。急性中毒者,第1~2天,6次/天,第2~3天,4次/天,以后1~2次/天,连用10天左右,直至症状消失。

### 3. 对症支持治疗 急性肾衰竭时可行CRRT治疗。

参考文献

[1]孙承业.实用急性中毒全书[M].2版.北京:人民卫生出版社,2020.

[2]戴德银,黄茂涛,张德云.常见病用药及诊断[M].3版.北京:化工化学出版社,2015.

[3]朱子扬,龚兆庆,汪国良.中毒急救手册[M].3版.上海:科学技术出版社,1999.

[4]杨立佩,赵素焕,刘凤奎,等.常见中毒与实用急救措施[M].北京:科学技术出版社,2012.

## 四、三烷基锡中毒

可由呼吸道、消化道、皮肤进入人体,主要分布于血液、肝、肾、脑中。主要通过肾脏、肠道排出。累及肝脏、造血系统。中毒机制尚不清楚,一般认为它们主要作用于中枢神经系统,影响中枢神经和自主神经的功能,引起脑实质性损害,脑出血、水肿、软化、大脑脱髓鞘。

### (一)中毒表现

**1. 轻度中毒** 头痛、头晕、乏力、食欲减退、体重减轻、四肢麻木、多汗等症状。

**2. 重度中毒** 阵发性头痛,继而出现持续性头痛,剧烈头痛,服用镇痛剂无效。精神萎靡、抽搐、谵妄、精神错乱或失语、血压下降、颅压增高,严重时出现昏迷,可因呼吸麻痹和循环衰竭而死亡。病情变化迅速是重症中毒的特征之一。患者常有"假愈期",即在死亡前尚能保持清醒状态,随后突然恶化死亡。

**3. 皮肤和眼损害** 皮肤和眼接触后可发生丘疹、皮肤溃烂及结膜炎。

**4. 其他** 有时伴有低钾血症和高血氨症。

### (二)诊断要点

1. 根据接触史和临床表现进行诊断。

2. 早期实验室检查出现低血钾和高血氨,对急性三烷基锡中毒有指导性意义,尿锡检查也可提高诊断率。

### (三)急救措施

1. 皮肤污染中毒应立即脱离现场,可用5%漂白粉液、1∶5000高锰酸钾溶液或5%硫代硫酸钠液冲洗。

2. 催吐、洗胃、导泻。

3. 对症治疗,预防脑水肿,纠正水、电解质紊乱等。

### 参考文献

[1]戴德银,黄茂涛,张德云. 常见病用药及诊断[M]. 3版. 北京:化工化学出版社,2015.

[2]朱子扬,龚兆庆,汪国良. 中毒急救手册[M]. 3版. 上海:科学技术出版社,1999.

[3]康小刚,邓旭,陈锋,等. 急性三烷基锡中毒52例诊治分析[J]. 陕西医学杂志,2010(04):507－508.

### 五、五氯硝基苯

五氯硝基苯属低毒杀菌剂,对皮肤黏膜有刺激性。

#### (一)中毒表现

1. 口服可刺激胃肠道,出现恶心、呕吐、头晕、头痛、发绀、高热、血红蛋白尿及出血性膀胱炎等苯中毒症状。

2. 皮肤接触可出现接触性皮炎。

3. 眼睛受刺激而引起结膜炎和角膜炎,炎症消退较慢,可完全恢复。

4. 无全身中毒的报道。

#### (二)诊断要点

根据接触史和临床表现进行诊断。

#### (三)急救措施

1. 皮肤及眼睛接触后,用大量清水冲洗皮肤或眼睛,必要时到眼科就诊治疗。

2. 催吐、洗胃。

3. 无特效解毒药,对症处理。

**参考文献**

[1]孙承业.实用急性中毒全书[M].2版.北京:人民卫生出版社,2020.

[2]戴德银,黄茂涛,张德云.常见病用药及诊断[M].3版.北京:化工化学出版社,2015.

[3]杨立佩,赵素焕,刘凤奎,等.常见中毒与实用急救措施[M].北京:科学技术出版社,2012.

### 六、抗菌剂401与402中毒

它们属大蒜素系列农用杀菌剂。401又名合成大蒜素、乙基大蒜素;402化学名为S-乙基硫代磺酰乙酯。抗菌剂401急性中毒可引起皮肤、淋巴系统、肝、肾、骨骼或肌肉等系统的损害,且其中毒症状的出现往往是缓慢的,潜伏期可长达10天,其临床表现酷似急性全身性感染(败血症)、血液病(白血病、多发性骨髓瘤)。急性中毒基本上均为402经口误服中毒。经皮吸收引起全身中毒,十分罕见。有很明显的酸蚀刺激作用,对神经系统和肝、肾等实质脏器均有一定的损害作用。

#### (一)中毒表现

1. 经口中毒患者口腔、咽喉、食管、胃肠道黏膜水肿、溃烂,患者有吞咽困难、声音嘶哑、胸骨后疼痛、恶心、呕吐及腹痛,严重者发生急性喉头水肿、消化道出血。急性喉头水肿可致呼吸困难甚至窒息,常成为402农药的致死因素。如表皮局部有污染,亦可有酸蚀刺激或灼伤性损害。

2. 呼吸循环衰竭,表现为呼吸困难、口唇青紫、肺水肿、血压下降、意识模糊等。

3. 401、402挥发时间较长,在污染物及呕吐物中可有特异性大蒜臭味。

### (二)诊断要点

1. 根据有接触史、蒜臭及乙酸气味(包括呼出气)和以酸蚀中毒为表现可诊断。

2. 实验室胆碱酯酶活力不下降,无肌颤,无明显瞳孔缩小及显著大量出冷汗等可与有机磷中毒鉴别诊断。

### (三)急救措施

1. 立即脱离中毒现场,清除毒物。

2. 皮肤局部污染者,用清水或碱性溶液反复清洗。

3. 口服中毒者,禁止洗胃机洗胃,可手动吸注洗胃,以防加重消化道黏膜损伤。可用2%碳溶液洗胃,然后饮入蛋清水或氢氧化铝凝胶以保护消化道黏膜。

4. 对症治疗。可用解毒药二巯丙磺钠肌内注射,按5mg/kg,1~3次/日,直至症状缓解。

**参考文献**

戴德银,黄茂涛,张德云. 常见病用药及诊断[M]. 3版. 北京:化工化学出版社,2015.

# 第四章  食物中毒

## 第一节  细菌性食物中毒

### 一、沙门菌食物中毒

沙门菌为革兰氏阴性杆菌。该菌种类繁多,包括近2300个血清型,我国有250多个。引起食物中毒的主要有鼠伤寒沙门、猪霍乱沙门菌、肠炎沙门菌等。典型的菌种是肠炎沙门菌,其进入肠道后大量繁殖,除使肠黏膜发炎外,大量活菌释放的内毒素同时引起机体中毒。全年都可发病,大多发生在5—10月。

#### (一)中毒表现

临床有5种类型,即胃肠炎型、类霍乱型、类伤寒型、类感冒型和败血症型。以胃肠型多见,共同特征如下:

1. **潜伏期**  一般为12～36小时。短者6小时,长者48～72小时,大多数在48小时以内。

2. **临床表现**  中毒初期表现为头痛、恶心、食欲减退,后期出现呕吐、腹泻、腹痛、发热,体温38℃～40℃,腹泻一日数次至十余次,主要为水样便,少数含有黏液和血,可引起痉挛、脱水表现。严重者可出现感染性休克甚至死亡。

#### (二)诊断要点

1. 直接或间接地接触过被本菌污染的食物及其制品。

2. 以发热、头痛、胃肠道症状为主,且发热程度更重。

3. 排除其他疾病或食物中毒。

4. 从中毒食品、食品工具、患者腹泻便或呕吐物中检出沙门菌。

#### (三)急救措施

1. **停用**  中毒后立即停止食用可疑中毒食品。

2. **促进排出**  4～6小时内给予催吐、洗胃,洗胃越早效果越好。频繁吐泻者则不需催吐、导泻、洗胃。

**3. 对症处理** 轻症脱水者可口服糖盐水、淡盐水,重症者静脉输注平衡盐溶液纠正脱水。休克患者除积极补充血容量、纠正酸中毒外,可酌情使用血管活性药物。

**4. 抗感染** 首选药物推荐使用三代喹诺酮类药物,如诺氟沙星、左氧氟沙星、环丙沙星、加替沙星等。儿童和孕妇则首选三代头孢菌素,如头孢噻肟、头孢哌酮、头孢他啶等。

参考文献

[1]纵伟.食品安全学[M].北京:化学工业出版社,2020.
[2]于维森,王伟栋,孙健平.常见细菌性食物中毒快速处置[M].北京:人民卫生出版社,2013.

## 二、副溶血性弧菌中毒

副溶血性弧菌为革兰氏阴性菌,无芽孢,通常为长杆状或球状,其为食源性嗜盐致病菌。该菌主要存在于海产品及含盐分较高的腌制食品等,是我国沿海地区食源性疾病和食物中毒事件的主要病原菌。中毒的发生与摄入量有关,其感染量为105~108cfu。中毒高发季节为每年6—10月。

### (一)中毒表现

**1. 潜伏期** 通常为8~20小时,平均12小时。

**2. 临床表现** 发病早期为上腹部阵发性绞痛,部分患者为脐周或下腹部疼痛。随后发生恶心、呕吐、腹泻等症状。腹泻初期呈稀水样便或洗肉水样,后可进展为脓血便。腹泻每日约5~10次。体温波动在37.5℃~38.5℃。全身症状为头痛、畏寒、精神不振、头晕乏力,症状严重者可出现脱水、意识不清、血压下降等。本病一般病程较短,2~3天可痊愈,极少数危重患者由于错过抢救时机而死亡。

### (二)诊断要点

1. 直接或间接地接触过被本菌污染的食物及其制品。

2. 腹痛伴恶心、呕吐、腹泻等消化道症状。

3. 排除其他疾病或食物中毒。

4. 从中毒食品、食品工具、患者腹泻便或呕吐物中检出副溶血性弧菌。

### (三)急救措施

**1. 停用** 中毒后立即停止食用可疑中毒食品。

2. **促进排出**  4～6小时内给予催吐、洗胃。

3. **对症处理**  脱水者可口服补液盐或静脉输注平衡盐溶液纠正脱水。休克患者除积极补充血容量、纠正酸中毒外,可酌情使用血管活性药物。

4. **抗感染**  轻度患者可不用抗菌药物,较重者可给复方新诺明、庆大霉素、阿米卡星或诺氟沙星等抗菌药物。

### 参考文献

[1]薛华.副溶血性弧菌所致食物中毒研究进展[J].世界最新医学信息文摘,2017,17(83):26.
[2]李庆山.副溶血性弧菌所致食物中毒的研究进展[J].中国卫生检验杂2009,19(2):461-463.
[3]丁晓雯,柳春红.食品安全学[M].2版.北京:中国农业大学出版社,2016:196.

### 三、致腹泻性大肠埃希杆菌食物中毒

致腹泻性大肠埃希杆菌是引起感染性腹泻和食物中毒的主要致病菌,其分为产肠毒素性大肠埃希菌、肠道侵袭性大肠埃希菌、肠道致病性大肠埃希菌、肠集聚性黏附性大肠埃希菌和肠出血性大肠埃希菌5种。中毒原因主要是受污染的食品食用前未经彻底加热。全年均可发病,夏、秋季高发。

#### (一)中毒表现

临床有3种类型,即急性胃肠炎型、急性菌痢型、出血性肠炎型。以胃肠炎型多见,其特征如下:

1. **潜伏期**  急性胃肠炎型一般为10～15小时,短者6小时,长者48～72小时;菌痢型48～72小时;出血性肠炎型潜伏期一般3天,短者1天,长者8～10天。

2. **临床表现**

(1)急性胃肠炎型  具有本病的典型症状,主要表现为腹泻、上腹痛及呕吐、粪便呈水样或米汤样,每日4～5次,发热,体温38℃～40℃,腹泻严重者可出现脱水,甚至循环衰竭。

(2)急性菌痢型  主要表现为腹痛、腹泻、里急后重,发热,体温38℃～40℃,粪便为血便、黏液脓血便。

(3)出血性肠炎型  老年和儿童多见,突发型剧烈腹痛、腹泻,先水便后血便,可伴呕吐,有低热,严重者可出现溶血性尿毒综合征、血小板减少性紫癜,病死率3%～5%。

#### (二)诊断要点

1. 直接或间接地接触过被本菌污染的食物及其制品。

2. 以腹痛、腹泻、呕吐症状为主,其中腹泻为主要症状。

3. 排除其他疾病或食物中毒。

4. 从中毒食品、食品工具、患者腹泻便或呕吐物中检出大肠埃希菌。

### (三)急救措施

1. **停用**　中毒后立即停止食用可疑中毒食品。

2. **对症处理**　本病治疗重点是治疗脱水、酸中毒、电解质紊乱。重者静脉输注平衡盐溶液纠正脱水。休克患者除积极补充血容量、纠正酸中毒外,可酌情使用血管活性药物。

3. **抗感染**　成人首选氯霉素、多黏菌素、庆大霉素,也可使用三代喹诺酮类抗生素,如诺氟沙星、左氧氟沙星、环丙沙星等。儿童和孕妇则首选三代头孢菌素,如头孢哌酮、头孢他啶等。若发现上述提及的抗菌药物产生耐药性,这时可选碳青霉烯类抗生素,同时适时根据药敏结果应用。

参考文献

[1]李春,陈国平,孟昭倩,等.2015—2019 年安徽省致泻性大肠埃希菌分型及耐药性分析[J].中华疾病控制杂志,2020,24(10):1154 – 1159.

[2]于维森,王伟栋,孙健平.常见细菌性食物中毒快速处置[M].北京:人民卫生出版社,2013.

## 四、金黄色葡萄球菌食物中毒

金黄色葡萄球菌属兼性厌氧菌,对外界抵抗力强。其致病肠毒素有 10 种,其中以 A 型和 D 型引起食物中毒最多。金黄色葡萄球菌中毒全年均可发生,多见于春夏季节,此时气温较高利于细菌繁殖。中毒食品种类主要是营养丰富且含水分较多的食品,如乳类及乳制品、肉类及肉制品、剩饭等食品,偶见于鱼类及其制品、蛋制品等。

### (一)中毒表现

1. **潜伏期**　通常为 2～4 小时,最短 1 小时,最长 6 小时。

2. **临床表现**　主要症状为恶心、反复剧烈的呕吐、自觉上腹痛、大量分泌唾液、腹泻等,呕吐物和粪便中常带血。腹泻较沙门菌导致的轻,一般 3～4 次。儿童对肠毒素敏感,故发病率高,病情较重。少数病例因多次呕吐、腹泻致脱水,意识不清。本病病程一般较短,1～2 天即可恢复,预后良好。

### (二)诊断要点

1. 直接或间接地接触过被本菌污染的食物及其制品。

2. 消化道症状为主,其中剧烈频繁呕吐为典型症状。

3. 排除其他疾病或食物中毒。

4. 从中毒食品、食品工具、患者腹泻便或呕吐物中检出金黄色葡萄球菌。

### (三)急救措施

1. **停用** 中毒后立即停止食用可疑中毒食品。

2. **对症处理** 轻者无须特殊治疗即可痊愈。脱水者可口服糖盐水或静脉输注平衡盐溶液纠正脱水。呕吐严重者可给予甲氧氯普胺,10mg,肌内注射。

3. **抗感染** 重症或明显菌血症者可给予以下抗生素:苯唑西林、氯唑西林、头孢唑林,同时也可应用喹诺酮类抗菌药物,必要时结合药敏结果,适时调整有效抗生素。

参考文献

[1]丁晓雯,柳春红.食品安全学[M].2版,北京:中国农业大学出版社,2016:187.
[2]于维森,王伟栋,孙健平.常见细菌性食物中毒快速处置[M].北京:人民卫生出版社,2013.

### 五、肉毒杆菌食物中毒

肉毒杆菌是革兰氏阳性厌氧芽孢菌,可分泌肉毒杆菌神经毒素(肉毒毒素),是世界上已知最致命的毒素之一。其血清型有 A~G 共 7 种,引起人类中毒的主要是 A 型和 B 型,其通过抑制胆碱能神经末梢释放乙酰胆碱,导致肌肉松弛型麻痹。肉毒中毒分为食源性、婴儿、创伤性、医源性及吸入性肉毒中毒等 5 型,常因食入发酵的豆制品、污染的乳类和肉类而中毒。口服致死剂量为 $70\mu g$。

### (一)中毒表现

1. **潜伏期** 一般为 12~48 小时,短者 5~6 小时,最长 8~10 天或更长,潜伏期越短致死率越高。

2. **临床表现** 主要症状为运动神经麻痹症状,初期即可出现复视、眼睑下垂、斜视、眼球固定、瞳孔对光反射消失等眼麻痹症状,之后出现张口、伸舌、吞咽困难、颈软、四肢迟缓性瘫痪等肌肉麻痹症状。晚期出现膈肌麻痹、呼吸肌松弛,直至呼吸衰竭死亡。若未采用抗毒素治疗,病死率达30%~70%。

### (二)诊断要点

1. 直接或间接地接触过被本菌污染的食物及其制品,尤其是自制发酵豆制品。

2. 本菌毒素引起的典型神经系统麻痹症状。

3. 排除其他疾病或食物中毒。

4. 从中毒食品、食品工具、患者腹泻便或呕吐物中检出肉毒毒素并确定分型。

### (三)急救措施

**1. 促进排出** 给予催吐、洗胃、导泻。

**2. 停用** 中毒后立即停止食用可疑中毒食品。

**3. 抗毒素治疗** 肉毒抗毒素是肉毒杆菌中毒最有效的治疗药物。肉毒毒素类型检验未知时,给予A、B、E型混合多价肉毒抗毒素进行治疗;若中毒型别确定后,仅给予同型肉毒抗毒素治疗。用药至患者脑神经损害症状消失、肌肉肌力恢复正常。

**4. 对症治疗** 患者应安静、卧床休息,吞咽、进食困难者给予鼻饲及肠外营养,加强能量支持;呼吸肌麻痹,呼吸困难者,给予吸氧,呼吸机辅助以及呼吸兴奋剂尼可刹米0.25g肌内注射治疗。同时加强吸痰,给予抗生素治疗预防肺部感染。

参考文献

[1]柴晨,范蕾,王磊,等. 群体性食源性肉毒杆菌中毒的临床特征[J]. 中华急诊医学杂志,2020,29(10):1322-1327.

[2]纵伟. 食品安全学[M]. 北京:化学工业出版社,2020.

[3]于维森,王伟栋,孙健平. 常见细菌性食物中毒快速处置[M]. 北京:人民卫生出版社,2013.

## 六、变形杆菌食物中毒

变形杆菌属肠杆菌科,为革兰氏阴性杆菌,广泛分布于水、土壤、腐败有机物和人与动物的肠道中。本菌是一类条件致病菌,只有严重污染的食品被食入后才引起中毒。引起食物中毒的变形杆菌主要是普通变形杆菌、奇异变形杆菌。致毒物质有肠毒素和脱羧酶。全年均可发病,以7—9月多见。

### (一)中毒表现

**1. 潜伏期** 一般12~16小时,短者1~3小时,长者60小时。

**2. 临床表现** 分为3型。

(1)急性胃肠炎型 主要表现为恶心、呕吐,发冷、发热,头晕、头痛、乏力,脐周边阵发性剧烈绞痛。腹泻为水样便,常伴有黏液、恶臭,一日数次。体温一般为37.5℃~40℃,但多在39℃以下。

(2)过敏组胺中毒型 患者发病时面部潮红、眼部充血,呈现头痛、头昏、心

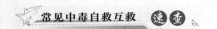 

跳加快、胸闷等症状,通常病症在 12 小时内自愈。

（3）混合型　临床表现形式混合出现。

## （二）诊断要点

1. 直接或间接地接触过被本菌污染的食物及其制品,特别是熟肉类和凉拌菜。

2. 以急性胃肠炎症状为主,腹痛较为严重,多是脐周绞痛或刀割样痛,患者多有发热,多在 39℃ 以下。

3. 排除其他疾病或食物中毒。

4. 从中毒食品、食品工具、患者腹泻便或呕吐物中检出变形杆菌,因为本菌一般无致病性,需进一步结合血清学凝集分型观察是否与患者为同一血清型。

## （三）急救措施

1. **停用**　中毒后立即停止食用可疑中毒食品。

2. **对症治疗**　治疗变形杆菌的药物为以治疗过敏型组胺中毒的方式为主。苯海拉明、非那根、扑尔敏均能对变形杆菌起到抑制的作用。如人体因变形杆菌引发急性肠胃炎,应及时补足液体和能量,纠正电解质失衡,提高人体免疫力。

3. **抗感染**　重症者可给予头孢菌素、复方磺胺等药物辅助消炎。一般急性肠胃炎病症治疗时间为 3 天,如疾病过于严重,可延长至 5 天。

### 参考文献

[1] 喻文俊. 变形杆菌属食物中毒的特点与防控措施［J］. 中国医药指南,2017, 15
　　（9）:291 - 292.
[2] 纵伟. 食品安全学［M］. 北京:化学工业出版社,2020.
[3] 于维森,王伟栋,孙健平. 常见细菌性食物中毒快速处置［M］. 北京:人民卫生出版社,2013.

## 七、产气荚膜梭状芽孢杆菌食物中毒

产气荚膜梭状芽孢杆菌是一种革兰氏阳性厌氧致病菌,广泛分布于土壤及人和动物的胃肠道中,是一种机会性病原体,会引起气性坏疽和食物中毒。致病因素是细胞外酶和毒素。食物中毒机制是人食用被产气荚膜梭状芽孢杆菌污染的食物,如畜类、鱼或禽肉类及植物蛋白质导致活菌于小肠形成芽孢产生外毒素所致。该病以夏、秋季多发。

### （一）中毒表现

1. **潜伏期**　一般 10 ~ 20 小时,短者 3 ~ 5 小时,长者达 24 小时。

**2.临床表现**　起病急,以急性胃肠炎型为主:主要表现为腹痛、水样便腹泻,常伴有黏液、恶臭,一日数次,并有大量气体产生,少有恶心及呕吐。少数患者有发热,体温多在38℃以下。重症者可出现脱水、痉挛、意识障碍、肠坏死、消化道出血症状,死亡率达40%左右。

### (二)诊断要点

1.直接或间接地接触过被本菌污染的食物及其制品,尤其是加热不彻底的熟肉。

2.以急性胃肠炎症状为主,主要表现为腹痛、腹泻,少有呕吐。

3.排除其他疾病或食物中毒。

4.从中毒食品、食品工具、患者腹泻便或呕吐物中检出数量异常的产气荚膜梭菌。

### (三)急救措施

**1.停用**　中毒后立即停止食用可疑中毒食品。

**2.对症治疗**　急性肠胃炎腹泻严重者,应及时补足能量及液体,避免电解质失衡,同时增强免疫力。

**3.抗感染**　青霉素联合多价抗毒素血清抑制细菌生长。

**4.高压氧治疗**　条件允许的情况下3天,7次治疗,每次2小时。

**5.加强消毒隔离**　将患者安置在单人房间,其使用过的一切物品必须单独收集,严格消毒。

**参考文献**

[1]袁思楠,姜向阳,王亚琴.产气荚膜梭状芽孢杆菌感染1例报告并文献复习[J].中国临床研究,2020,33(4):547-551.

[2]于维森,王伟栋,孙健平.常见细菌性食物中毒快速处置[M].北京:人民卫生出版社,2013.

## 八、蜡样芽孢杆菌食物中毒

蜡样芽孢杆菌为革兰氏阳性需氧或兼性厌氧菌,分布广泛,特别是在谷物中侵染较多。蜡样芽孢杆菌引起食物中毒的是肠毒素,包括耐热的呕吐型毒素和不耐热的腹泻型毒素。前者多在米饭中形成,后者在包括米饭在内的剩菜、凉拌菜、奶、肉、豆制品等中形成引起食物中毒。该病有明显的季节性,以夏、秋季多发。

### (一)中毒表现

**1.潜伏期**　呕吐型:短者0.5小时,长者5小时,一般1~3小时。腹泻型:短者 6 小时,长者 16 小时,一般 10 ~ 12 小时。

**2.临床表现**

(1)呕吐型 主要表现为恶心、呕吐。少数表现为腹痛、腹泻及发热。此外也可见头晕、四肢无力,口干等表现,病程 8 ~ 10 小时。

(2)腹泻型 腹痛、腹泻为主要表现,体温一般正常,可轻度恶心,极少呕吐,病程 16 ~ 36 小时。

## (二)诊断要点

1.直接或间接地接触过被本菌污染的食物及其制品,尤其是进食剩米饭。

2.中毒主要表现为呕吐、腹痛、腹泻。

3.排除其他疾病或食物中毒。

4.从中毒食品、食品工具中检出 105 CFU/g 的菌数才可能引起中毒,患者大便或呕吐物中可检出蜡样芽孢杆菌。

## (三)急救措施

**1.停用** 中毒后立即停止食用可疑中毒食品。

**2.对症治疗** 建立有效的静脉通道、对患者机体酸碱平衡及水和电解质平衡实施调节、给予患者营养支持等。腹痛明显者应用山莨菪碱,10mg,肌内注射,解痉止痛。

**3.抗感染** 症状较重伴发热者可选择头孢菌素类、奎诺酮类、氨基糖苷或碳青霉烯类抗生素静脉滴注。

参考文献

[1]郭红霞,孙庆华,史春迎,等.蜡样芽孢杆菌致腹膜透析相关腹膜炎的临床特点个案报道并文献复习[J].中国血液净化,2020,19,(3):213 – 215.

[2]纵伟.食品安全学[M].北京:化学工业出版社,2020:33.

[3]于维森,王伟栋,孙健平.常见细菌性食物中毒快速处置[M].北京:人民卫生出版社,2013.

## 九、空肠弯曲杆菌食物中毒

空肠弯曲杆菌是革兰氏阴性微需氧菌,分布广泛,动物是本菌的主要宿主,属于人畜共患病原菌。本菌产生的内毒素能侵袭小肠和大肠黏膜引起急性肠炎。中毒食品常见有牛乳、畜禽肉、蛋类和凉拌菜。该病多发生于 5—10 月,以夏季最多。

**（一）中毒表现**

**1. 潜伏期** 一般 3 ~ 5 天，短者 1 天，长者 10 天。

**2. 临床表现** 以胃肠道症状为主。初期有头痛、发热、肌肉酸痛等前驱症状，随后出现腹泻、恶心及呕吐。腹泻为本病的主要症状，一般为水样便或黏液便，每天腹泻数次或 10 余次，带腐臭味。一般持续 2 ~ 4 天，个别可迁延至 3 周。患者有发热（38℃ ~ 40℃），特别是在菌血症时，重症者可发生死亡。

**（二）诊断要点**

1. 根据流行病学调查，确定发病与食物之间存在关系。

2. 中毒主要表现为腹痛、腹泻。

3. 排除其他疾病或食物中毒。

4. 从中毒食品、食品工具、患者大便或呕吐物中可检出空肠弯曲杆菌。

5. 血清学实验。本菌中毒患者恢复期血清凝集效价明显升高，相比正常人可高达 4 倍以上。

**（三）急救措施**

**1. 停用** 中毒后立即停止食用可疑中毒食品。

**2. 对症治疗** 卧床休息，加强能量支持。脱水者给予口服补液盐或静脉补液，维持水、电解质平衡。

**3. 抗感染** 鉴于喹诺酮类耐药明显。症状较重者可选择阿奇霉素、庆大霉素、克林霉素静脉滴注抗感染治疗。

**参考文献**

［1］王园园，李颖，张爽，等. 2017 年北京市顺义区腹泻患者弯曲菌流行特征及耐药性分析［J］. 疾病监测，2018,33(12):1048 – 1053.

［2］丁晓雯，柳春红. 食品安全学［M］. 2 版. 北京:中国农业大学出版社,2017:197.

［3］于维森，王伟栋，孙健平. 常见细菌性食物中毒快速处置［M］. 北京:人民卫生出版社,2013.

### 十、致肠病耶尔森菌食物中毒

耶尔森菌属隶属于肠杆菌科，为革兰氏阴性杆菌，自然界广泛分布，动物带菌为主。本属包括小肠结肠炎耶尔森菌、假结核耶尔森菌和鼠疫耶尔森菌，前两者可一起感染人畜共患的肠道传染病，是丙类传染病中"其他感染性腹泻"中的一种。生猪或未完全熟制猪肉、猪内脏制品是人的主要感染源。人群普遍易感，以婴幼儿多见,该病常发生于春、秋季节。

临床有 5 种类型,即急性胃肠炎型、类阑尾炎型、反应性关节炎型、结节性红斑型和脓毒症型。

**(一)中毒表现**

**1.潜伏期** 短者 1～3 天,长者 10 天,一般 3～5 天。

**2.临床表现**

(1)急性胃肠炎型 最常见的类型,典型症状为腹泻和发热,腹泻为水样便、黏液便,重者可出现血便。每日腹泻数次至 10 余次。婴幼儿此型占比高。

(2)类阑尾炎型 右下腹麦氏点疼痛,常被诊断为阑尾炎,术中阑尾多正常。

(3)反应性关节炎型 是最常见的肠外感染表现,成年女性居多,关节症状主要表现为关节疼痛、肿胀、渗液。

(4)结节性红斑型 肠外感染的另一种表现,感染 1～2 周出现结节性红斑或多形性红斑。

(5)脓毒症型 少见,全身症状严重,有基础疾病者易进展为该类型,病死率接近 50%。

**(二)诊断要点**

1.直接或间接地接触过被本菌污染的食物及其制品。

2.中毒主要表现为急性胃肠炎,或有阑尾炎、关节炎、结节性红斑表现。

3.排除其他疾病或食物中毒。

4.从中毒食品、食品工具、患者腹泻便或呕吐物中分离或培养出小肠结肠炎耶尔森菌或假结核耶尔森菌。

**(三)急救措施**

**1.停用** 中毒后立即停止食用可疑中毒食品。

**2.对症治疗** 卧床休息,清淡饮食。经口或静脉补充水分及电解质,同时加强能量支持。脓毒症休克患者除积极补充血容量,纠正酸中毒外,可酌情使用血管活性药物。

**3.抗感染** 本菌对青霉素类不敏感。根据耐药性可选用头孢三代、庆大霉素、氯霉素、卡那霉素、多黏菌素 B 抗感染治疗。

参考文献

[1]王闻卿,崔琦奇,王筱,等.上海市浦东新区食源性小肠结肠炎耶尔森菌耐药及分子流行病学特征[J].中华流行病学杂志,2019,40(3):354-359.

[2]中华医学会.耶尔森菌病诊断(T/CPMA 005-2019).中华流行病学杂志[J],2019,40(9):1035-1043.

[3]于维森,王伟栋,孙健平.常见细菌性食物中毒快速处置[M].北京:人民卫生出版社,2013.

## 十一、椰毒假单胞菌食物中毒

椰毒假单胞菌中毒是我国病死率最高的一种微生物食物中毒。中毒食物包括谷类发酵制品,变质银耳、木耳和薯类。目前尚无特效解毒药物,一旦中毒,病死率高达40%~100%。

### (一)中毒表现

**1. 潜伏期** 一般为4~24小时,短则1小时,长者达72小时。

**2. 中毒症状**

(1)消化系统:大多数患者进食数小时后出现上腹不适、恶心、呕吐、腹胀、腹痛、腹泻等,呕吐物多为咖啡色,严重者有里急后重、黏液便、血便,或并有肠穿孔、腹膜炎等导致死亡。黄疸多发生在病后2~3天,同时伴有肝大和压痛;重症患者黄疸加重、肝功能严重受损、广泛出血,如未及时治疗,可发生肝功能衰竭而死亡。

(2)神经系统:出现较早,如头痛、头晕、意识淡漠等最常见;严重时有嗜睡、意识混乱、狂躁、抽搐、昏迷。常与休克、出血并发,提示中毒症状严重。部分患者可出现颅内压增高、视盘水肿和球结膜肿胀等脑水肿表现。

(3)循环系统:以休克及低血压较多见;部分患者有心脏扩大、心脏杂音及心律失常等。

(4)泌尿系统:有不同程度肾脏损伤表现,轻者仅有蛋白尿,重者出现血尿、管型尿、少尿甚至无尿,可发生急性肾衰竭。

(5)呼吸系统:有发绀、呼吸困难、呼吸系统衰竭症状。晚期可出现肺水肿,最后呼吸停止。

(6)有关节酸痛、周身不适感、结膜充血、皮下及黏膜出血等,也可因缺氧导致酸中毒及发绀。

(7)有的患者在初期产生胃肠道症状后,会出现一段时间的假愈期,但不久病情加重而出现多脏器功能衰竭,甚至死亡。

## (二)诊断要点

1. 根据接触史和临床表现进行诊断。

2. 从可疑食物、患者呕吐物、粪便等标本中培养或检测出椰毒假单胞菌。

## (三)急救措施

1. 立即停止食用可疑食品,无论患者进食多久,均应立即洗胃,洗胃后给予导泻。

2. 活性炭吸附毒素为首选,此外也可行活性炭血液灌流吸附血液中的毒素。

3. 对症治疗。

**参考文献**

[1]孙承业.实用急性中毒全书[M].2版.北京:人民卫生出版社,2020.

[2]丁晓雯,柳春红.食品安全学[M].2版.北京:中国农业出版社,2016.

[3]于维森,王伟栋,孙健平.常见细菌性食物中毒快速处置[M].北京:人民卫生出版社,2013.

### 十二、单核细胞增生性李斯特菌食物中毒

单核细胞增生性李斯特菌是一种人畜共患病的病原菌。主要通过粪-口途径感染,还可通过眼及破损皮肤、黏膜进入体内而造成感染。中毒多发生在夏秋季节,主要是食用未熟透的食品,或冰箱内冷藏的熟食、乳制品取出后未经加热直接食用。

## (一)中毒表现

单核细胞增生性李斯特菌中毒患者以老年人、孕妇、免疫功能低下者为主。临床表现多较重,表现为血液感染、脑膜炎、新生儿李斯特菌病等。孕妇感染临床表现较新生儿轻,多表现为发热和流感样症状。

1. **侵袭型** 潜伏期2~6周,患者开始常有胃肠炎表现,最明显的表现是败血症、脑膜炎、脑脊髓膜炎、发热,有时可引起心内膜炎。对于孕妇,可引起流产、死胎。病死率高达20%~50%。

2. **腹泻型** 潜伏期8~24小时,主要症状为腹泻、腹痛、发热等。

## (二)诊断要点

1. 根据流行病学及临床表现可诊断。

2. 脑脊液、血液、腹膜腔积液、关节液等的培养阳性,血清凝集试验也具有参考价值。

### （三）急救措施

抗感染、对症支持治疗。

#### 参考文献

[1]于维森,王伟栋,孙健平.常见细菌性食物中毒快速处置[M].北京:人民卫生出版社,2013.

[2]丁晓雯,柳春红.食品安全学[M].2版.北京:中国农业出版社,2016.

[3]范张玲,肖盟,王怡倩,等.李斯特菌感染病例的临床及病原学分析[J].中国感染与化疗杂志,2019,19(5):524-529.

## 十三、痢疾志贺菌食物中毒

痢疾志贺菌也称痢疾杆菌。中毒主要发生在夏、秋季,人群普遍易感,尤其是2~4岁的儿童,其次为中青年。引起中毒的食品主要是熟肉制品等。其机制为细菌、毒素直接侵袭胃肠黏膜,导致肠黏膜充血、水肿、溃疡甚至坏死,并影响胃肠道的正常功能。

### （一）中毒表现

1. 临床表现为上腹痛、恶心、呕吐、脐周痛或下腹痛,一般认为其主要病变是结肠,腹痛部位多位于下腹部,以结肠黏膜化脓性溃疡性炎症为主要病变。腹痛部位的变迁在考虑细菌性痢疾诊断时应重视。潜伏期为数小时至7天,多数1~2天。

2. 急性细菌性痢疾主要有全身中毒症状与消化道症状,可分成四型。

（1）普通型（典型）　急性起病,有畏寒、高热（达39℃）、恶心、呕吐、腹痛、腹泻、里急后重等症状。腹泻先为稀水样便,1~2天后稀便转成脓血便,每日排便数次可至10余次,量少,失水不显著,左下腹压痛及肠鸣音亢进。一般病程10~14天。

（2）轻型（非典型）　全身中毒症状、腹痛、里急后重,左下腹压痛均不明显,可有低热、糊状或水样便,混有少量黏液,无脓血,腹泻次数在10次/天以下。一般病程3~6天,易被误诊为肠炎或结肠炎。

（3）重型　多见于年老体弱或营养不良的患者。有严重全身中毒症状及肠道症状。起病急、高热、恶心、呕吐,剧烈腹痛及腹部（尤为左下腹）压痛,里急后重明显,脓血便,便次频繁,甚至失禁。病情进展快,明显失水,四肢发冷,极度衰竭,易发生休克。

（4）中毒型　此型多见于2~7岁体质好的儿童。起病急骤,全身中毒症状明显,高热达40℃以上,患者精神萎靡、面色青灰、四肢厥冷、呼吸微弱、皮肤花纹、反复惊厥、嗜睡,甚至昏迷,可出现呼吸、循环衰竭,但肠道炎症反应极轻,甚至无腹痛、腹泻。常需经直肠拭子或生理盐水灌肠采集大便进行化验,才发现黏液脓血便,镜下可见大量脓细胞和红细胞。临床表现可分为休克型(以感染性休克为主要表现)、脑型(以中枢神经系统症状为主要表现)和混合型(兼具以上两型的表现,最为凶险)。这是由于痢疾杆菌内毒素的作用,并且可能与某些儿童的特异性体质有关。

**3. 慢性细菌性痢疾** 病程反复发作或迁延不愈达2月以上。表现为腹痛、腹泻及反复发作或大便次数较多,而脓血便不明显。可分为三型。

(1)慢性迁移性 急性痢疾后迁移不愈,常伴有腹痛、腹泻,或腹痛、腹泻交替,稀黏液便或脓血便。常间歇排菌,大便培养结果有时呈阴性,有时呈阳性。

(2)慢性菌痢急性发作 有慢性菌痢病史,常因饮食不当、受凉、受累等因素而诱发急症,但其症状比急性菌痢轻,大便培养有细菌生长。

(3)慢性隐匿性 有急性菌痢史,却长期无临床症状,大便培养结果呈阳性,肠镜未见异常。

## (二)诊断要点

根据流行病史、症状、体征及实验室检查结果,可初步作出诊断,病原学检查可确诊。可分为疑似病例、临床诊断病例、确诊病例三类。

(1)疑似病例 具有腹泻,呈脓血便、黏液便、水样便、稀便,伴有里急后重症状,难以确定其原因的腹泻者。

(2)临床诊断病例 有不洁饮食或与菌痢患者接触史,出现腹泻、腹痛、里急后重、发热、脓血便等临床症状,粪便常规检查白细胞或脓细胞≥15/HPF(400倍),并除外其他原因引起的腹泻。

(3)确诊病例 临床诊断病例的粪便培养志贺菌属阳性。

## (三)急救措施

1. 消化道隔离(隔离至临床症状消失,大便培养连续两次阴性)。

2. 抗菌治疗,保持水、电解质和酸碱平衡。痉挛性腹痛时给予阿托品或腹部热敷。

3. 循环衰竭时扩充有效血容量,纠正酸中毒,强心治疗,解除血管痉挛,维持酸碱平衡,应用糖皮质激素。

4. 防治脑水肿与呼吸衰竭。

### 参考文献

[1]于维森,王伟栋,孙健平.常见细菌性食物中毒快速处置[M].北京:人民卫生出版社,2013.

［2］丁晓雯,柳春红.食品安全学［M］.2 版.北京:中国农业出版社,2016.

［3］戴德银,黄茂涛,张德云.常见病用药及诊断［M］.3 版.北京:化工化学出版社,2015.

### 十四、德国出血性大肠杆菌中毒

出血性大肠杆菌 O104 是一种罕见的血清细菌,因其能产生志贺样毒素而具有较强的致病性。不仅可以损伤肠黏膜,导致腹泻、出血性肠炎,还可以进入血液导致红细胞溶解、血小板凝集、微血管阻塞。

**(一)中毒表现**

潜伏期一般为 3～8 天,平均 3～4 天。临床表现有右下腹剧烈疼痛、腹泻、鲜血样便,常伴有低热或不发热,多数人 7～10 天内好转。少数患者特别是小孩、老人、免疫力低下人群可并发急性肾衰竭、溶血性贫血、血小板减少等溶血性尿毒综合征。

**(二)诊断要点**

根据流行病史、症状、体征及 O104 和 H4 的 PCR 和基因测序进行诊断。

**(三)急救措施**

对症治疗,必要时行血浆置换、血液透析。

**参考文献**

［1］戴德银,黄茂涛,张德云.常见病用药及诊断［M］.3 版.北京:化工化学出版社,2015.

［2］朱蓓.肠出血性大肠杆菌感染的流行病学及临床医学资料概述［J］.解放军预防医学杂志,
　　2011,29(04):309－311.

# 第二节　真菌性食物中毒

### 一、霉变谷物中毒

霉变谷物中毒常因食用了被真菌毒素污染的谷物而引起。引起霉变谷物中毒的真菌主要有黄曲霉毒素和脱氧雪腐镰刀菌烯醇。黄曲霉毒素主要引起肝脏损害,严重者 1 周左右死亡;脱氧雪腐镰刀菌烯醇对造血系统和免疫系统都有损害。急性中毒最快一般在误食后 10 分钟即可出现,一般在 2 小时后可自行恢复,大剂量中毒者也很少出现死亡。

**(一)中毒表现**

**1.消化系统** 恶心、呕吐、腹胀等消化道症状,严重者可出现厌食、黄疸、肝脾大等。

**2.心血管系统** 轻者脉搏、血压略升高,严重者可出现心脏扩大、心衰等。

**3.呼吸系统** 轻者呼吸频率略升高,严重者可出现肺水肿、呼吸衰竭。

**4.其他** 可引起白细胞降低。

**(二)诊断要点**

1.常有食用发霉食物史。

2.常有肝功能损害、恶心、呕吐、腹痛、黄疸等表现。

3.排除其他疾病或药物中毒。

4.从患者血液和尿中检测出黄曲霉毒素 M1 或吃剩的食物中检测到脱氧雪腐镰刀菌烯醇,可辅助诊断。

**(三)急救措施**

1.停止进食霉变谷物。

2.促进排出。给予催吐、洗胃、导泻。

3.黄曲霉引起的轻度中毒可应用天晴甘平、谷胱甘肽、门冬氨酸等保肝药物治疗,重度中毒者可进行血浆置换、人工肝等治疗。

(1)对于脱氧雪腐镰刀菌烯醇轻度中毒患者无须特殊处理,1～2 天即可痊愈。重度中毒者给予对症处理。

(2)抗生素。重度中毒者可用抗真菌药物如两性霉素 B,以 $0.1mg/(kg \cdot d)$,每日或隔日 1 次,根据病程选择不同的疗程总量。

4.对于白细胞降低的患者,可酌情应用升白剂。

**参考文献**

[1]刘英民.谷物,甘蔗霉菌性食物中毒的防治及分析[J].临床合理用药杂志,2010,3(15): 88－88.

[2]孙承业.实用急性中毒全书[M].2 版.北京:人民卫生出版社,2020.

## 二、霉变病麦中毒

霉变病麦中毒多系食用了用病麦加工的含有毒素的小麦制品后出现中毒症状。多由赤霉病菌产生的多种毒素导致中毒,主要是赤霉烯酮毒素。中毒最短的潜伏期为 3 分钟,最长为 2 小时。

**（一）中毒表现**

**1. 消化系统**　主要有恶心、呕吐、食管烧灼感、腹胀、腹痛、腹泻。

**2. 神经系统**　多有头晕、咽喉麻木、流涎、嗜睡等症状,严重者出现中枢神经麻痹。

**3. 呼吸系统**　多有胸闷,严重者出现窒息。

**4. 其他**　少数人出现畏寒、发热等症状。部分严重患者可出现眼球肿胀或震颤、痉挛。

**（二）诊断要点**

1. 有霉变病麦食用史。

2. 有恶心、呕吐、食管烧灼感、腹胀、腹痛、腹泻、头晕、咽喉麻木、流涎、嗜睡等症状,重者出现中枢神经麻痹等表现。

3. 排除其他疾病或药物中毒。

4. 霉菌培养可辅助诊断。

**（三）急救措施**

尚无明确的解毒药物,以对症处理为主。

1. 停止进食霉变病麦。

2. 促进排出。给予催吐、洗胃、导泻。

3. 给予吸氧、心电监测等。

4. 可使用甲氧氯普胺缓解呕吐症状,应用抑酸剂保护胃黏膜,可酌情应用营养神经药物等。

**参考文献**

[1] 王中州,丁大柱,王金凤.河南水灾区霉变小麦中霉菌毒素与食源性疾病的研究[J].河南预防医学杂志,1999(1):35-37.

[2] 石海岗,周华英.食用赤霉病麦中毒原因调查[J].现代预防医学,2005(09):145.

## 三、病山芋中毒

病山芋中毒常因误食了发生黑斑病的山芋而引起。黑斑病山芋会产生甘薯酮、甘薯醇、甘薯宁等毒素,导致以呼吸系统为主要表现的疾病,临床较少见。潜伏期短,最早出现在进食后 2 小时,症状多出现于食用后 5~6 小时。

## （一）中毒表现

**1. 呼吸系统**　呼吸急促、气喘,严重者出现呼吸衰竭。

**2. 消化系统**　恶心、呕吐、腹痛,部分会出现消化道出血表现,可表现为黏液血便。

**3. 神经系统**　头晕、头痛、乏力、嗜睡,严重者可出现烦躁不安、腱反射亢进、阵发痉挛。

**4. 循环系统**　可出现心悸、脉速等。

## （二）诊断要点

1. 有食用病山芋史。

2. 有恶心、呕吐、头晕、头痛、心悸、呼吸急促、气喘、黏液血便等表现。

3. 排除其他疾病或药物中毒。

4. 尿中硫氰酸盐增多,可辅助诊断。

## （三）急救措施

**1. 停用**　停止进食病山芋。

**2. 促进排出**　给予催吐、洗胃、导泻。

**3. 对症处理**

（1）吸氧、保持呼吸道通畅,可用扩张气道药物,必要时用呼吸机辅助通气。

（2）使用保肝、保护胃黏膜药物。

（3）出现抽搐者可适当给予镇静治疗,在保持呼吸通畅的前提下可适当应用镇静药物,如地西泮等。

（4）出现血压下降时在充分补液的基础上可应用升压药物。

**4. 解毒药物**　可用 5% ~ 10% 硫代硫酸钠加维生素 C 注射液 500mg 静脉点滴。

### 参考文献

[1]江亚停.牛山芋黑斑病中毒的中西药疗法[J].养殖技术顾问,2013(05):239.

[2]代可建,彭红梅,王灵智.中西医结合治疗牛黑斑病红薯中毒[J].科学种养,2015,000
　　(009):38 – 38.

## 四、霉变甘蔗中毒

霉变甘蔗中毒是一种在我国南方非常常见的食物中毒,常导致中毒性脑病。

节菱孢霉菌是霉变甘蔗中毒的病原菌,该菌分泌的 3 - 硝基丙酸是引起中毒的主要亲神经毒性物质,该毒素常选择性地对称损害基底节、黑质与皮质区,引起脑改变。受损的靶器官主要是中枢神经系统和消化系统。

### (一)中毒表现

1. **神经系统** 主要表现为意识障碍、阵发性抽搐、癫痫发作、双目凝视、肌张力增高、四肢瘫痪等中枢神经系统改变,常遗留后遗症。

2. **胃肠道系统** 恶心、呕吐、腹痛等胃肠道症状,严重者可出现黑便等消化道出血症状。

3. **呼吸系统** 重者可出现肺水肿。

4. **其他** 可出现血尿等。

### (二)诊断要点

1. 有霉变甘蔗食用史。

2. 有意识障碍、癫痫发作、双目凝视、四肢瘫痪、肺水肿、血尿等表现。

3. 排除急性神经系统感染性疾病、脑外伤或其他食物中毒。

4. 从患者吃剩的霉变甘蔗中分离到节菱孢和 3 - 硝基丙酸,可辅助诊断。

### (三)急救措施

1. 停止进食霉变甘蔗。

2. 促进排出,给予催吐、洗胃、导泻。

3. 保持呼吸道通畅,必要时呼吸机辅助通气。

4. 脑保护治疗。防治脑水肿,可用甘露醇及 50% 葡萄糖注射液静脉滴注,视病情可 3~6 次/天。

5. 有抽搐时可给予地西泮、咪达唑仑等镇静药物。

6. 营养神经,可给予维生素 $B_1$、维生素 $B_6$、维生素 $B_{12}$ 等。

7. 防治感染,可应用抗生素。

8. 必要时输注红细胞、血浆维持循环稳定,当出现严重肝功能受损时可考虑行血浆置换。

#### 参考文献

[1]吴琳莉,李志龙,苏鹤,等.霉变甘蔗中毒 16 例临床报告[J].现代中医药,2007,27(002):22 - 23.

[2]耿维凤,李明.霉变甘蔗致肠道术后死亡 1 例[C]//2012 年全国医院药学(药事管理)学术会议.

### 五、麦角中毒

麦角中毒常因误食含有麦角的谷物而引起。麦角中含有多种生物碱,麦角生物碱常引起血管收缩,与去甲肾上腺素的作用类似,慢性中毒常见坏疽型麦角中毒和痉挛型麦角中毒两种类型。5～10g 即达到中毒致死量。

#### (一)中毒表现

**1. 心血管系统**　心动过速、血压升高。

**2. 神经系统**　常有头痛、头晕、耳鸣、嗜睡等,严重者可出现意识丧失、昏迷、肌肉强直性收缩、癫痫样痉挛等。

**3. 消化系统**　常有上腹部烧灼感、恶心、呕吐、腹痛、腹泻等消化道症状。

**4. 其他**　坏疽型麦角中毒开始时以指、趾厥冷,感觉丧失为主,之后指、趾发黑,可引起脓毒血症,痉挛型麦角中毒常表现为阵发性、强直性痉挛。

#### (二)诊断要点

1. 常有食用含麦角食物史。

2. 有心慌、血压升高、癫痫发作等表现。

3. 排除其他疾病或药物中毒。

4. 血液中麦角胺浓度升高,可辅助诊断。

#### (三)急救措施

1. 停止进食被污染的谷物。

2. 促进排出。给予催吐、洗胃、导泻。

3. 吸氧,可给予呋塞米 10mg 静脉推注以促进毒物排泄,同时维持水、电解质平衡。

4. 皮下注射阿托品 1～2mg。

5. 发生惊厥时可选用静推地西泮 10mg 镇静治疗,必要时可给予呼吸兴奋剂,如尼可刹米、洛贝林等。

6. 可用血管扩张药。可予妥拉苏林 25mg/d 肌内注射;罂粟碱 30～60mg/d 肌内注射,也可用胆碱酯类、茶碱等。

7 若出现肢端坏死倾向,可用 0.25%～0.5% 普鲁卡因作脊柱旁封闭。

6. 可辅以中药治疗。

参考文献

［1］吴康衡,玉珊瑚.过山龙、麦角中毒解救方［J］.东方药膳,2012,000(007):49－50.

［2］张锁宇,吴相.畜禽真菌性饲料中毒症及诊治［J］.养殖技术顾问,2017,000(005):101.

## 六、毒蕈中毒

毒蕈中毒多是由误食毒蘑菇所引起,也是我国食物中毒死亡的主要原因,呈现地域性、季节性发病,因摄入毒蘑菇所含的毒素不同,临床表现也是各不相同。

### (一)中毒表现

**1. 消化系统**　大部分患者会出现恶心、呕吐、腹痛、腹泻等消化道症状,累及肝脏时常出现肝功能不全,严重者则会有肝功能衰竭等表现。

**2. 心血管系统**　可有心悸、胸闷、胸痛并进行性加重,严重者出现心源性休克等表现。

**3. 泌尿系统**　表现为全身水肿、少尿、无尿等肾衰竭表现。

**4. 神经系统**　严重者可出现中枢神经系统兴奋症状,如狂躁、谵妄,部分患者会出现幻听、幻觉等表现。

**5. 血液系统**　当食用了富含溶血毒素的毒蕈时会出现溶血反应,表现为血红蛋白尿、贫血、肝脾大、黄疸、腰部无力等。

**6. 其他**　严重者可出现肺水肿、脑水肿等。

### (二)诊断要点

1. 有蘑菇食用史。

2. 有恶心、呕吐、腹痛、腹泻、肝肾功能不全等表现。

3. 排除其他疾病或药物中毒。

4. 送检样本中检测到相关毒蕈毒素,可辅助诊断。

### (三)急救措施

**1. 停用**　停止进食蘑菇。

**2. 促进排出**　给予催吐、洗胃、导泻。

**3. 缓解毒蕈碱样症状**　立即给予阿托品 0.5～1mg,必要时可 15～30 分钟重复 1 次,直至达到阿托品化。

**4. 解毒药物应用**　鹅膏毒肽相关的蘑菇中毒应尽早选择青霉素 G30 万～100

万 U/(kg·d),连续应用 2～3 天。水飞蓟素 20～50mg/(kg·d),连续应用 2～4 天。N - 乙酰半胱氨酸 2g,4/次/日,口服。巯基类药物:可给予二巯基丙磺酸钠 0.125～0.25g,4 次/日,肌内注射,症状缓解后改为 2 次/日,5～7 天为 1 疗程。对于白毒伞等中毒患者,可酌情用抗毒蕈血清 40ml 肌内注射。

5. 当出现溶血症状时,可适当应用糖皮质激素。

6. 给予器官保护药物。

7. 血液净化。对致死性蘑菇中毒应尽早行血浆置换或血液灌流治疗,出现多脏器功能不全时可联合应用血液透析、CRRT 等技术。

### 参考文献

[1]刘鑫源,王瑞,罗勇军. 我国毒蕈中毒的医学地理特点及诊治研究进展[J]. 人民军医,2019,
62(04):373 - 377.

[2]卢中秋,孙承业,于学忠. 中国蘑菇中毒诊治临床专家共识[J]. 中华急诊医学杂志,2019
(8):935 - 943.

# 第三节　植物性食物中毒

## 一、麻黄中毒

麻黄为麻黄科植物,有效成分为麻黄碱。麻黄碱易自消化道吸收,在体内作用时间较长,最后以原形由肾脏排出,12 小时排出 60%～75%,24 小时排尽。其毒理作用为抑制丁氨基氧化酶的活性,使肾上腺素和肾上腺素能神经的化学传递物质的破坏减慢,引起交感神经系统和中枢神经系统兴奋。内服常用量 9～15g,中毒量 30～45g。

### (一)中毒表现

**1. 交感神经系统**　头痛、头晕、耳鸣、颜面潮红、出汗、恶心、呕吐、心悸、心动过速、血压上升、心前区疼痛、瞳孔散大而视物不清。

**2. 泌尿系统**　排尿困难、尿潴留。

**3. 心血管系统**　心脏受抑制时可引起心律失常、心动过缓。

**4. 神经系统**　烦躁不安、震颤、惊厥。

### (二)诊断要点

1. 有该类药物接触史。

2. 有交感神经兴奋的临床表现。

3. 排除其他疾病或者药物中毒。

4. 血液或者尿液中检测到麻黄碱,可辅助诊断。

### (三)急救措施

1. 早期用 1∶5000 高锰酸钾液或 1% ~3% 鞣酸溶液洗胃,硫酸钠导泄。

2. 皮下注射硫酸阿托品 1mg,15 分钟后如仍有颜面潮红、大汗、恶心等表现,可重复注射 1 次。

3. 镇静。苯巴比妥钠 0.1g 肌内注射,或口服氯丙嗪 25 ~50mg,3 次/日,或用 10% 水合氯醛 20ml 灌肠。

4. 静脉滴注 5% 葡萄糖生理盐水 1000 ~2000ml 补充体液。循环衰竭时,用去甲肾上腺素静脉滴入维持血压。中毒症状严重,可用冬眠合剂作静脉注射,施行人工冬眠。

5. 温水外敷或湿浴,以减轻末梢血管收缩。

6. 抢救过程中禁用呼吸兴奋剂及中枢兴奋剂,可与麻黄碱对中枢神经系统起协同作用。

7. 用活性炭作吸附材料的血液灌流可迅速有效地清除毒素。

参考文献

[1]王顺年,胡文魁,吴新荣,等.实用急性中毒救治手册[M].2 版.郑州:河南科学技术出版社,2017.

[2]徐晶,梁玉华,孙战力,等.常见急救中毒手册[M].天津:天津科学技术出版社,2001.

[3]马兴民.中药中毒解救指南[M].西安:陕西科学技术出版社,1987.

[4]毕铁民.麻黄碱中毒急救 1 例[J].中国全科医学,2002,5(9):724 –724.

## 二、半夏中毒

半夏属天南星科植物,成分为类似烟碱及毒芹碱的一种挥发油性生物碱。制半夏具有抑制咳嗽和呕吐中枢的作用,生半夏对皮肤和黏膜有腐蚀性。半夏中的植物甾醇及挥发油性生物碱对中枢及周围神经有抑制作用,大剂量使用可发生麻痹。内服常用量 9 ~15g,中毒量 30 ~90g。中毒潜伏期约 30 分钟至 3 小时。

### (一)中毒表现

1. **消化、神经系统** 口服可引起口、舌、咽喉烧灼不适,以及流涎、声音嘶哑、言语不清、吞咽困难、头痛、发热、出汗、舌运动不灵活、味觉丧失、腹痛、心悸、面色

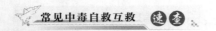

苍白。

**2. 呼吸系统** 严重时,喉头痉挛,呼吸中枢麻痹导致死亡。

### (二)诊断要点

1. 有该类药物的接触史。

2. 有中枢及周围神经功能抑制的临床表现。

3. 排除其他疾病或者药物中毒。

### (三)急救措施

1. 1∶5000 高锰酸钾液或 0.5% 鞣酸溶液洗胃,硫酸钠导泄。

2. 饮服蛋清、牛奶或稀粥保护胃黏膜。

3. 吸氧,呼吸麻痹者注射尼可刹米等中枢兴奋药,必要时行人工通气。

参考文献

[1]罗赣,李飞.半夏临床中毒报道综述[A]//中华中医药学会.2010中药炮制技术、学术交流暨产业发展高峰论坛论文集[C].中华中医药学会:中华中医药学会,2010.

[2]马兴民.中药中毒解救指南[M].西安:陕西科学技术出版社,1987.

[3]王顺年,胡文魁,吴新荣,等.实用急性中毒救治手册[M].2版.郑州:河南科学技术出版社,2017.

[4]张玉修,王均宁,张成博.半夏中毒及预防概述[J].山东中医杂志,2011(04):280-282.

## 三、蚕豆中毒

蚕豆属豆科植物,蚕豆中毒是由于进食蚕豆或蚕豆制品,甚至吸入蚕豆花粉而引起,导致急性溶血性贫血。少数人有一种先天性的生化缺陷,即其红细胞中缺乏葡萄糖-6-磷酸脱氢酶(G-6-PD),其还原型的谷胱甘肽含量也很低,蚕豆中含有巢菜碱苷,它是6-磷酸葡萄糖的竞争性抑制物,侵入机体后,可发生红细胞溶解。有人还认为,除巢菜碱外,蚕豆中还含有其他因子,也能引起类似的溶血作用。也有人认为,其发生还可能与免疫机制有关。一般在吃生蚕豆5~24小时后即发生,如吸入其花粉,则发病更快。

### (一)中毒表现

早期症状有全身不适感、胃口不佳、精神倦怠、发热、头晕及腹痛,严重病例可出现昏迷、惊厥、少尿、急性肾衰竭。

**1. 血液系统** 皮肤及黏膜均有不同程度的黄染,一般5天内可消退,伴有精神疲倦、嗜睡、头痛、四肢痛、头晕、贫血及发热,体温一般在 37.5℃ ~38.5℃,持续 3 天随着急性出血期的终止,体温可很快恢复正常。

**2.泌尿系统** 血尿为溶血的主要症状之一,随溶血程度不同,尿可呈茶色、浓茶色及血红色,血红蛋白尿持续最长为 3 天,一般持续 1 ~2 天。

**3.消化系统** 肝大、半数病例脾大,伴有腹痛、呕吐、腹泻、腹胀及食欲减退等。

**4.眼部症状** 球结膜苍白、水肿。眼底可见视网膜静脉扩张、视盘苍白、豹纹状眼底及黄斑部水肿。暗适应减退,可能与急性溶血后组织缺氧有关,还可有周边视野收缩及生理盲点扩大等改变。

**(二)诊断要点**

1.有该类食物的接触史。

2.有急性溶血的表现。

3.排除其他疾病或者药物中毒。

4.红细胞及血红蛋白减少,白细胞总数增加,中性粒细胞增高,网织红细胞增加,胆红素及黄疸指数均明显升高,骨髓原红细胞及早幼红细胞增加。

**(三)急救措施**

1.给予高蛋白、低脂肪、高碳水化合物饮食,并补给大量维生素 B 族及维生素 C 等。

2.静脉注射 10% ~20% 葡萄糖注射液以保护肝脏,如有脱水、酸中毒,要及时纠正。

3.输血。重症患者应及时输血。小儿每次 10 ~20ml/kg,成年人输血量根据溶血、贫血程度而定。并补给铁剂,限制钾的摄入。

4.口服或静脉滴注碳酸氢钠以碱化尿液,减少血红蛋白在肾小管内沉淀,防止急性肾衰竭。

5.重症患者早期应足量应用激素,可用氢化可的松 100 ~200mg、地塞米松 5 ~10mg 或甲泼尼龙 80mg。

6.密切观察尿量,如每日尿量少于 600ml,应警惕有发生急性肾衰竭的可能。成年人 24 小时尿量少于 400ml,即为少尿型急性肾衰竭,此时应严密控制补液量及速度,以防止发生肺水肿及心力衰竭。

**参考文献**

[1]谢胜臣,谢柳青.蚕豆中毒[J].江西中医药,1986(02):24.

[2]马兴民.中药中毒解救指南[M].西安:陕西科学技术出版社,1987.

[3]王顺年,胡文魁,吴新荣,等.实用急性中毒救治手册[M].2版.郑州:河南科学技术出版社,2017.

[4]徐晶,梁玉华,孙战力,等.常见急救中毒手册[M].天津:天津科学技术出版社,2001.

### 四、野芹中毒

野芹包括毒芹、水毒芹和狗毒芹。误食后,严重者可在数十分钟内死亡。水毒芹含有毒芹毒素,它是一种类似印防己毒素的中枢经系统刺激物。毒芹和狗毒芹含有哌啶衍生物,其内有毒芹碱,后者可引起类箭毒所致的肌肉麻痹,也可引起烟碱样神经节阻滞。水毒芹中毒的病理学改变和印防己毒素类似,而毒芹的病理所见为伴有腹部器官充血的胃肠道炎症改变。0.15g的毒芹碱可致人死亡。

**（一)中毒表现**

**1.水毒芹中毒** 腹痛、腹泻、恶心、呕吐、呕血、出汗、惊厥、发绀、呼吸衰竭或心搏骤停。

**2.毒芹和狗毒芹中毒** 可引起恶心、呕吐、流涎、发热及渐进性肌无力,继而发生肌肉麻痹及呼吸衰竭。

**（二)诊断要点**

1.有该类植物的接触史。

2.有肌肉麻痹及胃肠道炎性改变的临床表现。

3.排除其他疾病或者药物中毒。

**（三)急救措施**

1.应用药用炭混悬液催吐后给予洗胃、导泻治疗。

2.尽早应用呼吸中枢兴奋药,呼吸衰竭时给予吸氧或人工通气。

3.四肢麻痹者,给予新斯的明1~2mg,皮下注射。如有惊厥,则肌内注射苯巴比妥钠0.1g,2~3次/日。

**参考文献**

[1]马兴民.中药中毒解救指南[M].西安:陕西科学技术出版社,1987.

[2]金维艳.毒芹中毒1例[J].中国疗养医学,2008(04):246.

[3]王顺年,胡文魁,吴新荣,等.实用急性中毒救治手册[M].2版.郑州:河南科学技术出版社,2017.

[4]徐晶,梁玉华,孙战力,等.常见急救中毒手册[M].天津:天津科学技术出版社,2001.

### 五、钩吻中毒

钩吻为马钱科植物胡蔓藤。钩吻含有多种生物碱,其中钩吻碱为主要成分,是极强烈的神经毒。钩吻碱易由消化道吸收,除直接刺激胃肠外,主要是侵犯中枢神经及自主神经系统,中毒后四肢麻木、瞳孔扩大、呼吸中枢麻痹甚至死亡。多在服药后 0.5 ~ 2 小时发病,大约 2 ~ 4g 即可中毒致死。

#### (一)中毒表现

**1. 消化系统** 咽部及腹部烧灼样疼痛、恶心、呕吐、流涎,甚至口吐白沫。

**2. 神经系统** 眩晕复视、视物不清、吞咽困难、言语不清、肌肉松弛无力、共济失调、眼睑下垂、瞳孔散大,甚至昏迷。

**3. 呼吸、循环系统** 心跳先慢后快,呼吸初快而浅,继而深慢,有时呼吸已停,而心跳仍存在。

**4. 其他** 中毒晚期可发生特殊的类似破伤风样痉挛,严重者可发生呼吸肌麻痹、窒息、休克或昏迷。

#### (二)诊断要点

1. 有该类植物的接触史。

2. 有神经系统及呼吸、循环系统的临床表现。

3. 排除其他疾病或者药物中毒。

#### (三)急救措施

1. 催吐用 1% ~3% 的鞣酸溶液或药用炭混悬液洗胃,既可洗去胃内容物,又能沉淀毒性生物碱。

2. 静脉滴注葡萄糖氯化钠注射液 2000 ~3000ml,纠正酸中毒。

3. 给予呼吸中枢兴奋药,如尼可刹米,皮下或肌内注射,每次 1 ~2ml,q2h,至醒为止。山梗菜碱注射液皮下或肌内注射,每次 20mg。必要时给予人工通气。

4. 新斯的明,每次 0.25 ~0.5mg,2 ~3 次/日,皮下或肌内注射,或用水杨酸毒扁豆碱注射液,0.5 ~1ml 皮下注射,3 次/日,可对抗钩吻碱部分毒性。

**参考文献**

[1]孙铭学,徐庆强,孟文琪,等.钩吻药理及毒理机制研究进展[J].毒理学杂志,2020,34(04):336 – 341.

[2]马兴民.中药中毒解救指南[M].西安:陕西科学技术出版社,1987.

[3]陈超杰,何嘉莉,韦锦彦,等.1034例钩吻中毒事件的文献分析[J].梧州学院学报,2020,30
(03):11-19.

[4]王顺年,胡文魁,吴新荣,等.实用急性中毒救治手册[M].2版.郑州:河南科学技术出版
社,2017.

[5]徐晶,梁玉华,孙战力,等.常见急救中毒手册[M].天津:天津科学技术出版社,2001.

## 六、巴豆中毒

巴豆属大戟科植物巴豆树的干燥种子。含毒成分为巴豆毒蛋白及巴豆油,油中含有峻泻成分的巴豆树脂,对胃肠道黏膜具有强烈的刺激性,可引起出血性胃肠炎。巴豆毒蛋白中含有的巴豆毒素为一种毒性球蛋白,另含巴豆苷及数种有刺激性的和辅助致癌的巴豆醇双酯类化合物。巴豆致死量为15~20粒。内服巴豆油1/4滴,1~3小时后即发生峻泻,20滴(1g)可以致死。

### (一)中毒表现

**1.消化系统** 食入后口腔、咽喉有烧灼感,流涎,上腹剧痛,恶心,呕吐,剧烈腹泻,大便可呈米泔水样或可带血。

**2.其他系统** 头痛、头晕、全身虚弱、口渴无尿、脱水、休克、呼吸困难、痉挛、昏迷、黄疸或可有肾脏损害。

**3.其他** 皮肤接触后能引起急性皮炎,24小时发疱,并有烧灼感;入眼后可腐蚀结膜,致角膜发炎。

### (二)诊断要点

1.有该类植物种子的接触史。

2.有以腹泻为主的消化系统表现。

3.排除其他疾病或者药物中毒。

### (三)急救措施

1.立即用1:5000高锰酸钾或温水洗胃,动作力求轻巧,以免加重胃黏膜的损伤。

2.给予冷牛乳、蛋清或冷米汤内服,以保护胃黏膜。

3.循环衰竭时,可肌内注射苯甲酸钠咖啡因0.5g或尼可刹米0.25g。剧烈腹痛时可给予注射吗啡或者硫酸阿托品。

4.接触巴豆皮肤起疱时可用3%硼酸溶液外敷。

5.静脉滴注葡萄糖氯化钠注射液 2000～3000ml,补充血容量。

**参考文献**

[1]马兴民.中药中毒解救指南[M].西安:陕西科学技术出版社,1987.

[2]赵立彦.巴豆的合理加工及中毒后的解救[J].中国医药指南,2011,9(12):139.

[3]于海军.急性巴豆中毒 26 例临床分析[J].安徽中医临床杂志,1997(02):110.

[4]王顺年,胡文魁,吴新荣,等.实用急性中毒救治手册[M].2 版.郑州:河南科学技术出版社,2017.

[6]徐晶,梁玉华,孙战力,等.常见急救中毒手册[M].天津:天津科学技术出版社,2001.

## 七、蓖麻中毒

蓖麻属大戟科植物蓖麻的成熟种子,中毒多因生食蓖麻子而致。蓖麻子中含有蓖麻毒素,7mg 可致成年人死亡。蓖麻毒素是一种细胞原浆毒,除可使肝、肾等实质脏器细胞发生损害而致肿胀、出血及坏死等,还有麻痹呼吸中枢、血管运动中枢的作用。致死的主要原因为循环衰竭、肾衰竭。小儿食生蓖麻子 5～6 颗即可致死,成人服 20 粒可致死。

### (一)中毒表现

**1.消化系统**　有咽喉及食管烧灼感,继而出现恶心、呕吐、腹痛、腹泻,偶有血样大便。

**2.神经系统**　头痛、嗜睡、惊厥、昏迷等,也有引起多发性神经炎的报道。

**3.其他**　中毒数日后可出现血液凝集、溶血现象及肝、肾功能损害症状,如黄疸、出血、血红蛋白尿、少尿等。严重者多在中毒后 6～8 天,可因脱水、惊厥、休克及心力衰竭等而死亡。

### (二)诊断要点

1.有该类植物的接触史。

2.有以神经及消化系统为主的临床表现。

3.排除其他疾病或者药物中毒。

### (三)急救措施

1.用1:5000 高锰酸钾溶液或炭末混悬液洗胃,然后口服 0.005g 酒石酸锑钾催吐。

2.内服盐类泻药及高位灌肠等,以除去未吸收的毒物。口服乳汁、鸡蛋清、淀

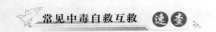

粉糊以保护胃肠黏膜。

3. 如出现嗜睡、昏迷等症状,可皮下注射尼可刹米、樟脑磺酸钠、山梗菜碱等,惊厥时,肌注苯巴比妥0.1g。

4. 如果大量呕吐、腹泻而失水,应及时给患者静脉滴入5%葡萄糖生理盐水1000～2000ml,防止脱水和稀释毒素,利于毒素排出,注意纠正酸中毒。

5. 口服碳酸氢钠10～15g,以防止红细胞及其产物在肾中沉淀,如有条件,可皮下注射抗蓖麻毒血清。

6. 对症治疗。有心力衰竭时用强心剂如西地兰、毒毛花苷K等。有出血时注意补充维生素K、维生素C等。若出现溶血现象,可用肾上腺皮质激素。贫血严重时给予输血。酌情应用止痛剂及保肝药物。

参考文献

[1]何雷,任毅.蓖麻中毒50例分析[J].中国误诊学杂志,2009,9(21):5215.

[2]马兴民.中药中毒解救指南[M].西安:陕西科学技术出版社,1987.

[3]王顺年,胡文魁,吴新荣,等.实用急性中毒救治手册[M].2版.郑州:河南科学技术出版社,2017.

[4]徐晶,梁玉华,孙战力,等.常见急救中毒手册[M].天津:天津科学技术出版社,2001.

## 八、鱼藤中毒

鱼藤为豆科植物,鱼藤根茎含鱼藤酮,它是一种神经毒,主要兴奋延髓中枢,引起呼吸中枢兴奋,继而麻痹,并可引起血管运动中枢麻痹。多在服药1小时(外用中毒多在敷药3小时)左右发病,致死量约为3.6～20g。

### (一)中毒表现

1. **消化系统** 多见口腔麻痹、黏膜干燥。继而出现阵发性腹痛、恶心、呕吐。

2. **呼吸、循环系统** 早期血压升高,严重者血压下降、四肢冰冷、面色苍白、脉搏微弱、呼吸急促或不规则、鼻翼扇动、口唇发绀、脉搏增快、心律不齐、呼吸慢弱、可因呼吸中枢麻痹或心力衰竭而死亡。

3. **神经系统** 烦躁不安、神志模糊、肌肉震颤、阵发性痉挛甚至昏迷。

4. **其他** 外敷中毒者局部皮肤发红、有片状丘疹,并有渗出物。严重者可因毒素被吸收而出现全身症状。

### (二)诊断要点

1. 有该类植物的接触史。

2.有神经系统的临床表现。

3.排除其他疾病或者药物中毒。

### (三)急救措施

1.中毒后,立即用 1∶5000 的高锰酸钾溶液,或 2% 碳酸氢钠溶液洗胃。如患者不合作,可注射阿扑吗啡 2~5mg 催吐,然后服通用解毒剂,或活性炭及鞣酸蛋白等。

2.给予盐类泻药,促使毒物快速由肠道排出。

3.惊厥时,可注射巴比妥类控制。常用的有苯巴比妥钠,每次肌内注射0.1g,2~3次/日。戊巴比妥钠静脉注射,每次 0.2~0.5g,注射速度应缓慢,同时须注意患者的呼吸。在惊厥中,中枢神经对麻醉药的敏感性降低。所以用量比一般用量高。

4.静脉点滴5%葡萄糖液 1500~2000ml,大量补充维生素 B 族及维生素 C。

5.呼吸困难时,进行人工通气,吸入含 5%~7% 二氧化碳的氧气。静脉注射氨茶碱 250mg 及呼吸兴奋剂,如尼可刹米、山梗菜碱等对症治疗。

6.皮肤接触出现皮疹、皮炎时,可用肥皂水、清水反复洗涤。

**参考文献**

[1]王丹,赵余庆.鱼藤的化学成分与安全评价研究[J].中草药,2009,40(S1):90-91.

[2]马兴民.中药中毒解救指南[M].1版.陕西:陕西科学技术出版社,1987.

[3]王顺年,胡文魁,吴新荣,等.实用急性中毒救治手册[M].2版.郑州:河南科学技术出版社,2017.

## 九、荔枝中毒

荔枝是无患子科常绿乔木荔枝树的果实,进食大量荔枝常可发生中毒,尤以小儿为多。据研究,荔枝种子含有 Lα-次甲基环丙基甘氨酸,有降低血糖的作用。如连日多食荔枝,影响食欲,使其他食物的摄入减少,致使机体热量摄入不足。当机体贮糖量减少,而脂肪及蛋白质未能及时补充,导致血糖下降,出现低血糖症状。也有人认为荔枝含有丰富果糖,大量进食后致血糖水平升高,致胰岛素大量释放,继发低血糖。

### (一)中毒表现

1.**一般情况** 体温正常或有轻度发热,偶有高热。有头晕、出汗、面色苍白、乏力。部分患者有口渴、饥饿感、腹痛、腹泻。

2.**神经系统** 大多有阵发性抽搐,部分生理性反射迟钝或消失、瞳孔缩小或扩大,偶有巴氏征及克氏征阳性,但无颈项强直;可有面瘫或四肢瘫痪,多于1~2天消失。重者可突然昏迷。

3.**循环系统** 四肢厥冷、脉搏细速、发绀、心律失常、心音低钝、血压降低。

4.**其他** 血糖水平低下。

### (二)诊断要点

1.有大量服用荔枝的病史。

2.出现神经、循环及消化系统的相应临床表现。

3.排除其他疾病或者药物中毒。

### (三)急救措施

1.尽快静脉注射25%~50%葡萄糖注射液40~100ml。随即静脉滴注10%葡萄糖注射液及维生素C。尿量多时,适当加钾。应用大量维生素B族药物。

2.若低血糖纠正后仍昏迷不醒,可给予甘露醇、限制水量、利尿等治疗脑水肿,抽搐时可给予地西泮、苯巴比妥钠。呼吸衰竭时给予人工通气。

参考文献

[1]王顺年,胡文魁,吴新荣,等.实用急性中毒救治手册[M].2版.郑州:河南科学技术出版社,2017.

[2]徐晶,梁玉华,孙战力,等.常见急救中毒手册[M].天津:天津科学技术出版社,2001.

[3]许黎忠,林志海,程芳芳,等.荔枝中毒48例急诊救治分析[J].福建医药杂志,2015,37(02):50-51.

## 十、木薯中毒

木薯属于大戟科植物,以块根毒性最强,含毒成分为氰苷,水解后产生氢氰酸。氢氰酸是一种易挥散的毒素。由于氢氰酸的氰基易与细胞色素及细胞色素氧化酶结合,阻断细胞呼吸时氧化与还原的电子传递,使细胞代谢停止。中枢神经系统对缺氧最为敏感,故中枢神经首先受到损害。由于组织缺氧及中枢神经系统的损害,中毒初期,延髓的呕吐中枢和呼吸中枢、迷走神经、扩瞳肌及血管运动神经等均先兴奋,而后转为抑制麻痹。食用木薯6小时后出现中毒症状,一般吃未经处理的木薯90~180g,即能引起严重中毒或死亡。

### (一)中毒表现

1.**消化系统** 恶心、呕吐、腹痛。

2. **呼吸、循环系统** 胸闷、心悸、脉数、面色苍白、全身无力、四肢冰冷、口角发紫、呼吸急促、心律失常,最后因呼吸、循环衰竭而死亡。

3. **神经系统** 头痛、眼花、两眼上视、烦躁不安、四肢强直、痉挛,牙关紧闭。瞳孔散大、对光反应迟钝以至完全消失、神志昏迷。

### (二)诊断要点

1. 有该类植物的接触史。

2. 有中枢神经系统兴奋或抑制的临床表现。

3. 排除其他疾病或者药物中毒。

### (三)急救措施

1. 早期应催吐,用 10% ～20% 硫代硫酸钠 2～5g 静脉注射。或采用 1% 过氧化氢,1:5000 高锰酸钾溶液洗胃。

2. 危重患者,应给予亚硝酸异戊酯吸入,每隔 2 分钟吸 30 秒。

3. 出现呼吸急促或麻痹时,可大剂量使用山梗菜碱、尼可刹米等。呼吸衰竭时应给予人工通气,直至呼吸恢复为止。用 3% 亚硝酸钠溶液,按 6～12mg/kg,由静脉缓慢注入,再用 50% 硫代硫酸钠 25～50ml,缓慢注入。并将硫代硫酸钠 10g,溶于 5% 葡萄糖 1000ml,静脉滴入。

4. 依地酸二钴的钴与氰离子结合成无毒的氯化钴,其解毒作用快而强,没有降压作用,故为治疗本症的首选药物。其用法是将 600mg 加于 50% 葡萄糖 40ml,静脉缓慢注射,必要时可重复应用 8～10 次。

5. 可应用 1% 亚甲蓝 60ml 或按 10mg/kg 剂量,加入 5% 葡萄糖 20～40ml,静脉注射,促进高铁血红蛋白形成,接着注射硫代硫酸钠。

6. 抽搐时选用冬眠灵、水合氯醛、苯巴比妥钠、地西泮等。

7. 大量静脉注射葡萄糖,并加适量胰岛素,使其结合成无毒的睛类。

8. 静脉注射细胞色素 C 15～30mg,也可加于 10% 葡萄糖溶液 500ml 中,静脉滴注,每 6～8 小时 1 次,可能有助于酶功能的恢复。

**参考文献**

[1]徐晶,梁玉华,孙战力,等.常见急救中毒手册[M].天津:天津科学技术出版社,2001.

[2]马兴民.中药中毒解救指南[M].西安:陕西科学技术出版社,1987.

## 十一、棉籽中毒

棉籽的主要毒物是棉酚,系萘的衍生物,为酚毒者,不仅棉籽不能食用,包括粗制的棉籽油仅能作为工业用油,不能随意食用,否则易发生棉籽酚中毒。

## (一)中毒表现

**1. 神经系统** 头晕、头痛、精神萎靡、嗜睡、高热、肢体麻木、躁动不安、昏迷。

**2. 消化系统** 恶心、呕吐、胃部灼热感、腹部胀痛、腹泻或便秘、胆红素升高、皮肤巩膜黄染,出现肝功能损害,少数伴有消化道出血。

**3. 心血管系统** 脉搏缓慢,血压下降,心功能不全,心电图示 T 波低平或倒置、ST 段下降、出现 U 波、Q – T 间期延长等。

**4. 呼吸系统** 胸闷气短、呼吸困难,严重者出现呼吸衰竭。

**5. 内分泌系统** 电解质失衡,血钾、钠、钙降低。

**6. 皮肤系统** 出现全身瘙痒、皮疹。

**7. 生殖系统** 不孕不育。

## (二)诊断要点

1. 有食入棉籽或大量或长期食入粗制的棉籽油或食入榨油后的棉籽饼史。

2. 残存油样、食物、呕吐物、胃内容物可行毒物定性与定量检测。

3. 排除其他疾病及中毒可能。

## (三)急救措施

1. 催吐或洗胃导泻,必要时行血液净化来维持电解质平衡。

2. 监测血钾、钠、氯、钙、心电图,发现异常者及时予以处理。

3. 高热者给予物理降温,必要时配合药物降温。

4. 给予护脑、保肝药物。

5. 皮肤瘙痒者给予抗过敏药物治疗。

6. 生殖系统受抑或闭经者,在泌尿生殖医学科进行系统诊治。

### 参考文献

[1]孙承业.实用急性中毒全书[M].2 版.北京:人民卫生出版社,2020.

[2]张彧.急性中毒[M].西安:第四军医大学出版社,2008.

## 十二、乌桕中毒

乌桕(Chinese tamarisk twig)又名木子树、木樟树、虹树、木蜡树等,具有杀虫、解毒、利尿、通便之功效。其树皮含揉花酸和乌桕帖酸;果皮含乌桕脂;种仁含有桕仁油,桕仁油含有毒素,不能食用。

**（一）中毒表现**

**1．消化系统** 口干、恶心、呕吐、腹泻、腹痛。

**2．神经系统** 头痛、眼花、耳鸣、失眠，严重者出现四肢及口唇麻木、四肢活动障碍等。

**3．循环系统** 心慌、面色苍白、四肢湿冷。

**（二）诊断要点**

1．有食入乌桕种仁、果皮或树叶史。

2．排除其他中毒。

**（三）急救措施**

1．给予催吐、洗胃、导泻、补液，维持水、电解质平衡。

2．口服活性炭吸附。

3．必要时给予解痉止痛药物如山莨菪碱。

参考文献

张彧.急性中毒［M］.西安：第四军医大学出版社，2008.

## 十三、白果中毒

白果又名银杏，为银杏科落叶乔木银杏的种子。银杏肉及种皮含白果酸、银杏酚、白果酚、氢化白果酸等有毒成分，接触皮肤能致皮炎，种仁含有微量的氢质。银杏所含的有机毒素能溶于水，毒性强烈，遇热能减小毒性，故生食者中毒症状更重。中毒患者主要表现为中枢神经系统损害及胃肠道症状，偶有末梢神经功能障碍。

**（一）中毒表现**

**1．消化系统** 恶心、呕吐、腹痛、腹泻及食欲不振。

**2．神经系统** 惊厥、烦躁不安、精神呆滞、强直、瞳孔散大，部分患者出现末梢神经功能障碍、下肢迟缓性瘫痪。

**3．呼吸系统** 呼吸困难、呼吸衰竭、肺水肿等。

**4．循环系统** 脉搏细速、循环衰竭。

**（二）诊断要点**

1．有进食大量银杏史。

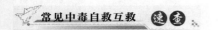
2. 排除其他原因引起的中毒。

### (三)急救措施

1. 立即采取催吐、洗胃、导泻、血液净化等措施。

2. 注意观察体温、血压、呼吸及脉搏等变化,积极补液、利尿,加速毒素稀释和排出,纠正腹泻、呕吐引起的水及电解质紊乱。

3. 防止抽搐,抗惊厥,保护肝脏,防止心衰、呼吸衰竭的发生,避免使用中枢兴奋剂。

**参考文献**

[1]赵娟,魏贤河.51 例急性白果中毒临床分析[J].齐齐哈尔医学院学报,2016,37(20):2525－2527.

[2]朱传明.急性白果中毒 62 例急诊救治体会[J].全科医学临床与教育,2010,8(04):461－462.

[3]田淑容.急性白果中毒 66 例临床治疗分析[J].中国社区医师,2009,25(12):30.

## 十四、猫豆中毒

猫豆,别名黎豆、龙爪黎豆、虎爪豆、狗爪豆、猫猫豆。其嫩荚和种子有毒,食用时去毒工作不彻底,或没煮熟、煮透,很容易发生中毒。猫豆主要致毒物质为猫豆毒苷,它类似毒扁豆碱,能抑制机体胆碱酯酶,使乙酰胆碱增多,出现胆碱能神经中毒危象。

### (一)中毒表现

**1. 消化系统** 腹痛、呕吐、腹泻等症状。

**2. 神经系统** 头晕、头痛、瞳孔缩小、血压下降、神志恍惚甚至昏迷。

### (二)诊断要点

1. 有进食猫豆史。

2. 排除有机磷中毒等引起胆碱酯酶活性降低的其他中毒或疾病。

3. 血液中猫豆毒苷定性检测呈阳性。

### (三)急救措施

1. 立即停止食用可疑食物,进行催吐、洗胃、补水、导泻等对症治疗。

2. 同时给予甘草绿豆汤进行解毒。

3. 给予阿托品对症处理,仅用于缓解症状,不必阿托品化。

4.猫豆中毒属于生物碱中毒,血液净化治疗不能祛除体内毒物。

**参考文献**

[1]吴献国,刘思强,黄念先,等.一起误食猫豆引起的食物中毒[J].中国热带医学,2006
(04):731.

[2]方克美,杨大明,常俊.急性中毒治疗学[M].南京:江苏科学技术出版社,2002.

## 十五、蛇莓中毒

蛇莓为多年生草本,又名鸡冠果、野红梅等,属于蔷薇科植物,其果实有毒。

### (一)中毒表现

1.**血液系统** 皮肤发绀,皮肤、鼻、口腔等出血。

2.**消化系统** 腹痛、腹胀、恶心、呕吐等。

3.**呼吸系统** 呼吸急促、双肺可闻及干啰音。

### (二)诊断要点

1.有大量食入蛇莓史。

2.排除其他引起皮肤出血、发绀等症状的中毒。

### (三)急救措施

1.催吐、洗胃、导泻、补液等减少毒物的吸收。

2.可给予氢化可的松静滴以减轻中毒症状。

3.止血,必要时补液、输血,鼻腔出血给予填塞压迫止血。

4.维持呼吸、循环等生命体征平稳。

**参考文献**

吴康衡.白果、蛇莓、海蜇中毒解救[J].东方药膳,2009(2):43-44.

## 十六、马桑中毒

马桑是马桑科马桑属植物,又名醉鱼草、鱼尾草等。食用马桑果后出现中毒症状,即马桑中毒。马桑内主要有毒成分为马桑内酯和吐丁内酯,在体内主要作用于中枢神经系统抑制性突触传导过程,阻断脑和脊髓中 $\gamma$ 氨基丁酸(GABA)对受体的作用,是 $\gamma$ 氨基丁酸受体拮抗剂。马桑毒素能刺激延脑,兴奋呼吸中枢、血管运动中枢以及迷走神经中枢,增强脊髓反射,产生惊厥。

## （一）中毒表现

**1. 消化系统** 恶心、呕吐、流涎、腹痛等症状，偶有腹泻、肝脏损害。

**2. 神经系统** 精神萎靡、烦躁、肢体抽搐、癫痫持续状态、昏迷、高热、瞳孔对光发射迟钝或者消失。

**3. 循环系统** 心动过速或者心动过缓，严重者可出现心搏骤停。

**4. 呼吸系统** 可闻及湿啰音。

## （二）诊断要点

1. 有马桑食入史。

2. 血液、呕吐物、胃内容物可行毒物定性与定量检测。

3. 排除引起癫痫及昏迷的其他原因。

## （三）急救措施

1. 催吐、洗胃、导泻、利尿以彻底清除体内毒物，必要时可行血液净化治疗。

2. 镇静可有效控制惊厥，可选用地西泮和苯巴比妥抗惊厥，如出现呼吸抑制，及时行气管插管、呼吸机辅助呼吸。

3. 高热者给予物理降温，必要时配合药物降温。对症加强治疗，维持水、电解质及酸碱平衡，防止其他并发症的发生。

**参考文献**

廖莹，万启军，陈秀萍. 血液净化治疗马桑中毒1例并文献复习[J]. 深圳中西医结合杂志，2017,27(07):197-198.

# 十七、豆浆中毒

豆浆营养丰富，但大量进食未煮开的豆浆、生食大豆或未炒熟的黄豆粉均可引起中毒。生大豆内含有一种有毒的胰蛋白酶抑制物，它能抑制体内蛋白酶的活性，妨碍食物中蛋白质的消化吸收，对胃肠道有刺激作用，同时生豆浆中含有的皂角素可破坏红细胞引起溶血。这种毒性物质比较耐热，加热过程中豆浆会出现假沸现象，需要高温处理、去毒处理后，才可饮用。

## （一）中毒表现

主要为消化道症状，包括恶心、呕吐、腹痛、腹泻、腹胀等。

## （二）诊断要点

1. 有饮用大量未煮开的豆浆或未炒熟的黄豆粉史。

2. 排除其他消化系统疾病。

### （三）急救措施

1. 主要为解痉、止吐等对症处理。

2. 轻症患者一般3～5小时可自愈，重症患者应适当补液，对症处理。

3. 预防。生豆浆必须充分煮沸后方可饮用，黄豆粉应炒熟后食用。

参考文献

李慧霞. 一起饮用"假沸"豆浆引起的中毒报告［J］. 河南预防医学杂志，2011，22（02）：145.

## 十八、马钱子中毒

马钱子容易引起中毒，其所含的士的宁和马钱子碱是引起中毒的主要原因，主要作用于神经系统及血管系统，导致呼吸肌麻痹及心律失常甚至心室颤动而死亡。成人一次服5～10mg士的宁可致中毒，30mg可致死。

### （一）中毒表现

1. **消化系统**　胃肠道刺激症状、口干、吞咽困难。

2. **循环系统**　导致多种心律失常，室上性心动过速、室性心动过速，甚至室颤。

3. **神经系统**　头痛、头晕、肢体活动不灵、癫痫样发作，严重者可出现角弓反张，呼吸肌痉挛性收缩而导致窒息死亡。

### （二）诊断要点

1. 有食入马钱子或马钱子泡酒饮用史。

2. 有癫痫样发作、肌肉痉挛等临床表现。

3. 排除其他疾病或药物中毒。

4. 血液和尿液中有番木鳖碱，可辅助诊断。

### （三）急救措施

1. 惊厥控制后给予1∶5000高锰酸钾溶液洗胃，口服药用炭片吸附毒物，同时给予甘露醇导泻，禁用催吐剂及阿片类药物，必要时行血液净化治疗。

2. 给予戊巴比妥钠，有效控制惊厥，维持呼吸功能，阻止延髓过度兴奋。应用抗心律失常药物如胺碘酮等控制心室率。呼吸、心跳停止即刻给予胸外按压，并行呼吸机辅助呼吸。

3. 给予绿豆甘草汤解毒。

**参考文献**

[1]鄢英慧,邱水生,武金龙.马钱子中毒反应 87 例回顾性分析[J].海峡药学,2010,22(12):
303 – 304.

[2]苟峰,沈艳华,孙冰峰.急性重症马钱子中毒抢救治疗成功一例报告[J].右江医学,2014,42
(02):246 – 247.

[3]温小丽,曾浩涛,钟建华.马钱子中毒及中毒解救与预防研究进展[J].中国医药指南,2011,
9(33):277 – 280.

## 十九、苦杏仁中毒

杏仁中含苦杏仁苷及苦杏仁酶,内服后,苦杏仁苷被酶水解,致氰氢酸中毒和胃蛋白酶抑制而影响消化功能。故杏仁中毒即为氰化物中毒。氢氰酸的氰酸离子在组织细胞内迅速与细胞色素及细胞色素氧化酶的三价铁结合,使其失去传递电子作用而发生细胞内窒息,导致细胞中毒性缺氧,主要影响中枢神经系统,患者常因呼吸麻痹而死亡。食过量或未熟杏仁可发生中毒。

### (一)中毒表现

**1. 呼吸系统** 呼吸兴奋、呼吸衰竭。

**2. 循环系统** 动静脉血呈鲜红色。

**3. 神经系统** 头晕、头痛、恶心、呕吐、意识丧失。

### (二)诊断要点

1. 有食入苦杏仁史。

2. 有氢氰酸中毒的临床表现。

3. 排除一氧化碳等其他中毒。

4. 血液或胃液中检测出氢氰酸。

### (三)急救措施

1. 给予 1:5000 高锰酸钾溶液洗胃。

2. 洗胃后 5% 硫代硫酸钠注胃管,1% 亚甲蓝 5mg/kg 与 50% 葡萄糖 20 ml 静脉推注,口唇、四肢末梢发绀消失,再用 20% 硫代硫酸钠 1.25 ~ 2.5mg/kg 静脉缓慢推注,必要时行血液净化治疗。

3. 呼吸、心跳停止即刻给予胸外按压,呼吸机辅助呼吸。

参考文献

[1]王玲,韩桃花.儿童苦杏仁中毒10例分析[J].中国优生优育,2012,18(04):253-254.

[2]张彧.急性中毒[M].西安:第四军医大学出版社,2008.

## 二十、番泻叶中毒

番泻叶具有泻热行滞、通便、利水的功效。番泻叶成分包含番泻苷 A、B、C,还含有大黄酸和大黄酚的葡萄糖苷、芦荟大黄素、大黄素葡萄糖苷等成分。番泻叶苷的小鼠半数致死量为 1.414g/kg。折合番泻叶生药为 36.3g/kg。

**(一)中毒表现**

**1.急性中毒** 恶心呕吐,腹胀腹痛,腹泻,头晕,行路不稳,站立困难,口、眼、面及四肢麻木等症状。严重者上腹部剧烈疼痛,呕吐咖啡色液体,大便色黑呈柏油状。亦有以神经系统症状为主的中毒表现,表现为颜面部痛觉轻度减轻,近鼻尖部明显,闭目难立征阳性。有时可出现癫痫样发作,表现为呼吸急促、四肢抽搐、神志不清、牙关紧闭、双目上视、口吐白沫,甚至不省人事。

**2.慢性中毒** 头晕、恶心,口唇、颜面、四肢麻木,鼻尖发麻,走路摇晃,站立不稳,全身无力等症状。

**(二)诊断要点**

1.有服用番泻叶史。

2.出现恶心呕吐,腹胀腹痛,腹泻,头晕,行路不稳,站立困难,口、眼、面及四肢麻木、抽搐等症状。

3.排除其他疾病或药物中毒。

4.实验室检查。大便常规化验可能出现大便隐血阳性,离子检查提示低钾血症。

**(三)急救措施**

**1.一般治疗** 催吐、洗胃,可用高锰酸钾洗胃或用活性炭,随后服牛奶或蛋清保护胃黏膜。而后补液,纠正水、电解质紊乱及酸碱失衡。

**2.对症处理**

(1)剧烈腹痛时,可以肌内注射元胡针,每次2ml,每日2次,或阿托品、654-2,肌内注射。如出现癫痫样发作时,可给予肌内注射安定。

(2)有出血现象者,可用酚磺乙胺、肾上腺色腙、维生素 K 等止血药。

**参考文献**

孙承业.实用急性中毒全书[M].2版.北京:人民卫生出版社,2020.

## 二十一、雷公藤中毒

雷公藤具有清热解毒,祛风除湿,消肿止痛,活血通络,杀虫之功效。对类风湿关节炎、强直性脊柱炎的早、中期治疗有效,还可治疗肾病综合征、系统性红斑狼疮、牛皮癣、干燥综合征、麻风反应、缓解癌症疼痛等。其成分含有雷公藤定碱、雷公藤晋碱、雷公藤春碱、雷公藤增碱等生物碱,还含有南蛇藤纯、卫矛醇、雷公藤甲素及葡萄糖、鞣质等。雷公藤甲素口服的 LD50 为 1.195mg/kg;雷公藤总苷口服的 LD50 为 159.7mg/kg;雷公藤总生物碱口服的 LD50 为 504mg/kg。雷公藤新鲜根皮更易发生中毒,根皮 30~60g 即可致死;服用嫩芽 7 个可致死,叶 2~3 片发生急性中毒,一般中毒后 24 小时左右死亡,最多不超过 4 天;误食含有雷公藤成分的蜂蜜也可致中毒;在治疗过程中,也可因毒性蓄积而致慢性中毒。

### (一)中毒表现

**1. 消化系统** 初期胃部不适、口干、上腹部烧灼痛、恶心呕吐、吐咖啡样血性液体,剧烈腹泻、腹痛、肝大、黄疸。

**2. 循环系统** 胸闷、心悸、呼吸困难、脉搏细弱、血压下降,有肺水肿表现。

**3. 神经系统** 头晕、头痛、烦躁、嗜睡、全身肌肉痛、口舌麻木、语言不清、酒醉步态、复视、眼睑下垂、腱反射消失,甚至抽搐、昏迷。

**4. 泌尿系统** 症状多于 1~3 天后出现,有腰痛、少尿、蛋白尿、镜下血尿。重者有肉眼血尿、血尿素升高、溶血性黄疸。多死于肾衰竭及休克。

**5. 生殖系统** 女性有闭经,男性有精子减少、活动力差。

**6. 血液系统** 大多为白细胞减少,少数有血小板减少,并导致出血倾向,极少数发生再生障碍性贫血。

### (二)诊断要点

1. 有雷公藤(包括煎剂、酒剂、片剂、冲剂、糖浆剂、外用制粉等)接触史。

2. 出现胃部不适、口干、上腹部烧灼痛、恶心呕吐、吐咖啡样血性液体,剧烈腹泻、腹痛等消化道症状;胸闷、心悸、呼吸困难等循环系统症状;头晕、头痛、烦躁、嗜睡、语言不清、酒醉步态、复视、眼睑下垂、抽搐、昏迷等神经系统症状;女性有闭经,男性有精子减少的生殖系统症状;血细胞、血小板减少的血液系统症状。

3. 排除其他疾病或药物中毒。

4.辅助检查。血常规提示白细胞、血小板减少,肝肾功检查提示转氨酶、胆红素、尿素、肌酐升高;尿常规可见尿中红细胞阳性;心电图可见各种心律失常,如窦性心动过速、房性和室性早搏、室内传导阻滞、房室传导阻滞、ST段下移、T波倒置、Q-T间期延长等。

### (三)急救措施

**1.促进排出**　给予催吐、洗胃、导泻。输液、利尿,以促进毒物迅速排出体外。

**2.对症处理**

(1)出现中毒性心肌炎、心源性休克时可用糖皮质激素、大剂量维生素C能量合剂、极化液等营养心肌、增强代谢药物及强心药物。

(2)出现急性肾衰竭时,可用呋塞米,并按急性肾衰竭处理,尽早进行透析治疗。

(3)出现脑水肿、肺水肿时各按常规处理。出现中毒性肝炎时给予保肝治疗。有水、电解质、酸碱失衡,腹痛,出血等情况,可对症治疗,并注意预防感染,给予支持疗法。

**3.中医治疗**　中医对处理雷公藤中毒有一定经验,但方剂差别较大,可按中医原则处理。

**参考文献**

孙承业.实用急性中毒全书[M].2版.北京:人民卫生出版社,2020.

## 二十二、夹竹桃中毒

夹竹桃全株有毒,新鲜树皮毒性比叶强,干燥后毒性减弱,花的毒性最弱;燃烧枝叶所产生的烟雾有较强毒性。含有多种强心苷,入药具有强心利尿、祛痰定喘、镇痛、祛瘀等功效。

### (一)中毒表现

**1.心血管系统**　对心脏的作用与洋地黄相似,先兴奋,后抑制,继而麻痹。可引起心律失常、血压下降、休克等表现。

**2.胃肠道症状**　口腔烧灼感、舌刺痛、喉干、恶心呕吐、腹痛、腹泻等症状。

**3.神经系统**　头晕、头痛、烦躁、谵语、四肢麻木、瞳孔扩大、视物模糊、嗜睡、昏迷、抽搐、昏迷等症状。

中毒症状严重者可致死亡。

### (二)诊断要点

1.有夹竹桃接触史。

2. 有心律失常、口腔烧灼感、舌刺痛、恶心呕吐、腹痛腹泻、头晕头痛、烦躁、四肢麻木等症状。

3. 排除其他疾病或药物中毒。

### (三)急救措施

1. 给予洗胃,导泻;口服活性炭。

2. 补钾,出现心律失常时给予相应的抗心律失常药物;对症支持治疗。

参考文献

孙承业. 实用急性中毒全书[M]. 2版. 北京:人民卫生出版社,2020.

## 二十三、羊角菜中毒

羊角菜中毒多发生在 4 月份以后,此时幼芽生长迅速,其含毒量亦增加,有毒成分为辛辣挥发油和生物碱。具有祛风散寒,活血止痛之功效,主治风湿疼痛、腰痛、跌打损伤、痔疮等。

### (一)中毒表现

选择性的四肢运动神经和视神经损害。主要表现为:视物模糊,瞳孔散大,对光反射迟钝或正常;四肢无力,以双下肢为主,步行时易摔倒,肌力减退,但无感觉障碍及病理反射。严重者 1~2 日后完全失明、瘫痪。

### (二)诊断要点

1. 有羊角菜接触史。

2. 视力及肌力障碍。

3. 排除其他疾病或药物中毒。

### (三)急救措施

1. 催吐、洗胃、导泻、补液,促进毒物排出。

2. 维生素 $B_1$ 20mg 和维生素 $B_{12}$ 500μg 肌内注射。必要时可用地塞米松 5~10mg 肌内注射或静脉滴注,每日 1 次,连用 2~3 周。

3. 氢溴酸山莨菪碱(654-2)10mg 肌内注射。每日 1 次,连用 2 周以上。

4. 视力减退、肌无力可予以针灸治疗。

5. 对症治疗。

参考文献

孙承业.实用急性中毒全书[M].2 版.北京:人民卫生出版社,2020.

## 二十四、地瓜子中毒

地瓜子是豆科植物豆薯的种子。民间将其用来治疗疥癣及痈肿。主要成分包括异黄酮衍生物鱼藤酮、豆薯酮、地瓜酮等,统称为类鱼藤酮。鱼藤酮、豆薯酮是神经毒,对中枢神经系统,特别是呼吸中枢毒害较大。大剂量能直接作用于心血管,使心跳变慢。

### (一)中毒表现

**1.中枢神经系统**　头晕、肌张力下降、乏力、嗜睡、站立不稳、体温下降、大小便失禁等症状,严重者甚至昏迷。

**2.呼吸系统**　呼吸困难、呼吸不规则、间断吸气样呼吸、唇发绀等,甚至出现呼吸衰竭。

**3.循环系统**　心律不齐、心动过缓、循环衰竭。

### (二)诊断要点

1.有地瓜子接触史。

2.有肌张力下降、呼吸困难、心律不齐等表现。

3.排除其他疾病或药物中毒。

4.心电图检查提示有心动过缓。

### (三)急救措施

1.用催吐、洗胃、导泻等方法清除毒物。

2.如就医时已休克,应积极抗休克治疗。

3.静脉补液,维持水、电解质、酸碱平衡,并促进毒素排泄。

4.有呼吸困难、发绀应给予吸氧,肌内注射呼吸兴奋剂、细胞呼吸激活剂等;心动过缓可用阿托品。

5.应用新斯的明对抗毒性作用,可肌内注射或皮下注射,每次 1mg,根据病情每隔 30 分钟或 1 小时注射 1 次,总量可达 1～5mg。

6.民间多用老姜取汁灌服。

参考文献

孙承业.实用急性中毒全书[M].2 版.北京:人民卫生出版社,2020.

### 二十五、木通中毒

木通具有清心泻火、利尿通淋、下乳通经之功效。主治小便赤涩、淋浊、水肿、胸中烦热、喉痹咽痛、遍身拘痛、妇女闭经、乳汁不通。木通茎枝含木通苷,木通苷水解得常春藤皂苷元、齐墩果酸、葡萄糖与鼠李糖,又含钾0.254%。关木通含马兜铃酸、齐墩果酸、常春藤皂苷元等。

**(一)中毒表现**

**1. 消化系统** 木通皂苷、木兰花碱和马兜铃酸可对胃黏膜具有剧烈的刺激作用,出现上腹不适、呕吐、腹痛腹泻、柏油样便等表现。

**2. 肾脏损害** 马兜铃酸肾病,可引起尿急、尿频、尿量减少、全身浮肿、血压升高,最终出现急性肾衰竭、脓毒症。

**3. 免疫系统** 过敏性紫癜。

**4. 神经系统** 严重中毒可引起神经系统症状。

**(二)诊断要点**

1. 有木通接触史。

2. 有消化道症状、肾脏损害、过敏性紫癜、神经系统症状等表现。

3. 排除其他疾病或药物中毒。

4. 血常规可见血小板减少;肾功检查提示尿素及肌酐增加;离子化验提示高钾血症;可出现大便潜血阳性。

**(三)急救措施**

**1. 促进排出** 洗胃、导泻、药用炭灌胃。

**2. 对症处理**

(1)出现肾衰竭时应及时进行血液净化治疗,纠正水、电解质和酸碱失衡;限制液体输入量和蛋白质摄入量;保持肾灌注,防止肾缺血;可酌情选择糖皮质激素治疗;对肾功能明显损害,进入终末期肾病患者,需透析或肾移植。

(2)出现高钾血症时,及时行血液透析或腹膜透析,也可应用葡萄糖加胰岛素静脉点滴或给予5%碳酸氢钠250ml静脉滴注。

(3)纠正代谢性酸中毒。

(4)消化道症状突出者,可给予胃肠黏膜保护剂。

**3. 中药治疗** 可应用冬虫夏草制剂、川芎制剂、丹参类制剂、大黄类制剂、黄芪类制剂。

参考文献

孙承业.实用急性中毒全书[M].2版.北京:人民卫生出版社,2020.

## 二十六、莽草子中毒

莽草子具有祛风通络,消肿止痛的功效。其叶、果实含有挥发油,种子和果实含有毒成分哈拿诺明。中毒原因多为误将莽草子当作八角、茴香食用。人生食5～8个莽草子即可发生中毒。多在误食后1小时左右出现症状。

**(一)中毒表现**

**1.神经系统** 头晕、眩晕、恶心呕吐(一般呈喷射状并可带血)、烦躁、四肢抽搐、视物不清、惊厥、牙关紧闭、角弓反张等表现。

**2.消化系统** 剧烈腹痛、腹泻(有的呈血性便),肠鸣音活跃。

**3.心血管系统** 心悸、心律失常、全身乏力等症状。

**4.呼吸系统** 呼吸困难、口唇发绀,主要死于呼吸衰竭。

**(二)诊断要点**

1.有草莽子接触史。

2.出现头晕、恶心呕吐、烦躁、抽搐、呼吸困难、腹痛、腹泻、心悸、心律失常等表现。

3.排除其他疾病或药物中毒。

**(三)急救措施**

**1.促进排出** 洗胃,口服活性炭,胃内灌入2%碳酸氢钠溶液50～100ml或生甘草汤或黑豆浆。补液,促进毒物排泄,并维持水、电解质及酸碱平衡。

**2.对症处理**

(1)腹痛时可应用阿托品0.5～1mg缓解症状。

(2)出现抽搐和惊厥时可给予地西泮、水合氯醛等镇静药物。

(3)出现呼吸困难,可给予吸氧、中枢呼吸兴奋剂,必要时给予人工气道维持呼吸功能。

(4)其他对症支持治疗。重症可考虑血液灌流。

参考文献

孙承业.实用急性中毒全书[M].2版.北京:人民卫生出版社,2020.

## 二十七、刺槐花中毒

刺槐花的花蕾、树叶、树皮均有毒,生食刺槐花可致毒。其毒性成分为:槐花米素甲、乙、丙。中毒机制尚不明确,可通过高温加热或蒸煮熟透破坏有毒成分。

### (一)中毒表现

**1. 消化系统** 大多数于食后出现恶心、呕吐、腹痛、腹泻等消化道症状。部分患者可有肝大、转氨酶升高。

**2. 泌尿系统** 血尿、蛋白尿、肾区叩痛。

**3. 神经系统** 头晕、嗜睡现象、抽搐。

**4. 重症表现** 严重患者可出现肺水肿、脑水肿或急性肾衰竭而致呼吸衰竭、昏迷、抽搐、无尿,最终导致死亡。

### (二)诊断要点

1. 有刺槐花接触史。

2. 有恶心呕吐、腹痛腹泻、血尿、头晕、嗜睡现象、抽搐等临床表现。

3. 排除其他疾病或药物中毒。

4. 肝功化验可出现转氨酶升高,肾功化验可出现尿素、肌酐水平升高,尿常规可出现尿红细胞、尿蛋白阳性,血气分析提示低氧血症或呼吸衰竭。

### (三)急救措施

**1. 促进排出** 催吐、洗胃、导泻。

**2. 一般治疗** 静脉补液,大剂量维生素 C 及适量氯化钾以促进毒物排泄,维持水、电解质及酸碱平衡,适当补充5%碳酸氢钠碱化尿液。

**3. 对症处理** 注意保肝、控制抽搐及治疗脑水肿等对症措施。

**4. 预防** 不能生食刺槐花,如作药用,也需经煎煮后服用。

**参考文献**

张永生,涂艳阳,王伯良,等. 实用临床中毒急救[M]. 西安:第四军医大学出版社,2012.

## 二十八、皂荚中毒

皂荚的豆荚、种子、树皮、树叶均有毒。皂荚具有祛痰通窍、消肿、杀虫、除湿毒的功效。皂荚含有数种皂苷。皂苷有皂荚苷,水解后得苷元和皂荚皂苷,以及鞣质、豆甾醇、蜡醇、甘九烷等,皂苷为有毒成分。人如误食、过量服用或注射给药均可发生中毒。

**（一）中毒表现**

一般在食后 2～3 小时内出现症状。

**1. 消化系统** 患者初感咽干、上腹饱胀及烧灼感,继之恶心呕吐,10～12 小时后可出现腹泻,大便多呈水样便。

**2. 血液系统** 溶血征象,首先是红细胞溶解,出现面色苍白、黄疸、腰痛、血红蛋白尿及缺氧症状。

**3. 中枢神经系统** 头痛、头晕、烦躁、痉挛、谵妄、呼吸麻痹以致死亡。

**4. 全身征象** 突发寒战高热、气促乏力、全身衰弱无力及四肢酸麻。

**5. 重症表现** 严重者可发生脱水、休克、呼吸急促、心悸、痉挛、谵妄、呼吸麻痹,最后可因呼吸中枢抑制及红细胞溶解破坏,引起窒息及肾功能障碍而危及生命。

**（二）诊断要点**

1. 有皂荚接触史。

2. 出现腹胀、恶心呕吐、腹泻、黄疸、腰痛、头痛、头晕、烦躁、痉挛、谵妄、气促乏力等临床表现。

3. 排除其他疾病或药物中毒。

**（三）急救措施**

1. 催吐、洗胃、导泻、输液、内服活性炭、口服牛奶和蛋清等保护胃黏膜。

2. 维持水、电解质及酸碱平衡,促进毒素排泄。

3. 有溶血征象者,酌情使用激素,可应用碳酸氢钠碱化尿液。

4. 对症治疗。

5. 中药治疗。

**参考文献**

孙承业.实用急性中毒全书［M］.2 版.北京:人民卫生出版社,2020.

## 二十九、白杜鹃花中毒

杜鹃花科植物已确定的有毒成分为四环二萜毒素,它是一种很有特色的天然毒性化合物;其他成分有挥发油、黄酮、三萜、酚类和鞣质等。白杜鹃花有毒,多因加工不当而致人中毒。人食 100～250g 煮熟的花,1～2 小时后可出现症状。

## (一)中毒表现

**1. 消化系统** 流涎、恶心呕吐、腹痛腹泻。

**2. 心血管系统** 头晕眼花、血压下降、心律不齐、心动过缓等表现。

**3. 神经系统** 肢端麻痹、运动失调,严重中毒时可出现角弓反张、昏睡,因呼吸抑制而死亡。

## (二)诊断要点

1. 有白杜鹃花接触史。

2. 有恶心呕吐、腹痛腹泻、头晕眼花、肢端麻痹、运动失调等临床表现。

3. 排除其他疾病或药物中毒。

4. 心电图可呈窦性心动过缓或室性早搏。

## (三)急救措施

**1. 促进排出** 大量口服应早期催吐、洗胃。口服活性炭以吸附毒物。

**2. 对症处理**

(1)出现低血压时纠正低血压。

(2)出现心动过缓者,给予阿托品1mg,肌内注射,或异丙肾上腺素0.5～1mg,溶于250ml 5%葡萄糖,缓慢静脉滴注。

(3)出现呼吸困难,给予吸氧、中枢呼吸兴奋剂,必要时给予人工气道维持呼吸功能。

参考文献

孙承业.实用急性中毒全书[M].2版.北京:人民卫生出版社,2020.

# 三十、附子、川乌中毒

附子可用于治疗冠心病、心绞痛、急性心肌梗死所致的休克。潜伏期3～15天不等。其毒性成分乌头碱0.2mg可致中毒,2～4mg可致死。

## (一)中毒表现

**1. 心血管系统** 心悸、血压异常、心律失常、心源性休克,甚至死亡。

**2. 神经系统** 口舌唇麻木、四肢及全身麻木、感觉消失、皮肤感觉异常,严重者烦躁、昏迷;周围神经先兴奋后麻痹。

**3. 呼吸系统** 呼吸不规则、呼吸困难、呼吸浅快,严重者呼吸肌麻痹、呼吸衰竭。

**4. 消化系统**　流涎、恶心、呕吐、腹痛、腹泻、胃部烧灼感等。

**5. 泌尿系统**　蛋白尿、肾衰竭等。

**（二）诊断要点**

1. 有附子、川乌服用史。

2. 服药后有口唇、舌头发麻的特异性症状；神经系统先兴奋后麻痹、心律失常、呼吸困难等表现。

3. 排除其他疾病或药物中毒。

4. 残余物行毒物检测可辅助诊断。

**（三）急救措施**

**1. 停用**　有停用可疑药物。

**2. 促进排出**　给予催吐，洗胃，导泻。

**3. 肌内注射阿托品**　消除乌头碱强烈兴奋迷走神经所产生的影响。

**4. 对症处理**

（1）心动过速或室性早搏给予胺碘酮或利多卡因；联合硫酸镁或牛磺酸镁；氟卡尼可作为一线用药。

（2）呼吸衰竭、休克等给予中枢兴奋剂。

**5. 血液净化**　血液灌流联合血液透析的血液净化治疗是抢救急性乌头碱中毒的有效方法（血液灌流可以通过物理吸附作用，吸收患者血内毒素，可以清除范围较广的脂溶性及水溶性毒性物质；而血液透析则利用对流及弥散原理，在清除有毒物质的同时，还可以纠正患者酸碱失衡及电解质紊乱，弥补血液灌流的不足。两者结合使用，可以有效改善患者中毒症状，提高疗效）。

**参考文献**

[1]谢文彬.抢救急性乌头碱中毒致心律失常22例临床分析[J].中国实用医药,2011,28(6):98.

[2]鲁玄,覃博,李峰,等.急诊血液灌流联合血液透析在抢救重度乌头碱中毒的疗效分析[J].医药前沿,2014,(21):225-226.

## 三十一、发芽马铃薯中毒

发芽马铃薯的毒性成分主要为龙葵素，以芽、芽胚及芽孔周围皮肉变绿、变紫部分含量高，其次为外皮。潜伏期数十分钟至数小时。单次口服含200mg龙葵素

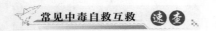

的马铃薯即可引起严重中毒。

**（一）中毒表现**

**1.消化系统** 口腔、咽喉有烧灼感、痒感,并有恶心、呕吐、腹泻、腹痛等。

**2.神经系统** 头痛、头晕、耳鸣、畏光、惊厥、瞳孔散大等。

**3.呼吸系统** 呼吸困难。

**4.其他** 剧烈腹泻所致的血压下降、水及电解质紊乱。

**（二）诊断要点**

1.有食用发芽或青紫的马铃薯病史。

2.有消化系统及神经系统的表现。

3.排除其他疾病或药物中毒。

4.剩余马铃薯做龙葵素定性试验阳性可确定诊断。

**（三）急救措施**

**1.停用** 有停用发芽或青紫的马铃薯。

**2.促进排出** 给予催吐、洗胃、导泻。

**3.对症处理**

（1）大量补液促进毒物排泄,纠正水、电解质失衡。

（2）剧烈呕吐、腹泻者给予阿托品;呼吸困难者吸氧;呼吸浅快者给予呼吸兴奋剂;呼吸停止者给予人工呼吸或机械通气。

## 三十二、桐子和桐油中毒

桐子和桐油是大戟科植物油桐的种子及所榨的油,主要含有桐子酸和异桐子酸等不饱和脂肪酸,属于低毒或微毒的有机酸类物质(机制:进入体内首先形成脂肪酰辅酶 A,后分解转化成乙酰辅酶 A,大部分进入三羧酸循环,多余的缩合成乙酰乙酸,进入其他合成代谢)。潜伏期为 0.5~4 小时。

**（一）中毒表现**

**1.消化系统** 恶心、呕吐、腹痛、腹泻等。

**2.神经系统** 头痛、头晕、嗜睡、四肢发麻、视物模糊等。

**3.心血管系统** 心慌、胸闷、心律失常。

**4.其他** 肝肾等多脏器功能损伤,水及电解质平衡失调。

**（二）诊断要点**

1. 有误服大戟科植物油桐的种子及所榨的油史。

2. 有恶心、呕吐、腹痛、腹泻、多脏器功能不全等表现。

3. 排除其他疾病或药物中毒。

**（三）急救措施**

1. **停用**　停用可疑食物。

2. **促进排出**　给予催吐、洗胃、导泻。

3. **对症处理**　补液促进毒物排泄，纠正水、电解质酸碱失衡；胃黏膜、护肝、护肾等脏器保护性治疗。

参考文献

赵燕,白亚军,易秀英,等.71例桐油中毒病人的救治与护理［J］.中华护理杂志,2000,35（6）:337.

## 三十三、曼陀罗中毒

曼陀罗可用于治疗哮喘、慢性支气管炎、疼痛,国外亦将其用作兴奋剂（毒理:曼陀罗果实、种子等多部位含有如阿托品、东莨菪碱、莨菪碱等多种颠茄生物碱,致副交感神经支配器官功能障碍）。3枚即可致中毒,进食后0.5～1小时即可出现症状。

**（一）中毒表现**

1. **神经系统**　头痛、头晕、谵妄、吞咽困难、尿潴留、构音障碍、步态不稳、失语、中枢性偏瘫等,严重者抽搐、昏迷。

2. **心血管系统**　心动过速、血压升高、面部潮红、皮肤干燥、体温升高等。

3. **消化系统**　口干、恶心、呕吐、便秘。

4. **呼吸系统**　呼吸困难。

**（二）诊断要点**

1. 有误食茄科曼陀罗属的种子、果实或幼苗史。

2. 有剧烈恶心、呕吐等消化系统症状,头痛、头晕、躁动、幻听等神经系统表现。

3. 排除其他疾病或药物中毒。

**（三）急救措施**

1. **停用**　停用可疑药物。

**2. 促进排出** 给予催吐、洗胃、活性炭吸附、导泻。

**3. 解毒剂** 毒扁豆碱 0.5~2mg 静脉注射;新斯的明可对抗莨菪类作用。

**4. 对症处理**

(1)烦躁或痉挛 给予镇静剂。

(2)昏迷 脱水防脑水肿。

(3)呼吸困难 副交感神经兴奋剂毛果芸香碱或麻黄碱。

(4)瞳孔散大 毛果芸香碱或水杨酸毒扁豆碱滴眼。

(5)体温升高 物理降温。

### 参考文献

[1] Chung WM,Chian YY,Azmir A. Datura fruitpoisoning[J]. Med J Malaysia,2018,73(6): 453－454.

[2] 耿国玲,武剑凌.1 例曼陀罗中毒救治体会[J]. 中国民族民间医药,2010,10:235.

## 三十四、植物日光性皮炎

植物日光性皮炎指植物中的光敏物通过一定途径到达皮肤,经日光照射后引起以光毒性为主要表现的皮肤病变。大部分光毒性植物属于伞形科、芸萸科、菊科和桑科,如灰菜、芹菜、芥菜、香菜、油菜、苋菜、紫云英等。接触其主要成分呋喃香豆素 72 小时后皮肤对紫外线的敏感性达峰值。

### (一)中毒表现

**1. 皮肤损坏** 皮肤暴露部位出现晒伤样红斑、水肿、水疱、大疱、血疱、瘀斑,甚至坏死、肢体功能活动受限,消退后遗留色素沉着。

**2. 全身表现** 少数可出现发热、全身不适、恶心、呕吐、腹泻、谵妄、昏迷、精神错乱。

### (二)诊断要点

1. 急性起病,春夏季多发,有光敏植物食用及光暴露史。

2. 皮肤暴露部位出现典型损害的表现。

### (三)急救措施

1. 远离光敏性植物,避免暴晒。

2. 早期足量使用糖皮质激素。

3. 对症处理。

(1)水肿严重 加用利尿剂,忌用噻嗪类利尿剂。噻嗪类利尿剂可引发过敏性皮炎。

（2）肢端肿胀明显 切开减压等。

（3）皮肤大面积溃疡 局部处理,全身预防性抗感染。

**参考文献**

宾爱弟,王磊,马秀亮,等.植物－日光性皮炎 1 例[J].中国中西医结合皮肤性病学杂志,2018,17(02):166－167.

## 三十五、大麻油食物中毒

大麻油所含的四氢大麻酚可促进脑内多巴胺的转化,引起神经、精神症状。潜伏期 1 ~ 4 小时,可长达 8 ~ 12 小时。大麻籽的中毒量为 55 ~ 220g。

**（一）中毒表现**

1. **神经系统** 先兴奋后麻痹、头晕、多言、哭笑无常、幻觉、嗜睡、步态蹒跚、视物不清、复视,重者昏睡、精神失常甚至昏迷。

2. **消化系统** 口渴、咽干、口麻、恶心、呕吐等。

**（二）诊断要点**

1. 有进食大麻油或大麻籽及其制品史。

2. 有神经系统先兴奋后麻痹的特有临床表现。

3. 排除其他疾病或药物中毒。

4. 对残余食物进行毒物检测,可辅助诊断。

**（三）急救措施**

1. **停用** 停止进食大麻油或大麻籽及其制品。

2. **促进排出** 给予催吐、洗胃(2% 鞣酸)、活性炭吸附、导泻。

3. **对症处理** 纠正水及电解质紊乱;应用呼吸兴奋剂等。

## 三十六、含氰苷类食物中毒

含氰苷类食物主要包括:苦杏仁、桃仁、李子仁、枇杷仁、樱桃仁、木薯等。潜伏期因所摄入食物不同而异:苦杏仁 1 ~ 2 小时,木薯 6 ~ 9 小时。含氰苷类食物致死量为 18mg/kg(苦杏仁 0.6g/kg,枇杷仁 2.5 ~ 4g/kg)。

**（一）中毒表现**

1. **消化系统** 口苦、流涎、恶心、呕吐。

**2. 呼吸系统** 胸闷、呼吸困难、呼吸时有苦杏仁味,严重者呼吸微弱、呼吸肌麻痹。

**3. 神经系统** 头晕、头痛、四肢无力、意识不清、昏迷,严重者意识丧失、瞳孔散大、对光反射消失、全身阵发性痉挛等。

**(二)诊断要点**

1. 有进食含氰苷类食物史。

2. 有口苦、流涎、恶心、呕吐、四肢无力、头晕头痛、呼吸困难等表现。

3. 排除其他疾病或药物中毒。

4. 检测残余食物中的氰化物含量,可辅助诊断。

**(三)急救措施**

**1. 停用** 停止摄入上述含氰苷类的可疑食物。

**2. 促进排出** 给予催吐、洗胃、导泻。

**3. 解毒治疗** 首先吸入 0.2ml 亚硝酸异戊酯,继而缓慢静注 3% 亚硝酸钠溶液,后静注新鲜配制的 50% 硫代硫酸钠溶液。

**4. 对症治疗**

(1)吸氧、心电监护。

(2)呼吸兴奋剂、强心剂及升压药物。

(3)辅助药物,如细胞色素 C、辅酶 A、维生素 C、复合维生素 B 等。

# 第四节 动物性食物中毒

## 一、鱼胆中毒

鱼胆中毒主要是因为鱼胆汁中含有毒性极强的胆汁毒素,此种毒素不易被乙醇及热破坏,生吞、煮熟、泡酒后食用均可致中毒,潜伏期 0.5～12 小时。根据进食量不同,临床表现差异较大,一般吞食一条 0.5kg 重的鱼的鱼胆 4～5 个或 2kg 重的鱼的鱼胆 1 个即可中毒,吞食 2.5kg 重的鱼的鱼胆 2 个或 5kg 重的鱼的鱼胆 1 个即可死亡。中毒后常首先表现为消化系统症状,后迅速导致肝肾功能异常,严重者可死亡。

**(一)中毒表现**

**1. 消化系统** 恶心、呕吐、腹痛、腹泻,大便为稀水蛋花样,无脓血。

**2. 肝脏损伤**　肝大,肝区触痛,可出现黄疸,严重者可出现腹水。

**3. 肾脏损伤**　腰痛、少尿、全身水肿、血压升高,尿中可见蛋白尿、管型尿,严重可致尿毒症。

**4. 血液系统**　约20%的患者可出现不同程度的凝血功能障碍及溶血,多数患者存在血红蛋白尿,也可并发皮下出血、呕血、便血、鼻出血等全身浅表部位出血。

**5. 神经系统**　头晕头痛,烦躁不安,可有末梢型感觉及运动障碍,如唇舌及四肢末梢麻木、双下肢周围神经瘫痪,重症者可因并发脑水肿而抽搐昏迷。

**6. 循环系统**　可表现为心律失常、心脏扩大、心力衰竭,甚至出现阿斯综合征。

**7. 皮肤表现**　部分患者可因食用鱼胆出现全身散在大面积糜烂、坏死,表面脓性渗出。

## (二)诊断要点

1. 有进食鱼胆过量史。

2. 出现消化系统、泌尿系统、神经系统、循环系统等多系统功能受损的临床表现。

## (三)急救措施

**1. 促进排出**　给予催吐、洗胃、导泻,因鱼胆不易被吸收,故可延长洗胃的时间。

**2. 对症处理**　无特效解毒剂,以对症支持治疗为主。

(1)吸氧、心电监护、输液、利尿、碱化尿液、护肝、护肾、营养心肌等。

(2)出现急性肾衰竭,早期进行血液净化治疗。

(3)出现脑水肿的相关表现,需脱水降颅压,如有抽搐,及时镇静治疗。

(4)可早期应用糖皮质激素以减轻毒素对各脏器的损害。

参考文献

[1]朱子扬,龚兆庆,汪国良.中毒急救手册[M].上海:上海科学技术出版社,1999.

[2]菅向东,张忠臣.急性中毒致多器官功能障碍与休克[J].实用休克杂志:中英文,2018, 2(04):204-207.

## 二、鱼肝中毒

肝毒鱼类少见,少数大型鱼类如鲨、巨石斑鱼、鳕鱼等的肝脏因富含大量维生

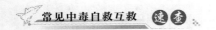

素 A、维生素 D 和其他毒素,过量进食可引起急性中毒。一次食用鲨鱼肝 50g,即可引起中毒。

**(一)中毒表现**

1. 潜伏期约 2～3 小时,最短 30 分钟,最长 6 小时,早期可出现恶心、呕吐、食欲不振、剧烈头痛、眩晕、嗜睡,面部及四肢水肿,皮肤潮红、红斑。严重者出现腹痛、水样腹泻、肝大。

2. 口唇周围及鼻部皮肤鳞状脱皮,并逐渐蔓延至四肢及躯干,一般在 3～5 天内出现,可持续 30 余天。

3. 重症中毒者,可出现毛发脱落。

4. 结膜充血,结膜下出血,视物模糊,瞳孔轻度扩大。

**(二)诊断要点**

1. 有过量进食鱼肝,特别是鲨鱼肝的病史。

2. 血清维生素 A 含量过量(正常成人:3.5～10.5μmol/L,儿童:1.22～2.8μmol/L)。

**(三)急救措施**

1. 停止食用鱼肝。

2. 护肝、止呕、补液、纠正水及电解质紊乱等支持对症处理。出现皮肤病相关表现,根据严重程度,可给予激素、西咪替丁静脉输液抗过敏,轻症者可给予左西替利嗪口服抗过敏治疗,外用 0.1% 雷夫定溶液湿敷或者炉甘石止痒。

**参考文献**

[1]朱子扬,龚兆庆,汪国良.中毒急救手册[M].上海:上海科学技术出版社,1999.

[2]任引津,张寿林,倪为民,等.实用急性中毒全书[M].北京:人民卫生出版社,2020.

## 三、鱼卵中毒

卵毒鱼类在生殖排卵期时卵巢和鱼卵有毒,此毒素为球肌型蛋白质,水溶性强,30 分钟左右经肠道吸收后可迅速中毒,耐热,120℃加热 30 分钟尚可完全破坏毒性。进食卵毒鱼的鱼卵约 5～30g 即可中毒,进食鱼卵 30～60 分钟可出现呕吐、腹痛腹泻、头痛、抽搐等表现,严重者可出现肝肾衰竭。

**(一)中毒表现**

初期症状为恶心、呕吐、头痛、头晕,部分患者腹痛、腹泻。随后,患者可能出现肌肉震颤、抽搐,部分患者意识障碍,四肢间断性肌肉颤动、抽搐,每次持续数秒,间隔半分钟至半小时。

### (二)诊断要点

1. 有进食鱼卵史。

2. 出现上述临床表现。

### (三)急救措施

1. **促进排出** 给予催吐,洗胃,导泻。

2. **对症处理** 无特效解毒剂,以对症支持治疗为主。

(1)吸氧、心电监护、输液、利尿、护肝、护肾等对症支持治疗。

(2)如出现急性肾衰竭,需尽早进行 CRRT 治疗。

**参考文献**

[1]朱子扬,龚兆庆,汪国良.中毒急救手册[M].上海科学技术出版社,1999.

[2]任引津,张寿林,倪为民,等.实用急性中毒全书[M].北京:人民卫生出版社,2020.

[3]血液净化急诊临床应用专家共识组.血液净化急诊临床应用专家共识[J].中华急诊医学杂志,2017,26(01):24-36.

## 四、蚕蛹中毒

蚕蛹中毒可能因为蚕蛹内含有特异性神经毒素,主要累及小脑及锥体外系。该毒素耐高温,进食后迅速起病,且症状出现快慢、轻重与进食量无关;也可能因为变态反应所致,存在二次进食症状更重、进展更快的特点。

### (一)中毒表现

1. **急性胃肠炎** 常在进食后 2~6 小时内出现恶心、呕吐等症状。

2. **神经系统** 主要表现为头晕、口周及肢端麻木无力、肌肉震颤、共济失调等小脑及锥体外系损害症状,严重者可出现昏迷。

3. **循环系统** 主要表现为心慌、胸闷,可伴有心律失常,实验室检查可见心肌损伤。

### (二)诊断要点

1. 主要是进食蚕蛹史。

2. 出现小脑、锥体外系、前庭功能受损的典型临床表现。

**(三)急救措施**

**1.促进排出** 给予催吐、洗胃、导泻以减少毒素吸收。

**2.对症处理** 无特效解毒剂,以对症支持治疗为主。

(1)吸氧、心电监护、输液、营养心肌、补充维生素等对症支持治疗。

(2)出现心率过快者,可给予小剂量美托洛尔控制心率。

(3)症状严重者可给予糖皮质激素短期治疗。

(4)出现昏迷者,可给予甘露醇减轻脑水肿,同时使用纳洛酮促醒。

**参考文献**

[1]朱子扬,龚兆庆,汪国良.中毒急救手册[M].上海:上海科学技术出版社,2007.

[2]孙锡波,高茜,马学坤,等.桑蚕蛹中毒53例临床分析[J].中国急救医学,2002(11):48.

## 五、蟾蜍中毒

蟾蜍及含蟾蜍活性成分的中药中含有多种毒性成分,蟾毒中所含的乙型强心苷结构的毒素被证实是主要的致毒成分,该毒素为脂溶性,中毒后多首先表现为恶心、呕吐、腹泻等胃肠道表现,但主要表现为缓慢型心律失常及心肌损伤,重症中毒者可出现多脏器功能衰竭。

**(一)中毒表现**

**1.消化系统** 痉挛性腹痛、呕吐、腹泻等。

**2.循环系统** 胸闷、心悸、发绀、心律不齐、心电图出现类洋地黄中毒的ST,T改变及传导阻滞重者可导致阿·斯氏综合征。

**3.神经系统** 对周围神经有类似烟碱样作用,表现为四肢骨骼肌纤颤、肢端麻木。

**4.其他** 部分中毒严重者,可出现近曲小管功能异常,肝肾功能异常等表现。

**(二)诊断要点**

1.有进食蟾蜍及其活性成分的中药、中成药的病史。

2.出现胃肠道不适及缓慢型心律失常、心肌损伤等典型临床表现。

**(三)急救措施**

**1.促进排出** 给予催吐、洗胃、导泻以减少毒素吸收。

**2.对症处理** 无特效解毒剂,以对症支持治疗为主。

（1）吸氧、心电监护、输液、利尿、护肝、护肾、维持水及电解质平衡等对症支持治疗。

（2）可用血液灌流清除炎症介质及毒素，可用激素减轻机体炎症反应。

（3）出现严重缓慢型心律失常，如窦性停搏和交界性异搏心律，可用阿托品及异丙肾上腺素抑制心脏 M 受体和兴奋 β 受体，使窦房结传导冲动增加、心率增快、心肌收缩力增强，如果出现三度房室传导阻滞，需尽快给予临时起搏器。

参考文献

[1]冯小伟,陈玉雯,吉训琦,等.血液灌流抢救儿童蟾蜍中毒 4 例[J].实用医学杂志,2014,30
　　(23):3879 - 3880.

[2]任引津,张寿林,倪为民,等.实用急性中毒全书[M].北京:人民卫生出版社,2003.

## 六、珊瑚鱼中毒

珊瑚鱼(最常见的种类为石斑鱼)所含的主要毒素是雪卡毒素,该毒素属于神经毒素,通过提高细胞膜 $Na^+$ 通透性,增强神经肌肉兴奋性传导。毒素为脂溶性,耐热,且不易被胃酸破坏。进食后中毒率高达 73% ~ 100%,一般进食 2 ~ 10 小时后可出现中毒症状,病死者多因过量食用珊瑚鱼毒性最强的鱼肝、鱼卵及内脏,大多数可自愈,但重症中毒者病程长,且痊愈后再次接触此类毒素或饮酒后可复发。

### (一)中毒表现

1. **急性胃肠炎**　常在进食 10 分钟至 12 小时内出现症状,因胆碱酯酶的抑制作用促进胃肠道平滑肌收缩,出现恶心、呕吐、腹泻和痉挛性腹痛,24 小时后症状减轻,但患者仍会感觉明显乏力达 1 周左右。

2. **神经系统**　因胆碱酯酶抑制作用,能提高肌肉和神经细胞中 $Na^+$ 通透性,使细胞去极化而引发神经系统中毒症状,表现为唇舌、咽喉麻痹,口有金属味;四肢末端麻木刺痛,肌肉僵直疼痛,行走困难;视物模糊;严重者可出现温觉倒错(凉物触觉为热,热物触觉为凉)、全身性肌肉共济失调、阵挛性或强制性痉挛、震颤,甚至呼吸麻痹而死亡。感觉异常或过敏表现通常 1 周左右可恢复。

3. **循环系统**　血压过低、心搏过慢,严重者可出现阿斯综合征。相关表现通常在 48 ~ 72 小时后恢复。

4. **皮肤表现**　皮肤瘙痒,继而出现红斑、斑丘疹、水疱,手足广泛脱皮,甚至发生溃疡、毛发和指甲脱落等。

## （二）诊断要点

1. 主要是有进食深海鱼史。

2. 出现胃肠道不适及神经系统症状和特异性温觉倒错等临床表现。

## （三）急救措施

1. **促进排出** 给予催吐、洗胃、导泻以减少毒素吸收。

2. **对症处理** 无特效解毒剂，以对症支持治疗为主。

（1）吸氧、心电监护、输液、利尿、维持水及电解质平衡等对症支持治疗。

（2）雪卡毒素所致的膜去极化与膜的兴奋性可被细胞外增高的 $Ca^{2+}$ 所拮抗，出现低血压及心力衰竭者，可静脉注射 10% 葡萄糖酸钙减轻症状。

（3）给予患者适当氧疗，出现喉头痉挛者及时行气管插管或气管切开。

（4）出现全身阵挛者，给予充分镇静。

（5）出现温觉倒错者，应给予温度适中的饮食，静脉滴注复合维生素 B 和普鲁卡因胺。

（6）全身或局部痒痛或刺痛严重时，可口服苯海拉明 25 ~ 50mg，每天 4 ~ 6 次，可减轻症状。

### 参考文献

[1] 伍汉霖，庄棣华，陈永豪，等. 中国珊瑚礁毒鱼类的研究[J]. 上海水产大学学报，2000（04）：298 - 307.

[2] 任引津，张寿林，倪为民，等. 实用急性中毒全书[M]. 2 版. 北京：人民卫生出版社，2003.

## 七、河豚中毒

河豚毒素是剧毒的非蛋白神经功能毒素，具有箭毒样作用，可阻断神经肌肉兴奋传导，先后出现感觉神经、运动神经麻痹，亦可直接作用于心脏，且对胃肠道有局部刺激作用，严重者可导致脑干麻痹，出现呼吸和循环衰竭。该毒素易经消化道吸收，亦可以气溶胶形式通过呼吸道使人中毒。春夏及产卵季节毒性最强，卵巢肝脏部分毒力最强。河豚毒素对人的致死量为 6 ~ 7μg/kg，对其他动物，中毒剂量达 0.5 ~ 3μg/kg 时可导致呼吸停止，河豚毒中毒死亡率可达 40% ~ 60%。

### （一）中毒表现

起病急，潜伏期 0.5 ~ 3 小时，也有长达 5 ~ 6 小时才发病的情况，疾病进展迅速。河豚中毒死亡多发生在进食后 4 ~ 6 小时，最快可在中毒后 10 分钟内，中毒事件超过 24 小时,则预后多良好。

1. **神经系统**　河豚毒中毒主要表现为神经中枢和神经末梢麻痹,一般先是感觉神经麻痹(口唇、肢端麻木,可进展成全身麻木),严重者可伴随运动神经麻痹(四肢瘫痪、共济失调、言语不清),累及呼吸肌,可导致呼吸肌麻痹,出现呼吸衰竭。

2. **循环系统**　河豚毒素作用于血管中枢,可引起血压下降、脉搏迟缓,严重者可出现循环衰竭。

3. **胃肠道表现**　河豚毒素还可引起恶心、呕吐、腹泻等消化系统表现,严重者可出现呕血及便血。

4. **其他**　部分严重病例可出现急性肾功能损害,甚至出现肾衰竭。

### (二)诊断要点

1. 有进食河豚史。

2. 出现典型的以神经系统和消化系统为主的临床表现。

3. 辅助检查。因累及循环中枢,心电图可出现不同程度的房室传导阻滞等慢性心律失常。

4. 河豚毒素的生物定性和定量检查可确诊。

### (三)急救措施

1. **促进排出**　给予催吐、洗胃、导泻,因河豚毒素在碱性溶液中不稳定,故洗胃可用 2% 碳酸氢钠溶液。

2. **对症处理**　无特效解毒剂,以对症支持治疗为主。

(1)吸氧、心电监护、输液、利尿、护肝、护肾、维持水及电解质平衡等对症支持治疗。

(2)出现运动神经及感觉神经受累及的相关表现,可以维生素 $B_1$ 和维生素 $B_{12}$ 肌内注射营养神经。

(3)病情严重者,应尽早应用糖皮质激素减轻机体的炎症反应。

(4)出现呼吸肌麻痹、呼吸困难者,应及时用呼吸机辅助通气;循环衰竭者,应注意抗休克,纠正心律失常。

(5)**抗胆碱药物的应用**　出现运动神经受累者,可用阿托品 1~2mg、山莨菪碱 20~40mg 肌内注射,可在一定程度上减轻河豚毒素对横纹肌的抑制作用,必要时可重复。

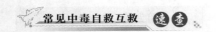
**参考文献**

[1]任引津,张寿林,倪为民,等.实用急性中毒全书[M].北京:人民卫生出版社,2003.

[2]朱子扬,龚兆庆,汪国良.中毒急救手册[M].上海:上海科学技术出版社,2007.

## 八、织纹螺中毒

织纹螺本身无毒,其致命毒素主要是在赤潮期间吞食河豚卵或摄食赤潮中的有毒藻类而蓄积,所蓄积的毒素为神经毒素,毒素耐热。进食后毒素在胃肠道内迅速吸收,30分钟内即可发生中毒症状,潜伏期最短5分钟,最长10小时。对人体的经口致死量为0.5~0.9g。

### (一)中毒表现

**1. 轻度中毒** 恶心、呕吐、腹泻、腹痛等消化系统表现。

**2. 中度中毒** 全身乏力、口唇及四肢末梢麻木、头晕、嗜睡、共济失调等神经系统表现。

**3. 重度中毒** 因呼吸肌麻痹出现呼吸衰竭、严重心律失常,甚至死亡。

### (二)诊断要点

1. 夏季多见,有食用织纹螺史。

2. 出现口唇、四肢末梢麻木、共济失调等神经系统表现或呕吐、腹泻、腹痛等消化系统表现。

3. 尿中检出河豚毒素或麻痹性贝类毒素可确诊。

### (三)急救措施

**1. 促进排出** 给予催吐、洗胃、导泻、水化、利尿。

**2. 对症处理** 无特效解毒剂,以对症支持治疗为主。

(1)吸氧、心电监护、营养心肌、营养神经、保护胃黏膜、护肝等。

(2)出现呼吸衰竭,给予适宜氧疗,必要时行呼吸机辅助通气。

(3)出现严重心律失常,给予极化液营养心肌,必要时可给予阿托品1mg,肌内注射,改善微循环、兴奋高级神经中枢。

**参考文献**

[1]林学尧,林洁,张秀尧,等.多起食用织纹螺中毒的流行病学调查[J].中国卫生检验杂志.
    2015,25(10):1646－1648.

[2]朱子扬,龚兆庆,汪国良.中毒急救手册[M].上海:上海科学技术出版社,1999.

[3]张永生,涂艳阳,王伯良,等.实用临床中毒急救[M].西安:第四军医大学出版,2012.

[4]任引津,张寿林,倪为民,等.实用急性中毒全书[M].2版.北京:人民卫生出版社,2003.

### 九、猪甲状腺中毒

猪甲状腺中毒在临床上较为少见,多由于误食猪甲状腺组织引起急性中毒的临床表现,系外源性甲状腺激素水平急剧升高所表现为心血管、神经、消化及内分泌系统的损害。有研究表明,食用新鲜猪甲状腺3g就可以引起中毒,随着进食量的增加,症状加重。该病潜伏期短、病程长。

**(一)中毒表现**

**1.心血管系统**　可引起各种心律失常及心肌梗死等缺血表现,常是导致死亡的主要原因。

**2.神经系统**　常表现为交感神经过度兴奋,可表现为注意力不集中、喜怒无常、烦躁不安、睡眠不好以及肌肉震颤等。

**3.消化系统**　腹泻较为常见。

**4.内分泌系统**　常引起垂体–甲状腺轴内分泌激素的变化。

**(二)诊断要点**

1.有猪甲状腺误食史。

2.有心率增快、血压升高、心律失常、烦躁易怒、恶心呕吐、腹泻等表现。

3.排除其他疾病或药物中毒。

4.多数患者血 $T_3$、$T_4$ 明显升高,可辅助诊断。

**(三)急救措施**

1.停止进食动物内脏。

2.促进排出。给予催吐、洗胃、导泻。

3.吸氧、补液、营养心肌等对症处理。

4.心血管系统。当出现低血压时,可给予静脉滴注多巴胺升压治疗,用 β 受体阻滞剂控制心室率。

5.可予甲氧氯普胺缓解恶心、呕吐等消化道症状。

6.抗炎,可予甲强龙、地塞米松等。

7.当出现甲状腺危象时可给予丙硫氧嘧啶抑制体内甲状腺素的合成。

8.出现感染时可选择合适的抗生素,如青霉素、阿奇霉素等。

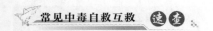

**参考文献**

[1]孙明亮,王荣喜,刘文帅,等.误食猪甲状腺中毒17例临床分析[J].中华急诊医学杂志,
2005,14(006):521－522.

[2]郭玉娟.食用猪甲状腺中毒18例分析[J].职业与健康,2007,23(14):1216－1216.

## 十、雪卡毒素中毒

雪卡毒素是西加鱼毒素中的一种,为常见且重要的海洋鱼类毒素,其主要存在于珊瑚礁鱼类的体内。雪卡毒素中毒常因误食了该毒素的海洋鱼类所引起。食用含猛毒雪卡毒素的鱼类≤200g即能致死。

### (一)中毒表现

**1.心血管系统** 心动过缓、低血压为最常见的中毒症状。偶发心动过速。

**2.神经系统** 可出现温度感觉异常、四肢麻木、肌肉麻痹,严重者可出现呼吸衰竭。

**3.消化系统** 可见恶心、呕吐、腹痛、腹泻等消化道症状。

**4.其他** 个别患者可出现瘫痪、昏迷甚至死亡。

### (二)诊断要点

1.有进食含雪卡毒素的深海鱼(主要是珊瑚礁类)史。

2.有"干冰的感觉"、热感颠倒、肌肉麻痹、呼吸衰竭、低血压休克等表现。

3.排除其他疾病或药物中毒。

4.不易用常规方法检测到,可用免疫学检测法、化学分析法等。

### (三)急救措施

1.停止进食鱼类。

2.促进排出。给予催吐、洗胃、导泻。

3.目前尚无特殊的解毒方法。

4.出现温觉错位者可口服温热饮料。

5.呼吸支持,出现呼吸衰竭时,必要时应用呼吸机。

6.血液净化治疗可清除体内部分毒素。

7.抗休克等对症治疗。

参考文献

Gray MJ,Gates MC. A descriptive study of ciguatera fish poisoning in Cook Islands dogs and cats:Treatment and outcome[J]. Veterinary World,2020,13(7):1269 – 1279.

## 十一、高组胺鱼类中毒

高组胺中毒主要是由于食用不新鲜或腐败的鱼类引起的一种过敏性食物中毒。潜伏期一般在 0.5～1 小时,短者只有几分钟。

### (一)中毒表现

**1. 心血管系统**　可有心动过速。

**2. 神经系统**　头晕、头痛。

**3. 消化系统**　可出现恶心、呕吐、腹痛等。

**4. 其他**　头面部及全身皮肤斑片状红肿伴瘙痒。

### (二)诊断要点

1. 常有不新鲜或腐败鱼类食用史。

2. 有全身皮肤红肿、瘙痒等过敏性表现。

3. 排除其他疾病或药物中毒。

4. 检测到食用食物中富含组胺可辅助诊断。

### (三)急救措施

1. 停止进食腐败的鱼类。

2. 促进排出,给予催吐、洗胃、导泻。

3. 抗组胺治疗。西米替丁注射剂 0.6g/次静注、扑尔敏注射剂 10mg/次肌内注射等。

4. 尽早使用糖皮质激素。可静脉滴注地塞米松每次 10～20mg 对症处理。

5. 可皮下注射 0.3～0.5g 肾上腺素。

6. 应用 10% 葡萄糖酸钙注射剂 10mg 静注。

7. 当出现气道痉挛时开放气道,必要时行气管插管呼吸机辅助治疗。

参考文献

[1]曹伟中,李忠. 急性高组胺鱼类中毒诊治体会[J]. 中国乡村医药,2005,12(011):57 – 58.

[2]陈文如. 急性青花鱼中毒 520 例急救报告[J]. 急诊医学,1999(04):48 – 49.

## 十二、动物肾上腺中毒

多见于误食动物肾上腺组织引起急性中毒,系外源性皮质激素、肾上腺素、去甲肾上腺素水平升高,影响人体的正常代谢、交感神经兴奋而产生的各种中毒症状。当体内肾上腺素浓度超过 0.015mg 时即可引起中毒表现。潜伏期短,常在食用后 10~30 分钟发病。

### (一)中毒表现

**1. 心血管系统** 早期表现为心动过速、血压升高,晚期则血压下降、脉搏细弱,严重者可引起心搏骤停。

**2. 消化系统** 多表现为恶心、呕吐、腹痛、腹泻等消化道症状。

**3. 呼吸系统** 可引起呼吸中枢麻痹而死亡。

**4. 其他** 重者面色苍白、瞳孔散大。

### (二)诊断要点

1. 有动物甲状腺组织误食史。

2. 有面色苍白、瞳孔散大,心率增快、血压升高、恶心呕吐、腹泻等表现。

3. 排除其他疾病或药物中毒。

4. 血儿茶酚胺增高可辅助诊断。

### (三)急救措施

**1. 停用** 停止食用动物内脏。

**2. 促进排出** 给予催吐、洗胃、导泻。

**3. 心血管系统** 可立即静推酚妥拉明 1~5mg 控制血压,当收缩压下降至 160mmHg 时,可降低浓度缓慢静脉点滴;当出现心动过速时,可用 β 受体阻滞剂控制心室率。

**4. 消化系统** 可予甲氧氯普胺缓解恶心、呕吐等消化道症状,可用抑酸剂保护胃黏膜。

**5. 其他** 纠正体内水及电解质失衡。必要时可输注葡萄糖、蛋白补充能量。

**参考文献**

申开梅,陈灵芝,田联廷.一例山羊肾上腺素中毒急救体会[J].当代畜牧,2015(15):68-69.

# 第五章　工业中毒

## 第一节　金属及类金属中毒

### 一、铅中毒

铅及其化合物中毒是铅元素进入人体后与血细胞结合,在人体组织内重新分布,引起神经、消化、血液系统损害的疾病。铅元素的代谢特点:当血铅浓度升高时,铅与钙两种元素拮抗,铅元素沉积在骨骼、牙齿等器官中,若体内钙离子或者铅离子浓度下降时,铅元素再次释放入血液循环系统。另外,铅元素通过呼吸道和胃肠道吸收导致排除减少,对人体组织器官造成损伤,尤其对儿童的神经系统损伤严重。急性铅中毒是服用大量铅化合物所致,慢性铅中毒多见于生产环境中长期吸入大量的铅烟尘。铅元素的中毒机制是氧化应激损伤。铅在机体内诱导氧化应激反应,并造成脂质、蛋白质氧化和DNA损伤从而干扰多种生化过程。因此,研发抗氧化药物不仅能够加速铅的排泄,还降低了氧化应激水平。另外,螯合剂也是常用的解毒药物之一,主要通过与铅形成复合物加快铅元素排出体外,减少体内蓄积,从而降低毒性。

#### (一)中毒表现

**1. 神经系统**　铅元素中毒造成神经髓鞘的缺失,使神经的保护膜受到破坏,进而严重影响神经冲动的传导,可能会出现头晕、头痛、迟钝,肌肉震颤、肌无力、肌张力降低,手足发麻、前臂肌肉萎缩、无痛性轻瘫等症状,重者发生铅麻痹、中毒性脑病。

**2. 消化系统**　出现口内金属味、食欲不振、恶心、呕吐、腹痛、腹泻、便秘交替,严重者有阵发性剧烈腹绞痛(铅绞痛)、中毒性肝病。

**3. 血液系统**　铅能抑制血红蛋白合成通路中的关键酶,破坏造血系统。并且铅离子会使红细胞膜的脆性增加。出现面色灰白、心悸、气短、无力、贫血,多为低色素小细胞型贫血,严重者出现溶血性贫血。

## (二)诊断要点

1. 询问职业史、服用含铅药物史及生活环境与习惯。

2. 有神经、消化、血液系统为主的临床表现。

3. 实验室检查。早期血铅升高≥2.9mmol/L(600μg/L),驱铅治疗后尿铅升高≥0.58mmol/L(120μg/L)。急性铅中毒时:①红细胞游离原卟啉≥3.56mmol/L(2000μg/L);②红细胞锌原卟啉≥2.91mmol/L(13μg/gHb);③尿δ-氨基乙酰丙酸≥61.0mmol/L(8000μg/L)。

4. 排除急腹症、急性间歇型血卟啉病、溶血性贫血、砷中毒、脑膜炎等其他原因引起的类似的疾病。

## (三)急救措施

1. **清除毒物** 口服中毒者立即用1%硫酸钠或硫酸镁洗胃,再灌服50%硫酸镁或硫酸钠50ml导泻。

2. **解毒药物** 使用金属络合剂驱铅治疗:依地酸钠钙15~25mg/kg加入5%葡萄糖液中静脉滴注,每日总量不超过50mg/kg,持续2~3天,间歇5~10天为1个疗程,可连续用3~5个疗程,直至尿铅正常。此外还有二巯基丁二酸钠、二乙烯三胺五乙酸三钠钙、枸橼酸钠等药物排铅;另外,可使用抗氧化药物如谷胱甘肽和过氧化氢酶等,多酚类、维生素类和激素类药物等。

3. **对症治疗** 腹绞痛时用阿托品、654-2等以解除肠道痉挛;保肝可用维生素C、硫普罗宁等;中毒性脑病给予甘露醇降颅压;维持水、电解质及酸碱平衡。

**参考文献**

[1]何剪太,朱轩仪,巫放明,等.铅中毒和驱铅药物的研究进展[J].中国现代医学杂志,2017,27(14):53-57.

[2]黎俊,黄永平,颜崇准.抗氧化药物治疗铅中毒的研究进展[J].中国药理学与毒理学杂志,2015,29(02):333-338.

[3]窦建瑞.职业性铅中毒的预防[J].劳动保护,2020(08):74-76.

[4]金娜,印万忠.铅的危害及国内外除铅的研究现状[J].有色矿冶,2006(S1):114-115+118.

## 二、汞中毒

汞中毒是指接触金属汞而引起的以中枢神经系统、口腔病变为主,并累及呼吸道、胃肠道、肾脏等的全身系统疾病。汞的中毒机制:汞与含硫基和硒基的大分子结合起主要作用,导致氧化应激。汞的代谢特点:元素汞主要通过呼吸道和消化道吸收。吸收后汞及其化合物先到肝脏,主要通过肾脏和肠道排泄,也可透过血脑屏障和胎盘,并可经乳汁分泌。少量随唾液、汗液、毛发等排出。中枢神经系统等部位沉积的汞半衰期甚至长达几年。

## (一)中毒表现

**1. 全身症状** 头晕、头痛、乏力、恶心、呕吐、低热等全身症状。

**2. 肾脏病变** 肾脏是无机汞排泄、蓄积和毒性作用的主要器官,中毒后出现蛋白尿、管型尿、肾衰竭等。

**3. 呼吸系统** 咳嗽、胸痛、呼吸困难、发绀等症状。

**4. 口腔及消化系统** 口干、牙龈肿痛、溃疡、食欲减退、恶心、呕吐、腹痛、腹泻等症状。

**5. 过敏性皮炎** 皮肤可见红斑、斑丘疹等症状。

**6. 神经系统** 主要机制为神经细胞凋亡、神经递质异常表达和生物膜系统的脂质过氧化作用,表现为精神和行为障碍,能引起感觉异常、共济失调、智能发育迟缓、语言和听觉障碍等临床症状。

## (二)诊断要点

**1. 汞接触史** 急性中毒多是短期内吸入高浓度的汞蒸气,慢性中毒多是职业性中毒。

**2. 临床表现** ①轻度中毒:发热、头晕、头痛、震颤等全身症状,合并有口腔 - 牙龈炎及胃肠炎或急性支气管炎;②中度中毒:合并间质性肺炎或肾病综合征;③重度中毒:合并急性肾衰竭、中毒性脑病。

**3. 实验室检查** 血尿汞测定,血汞正常值上限 $1.5\mu mol/L$,尿汞 $0.25\mu mol/L$。脑电图可见波幅及节律改变,传导速度减慢。

**4. 鉴别诊断** 与呼吸道感染、药物过敏、传染病等疾病鉴别。

## (三)急救措施

**1. 脱离毒物环境**

**2. 驱汞治疗** 金属螯合剂二巯丙磺钠 125~250mg,肌内注射,每 4~6 小时 1 次,2 天后 125mg,肌内注射,每日 1 次,连续 3 天,间歇 4 天,7 天为 1 疗程,一般用药 3~4 个疗程。研究发现抗氧化剂对无机汞所致肾损伤有一定的保护作用。

**3. 血液透析** 持续血液透析能够加速无机汞排泄,减少肾脏损害。

4. **对症治疗** 吸氧、保护肝肾脏器、抗感染、肺间质纤维化可用糖皮质激素，己酮可可碱抑制肌肉疼痛的症状。

**参考文献**

[1]李艳艳,熊光仲.汞中毒的毒性机制及临床研究进展[J].中国急救复苏与灾害医学杂志,2008(01):57-59.

[2]陈张欣语.汞中毒的毒性机制与临床治疗[J].科技资讯,2016,14(35):229+231.

[3]沈伟,邱泽武,彭晓波.汞中毒的现状及诊治研究进展[J].中国临床医生,2012,40(08):24-26.

[4]孙承业.实用急性中毒全书[M].2版.北京:人民卫生出版社,2020.

## 三、锰中毒

锰的代谢特点:可吸入颗粒锰分布在线粒体多的组织中,主要为肝脏,脑内含量较低。锰主要通过胆汁、肠道、尿及汗腺排泄,吸收过量的锰可在中枢神经系统内蓄积。锰的中毒机制:中枢神经系统耗氧量增多和多巴胺的耗竭,导致线粒体功能障碍,过氧化物酶和过氧化氢酶的消耗增多。急性锰中毒多见于口服高锰酸钾引起口腔、胃肠黏膜坏死,致死量约为 $5\sim10g$。长期密切接触锰化合物可引起慢性锰中毒,表现为锥体外系神经功能障碍,类似于帕金森病的表现。

**(一)中毒表现**

1. **口服高锰酸钾** 口腔黏膜糜烂、恶心、呕吐、胃痛、吞咽困难。严重者胃肠黏膜坏死、剧烈腹痛、呕吐、血便、咽喉水肿等。

2. **吸入锰烟尘** 头晕、头痛、咽痛、咳嗽、寒战、高热。早期以神经衰弱症候群和自主神经功能障碍为主。晚期出现典型帕金森病、锥体外束受损的病理征象。

**(二)诊断要点**

1. **锰接触史** 口服、呼吸道吸入、皮肤接触。

2. **临床表现** 消化道、呼吸系统、神经系统为主的临床表现。

3. **实验室检查** 血锰、尿锰无法反映出体内真实锰含量,相关性不大。

**(三)急救措施**

1. **脱离环境及促进排出** 脱离毒物环境,立即洗胃、导泄等处理。

2. **驱锰治疗** 可用依地酸钙钠、促排灵或二巯丁二钠,近年来用对氨基水杨酸钠(PAS)治疗锰中毒。口服 $2\sim3g$,$3\sim4$ 次/天,$3\sim4$ 周为1个疗程。静脉滴注

6g 加入 5% 葡萄糖溶液 500ml,每日 1 次,连用 3 天,间歇 4 天为 1 疗程。出现震颤性麻痹综合征可用左旋多巴和安坦等药物治疗。

**3.对症治疗**　维持水、电解质平衡,抗感染,窒息时行气管切开等对症处理。

参考文献

[1]杨心乐,王桂兰,张忠诚.锰与人体健康[J].医学综述,2006(18):1134-1136.

[2]张丽娜,陈一资.锰及其毒性的研究进展[J].肉类研究,2007(07):38-42.

[3]彭东杰,秦文霞,黄双,等.锰中毒治疗的药物研究[J].铁路节能环保与安全卫生,2017,7(01):50-53.

[4]任引津,张寿林,倪为民,等.实用急性中毒全书[M].北京:人民卫生出版社,2020.

### 四、镉中毒

镉中毒指吸入镉化合物烟、尘所致的中毒。镉的中毒机制:急性镉中毒时引起的氧化损伤与细胞的谷胱甘肽消耗有关,在慢性镉中毒的情况下,则与肾脏内非金属硫蛋白结合的镉浓度及微量元素的平衡紊乱有关。急性镉中毒主要损害呼吸系统,慢性镉中毒可导致肾脏损害及其他器官组织损伤。

#### (一)中毒表现

**1.急性中毒**　①吸入:咳嗽、胸闷、呼吸困难等呼吸道刺激症状和炎症反应,严重者出现肺水肿及心力衰竭;②食入:恶心、呕吐、腹痛、腹泻、上肢麻木、休克等。

**2.慢性中毒**　肾小管损伤,严重者可出现骨质疏松、骨软化、背部及四肢疼痛。

#### (二)诊断要点

**1.有职业接触史**

**2.临床表现**　以呼吸系统及肾脏系统损害为主。

**3.实验室检查**　尿镉、血镉和有关尿蛋白指标,存在血镉水平 >45nmol/L 和尿镉水平 >5.0μmol/mol 时,表示存在镉的过量接触。

**4.鉴别诊断**　排除其他类似疾病。

#### (三)急救措施

**1.脱离环境及促进排出**　脱离毒物环境,洗胃,避免使用肾毒性药物。

**2.驱镉治疗**　急性中毒给予依地酸钙钠金属络合剂,慢性中毒不考虑使用,否则会加重肾小管损害。

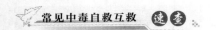

3.**对症治疗** 补充蛋白质、营养支持、维生素、钙剂等。

参考文献

[1]詹杰,魏树和.镉中毒的干预措施与机理分析[J].生态毒理学报,2012,7(04):354 – 359.

[2]张晓华,肖雄斌.镉毒性作用机制及临床防治进展[J].实用预防医学,2012,19(11):1761 – 1763.

[3]孙承业.实用急性中毒全书[M].2版.北京:人民卫生出版社,2020.

## 五、铜中毒

急性铜中毒主要通过误服硫酸铜、吸入铜粉尘所致,硫酸铜可经胃肠道、皮肤吸收,分布在多个器官。铜的代谢特点:是通过分泌胆汁进行的,胆汁中的氨基酸与铜结合后,可经肝脏代谢,经粪便排出,少部分由肠壁排泄,微量铜由尿液排泄。此外,有极少部分的铜是由汗腺排泄的。铜的中毒机制:铜参与活体内的脂质过氧化反应。铜过量是与细胞膜或大分子物质的氧化损伤相一致的。

### (一)中毒表现

1.**消化道症状** 恶心、呕吐,呕吐物呈蓝色或绿色,腹痛、腹泻。

2.**肾脏疾病** 血尿、少尿,严重者出现急性肾衰竭。

3.**溶血及肝脏损伤** 腰痛、黄疸、贫血、肝大、血红蛋白尿,严重者可引起肝脏损伤。

4.**皮肤损害** 接触性皮炎、湿疹等。

### (二)诊断要点

1.**有铜接触史**

2.**临床表现** 以溶血及肾脏损害为主。

3.**实验室检查** 血清铜正常值700 ~ 1400μg/L,铜蓝蛋白正常值150 ~ 600mg/L。

4.**鉴别诊断** 与其他金属中毒及溶血性贫血等相关疾病鉴别。

### (三)急救措施

1.**清除毒物** 洗胃:0.1%亚铁氰化钾溶液或硫代硫酸钠溶液。

2.**驱铜治疗** 选用依地酸钙钠、二巯丁二钠或二巯丙磺钠络合药物。

3.**对症治疗** 维持水、电解质平衡,碱化尿液,必要时行血液透析,有溶血者使用激素治疗。

参考文献

[1]王伟,韩博,史言,等.微量元素铜代谢研究进展[J].黑龙江畜牧兽医,1998(09):35 – 38.

[2]阮喜云,钟士江,刘庆勇,等.铜过量的表现[J].国外医学:医学地理分册,1999(04):157 –
159,169.

[3]任引津,张寿林,倪为民,等.实用急性中毒全书[M].北京:人民卫生出版社,2020.

## 六、铊中毒

铊对人体的毒性作用主要表现为神经毒性,可引起肝、肾等多脏器损害。急性中毒性剂量为 6 ~ 40mg/kg,成人经胃肠道吸收的最小致死量为 12mg/kg。儿童经胃肠道吸收的最小致死量为 8.8mg/kg。铊的代谢特点:铊可经胃肠道、呼吸道和皮肤吸收。动物实验表明,铊被吸收后在肾脏的浓度最高、唾液腺次之,其他部位依次为睾丸、肌肉、骨骼、淋巴结、胃肠、心脏、脾脏和肝脏。铊可通过胎盘屏障蓄积于胎儿体内,给胎儿造成伤害。蓄积在骨骼、毛囊、皮肤、骨髓和中枢神经系统的铊可缓慢经粪便和尿液排出,也可随唾液、乳汁、眼泪、毛发和指甲排出体外。铊的中毒机制:铊进入体内后,可溶性的离子与体内的生物分子结合,导致其生物活性丧失,从而使组织功能出现障碍;而且铊离子对钾离子有拮抗抑制作用,铊离子干扰一些依赖钾的关键生理过程。铊与半胱氨酸的巯基结合,直接抑制毛囊角质生成,导致毛发脱落。

### (一)中毒表现

**1.胃肠道症状**　早期出现,有恶心、呕吐、腹痛、腹泻等胃肠炎表现。

**2.神经损伤**　①周围神经损伤:双下肢酸麻、蚁走感、足趾和足跟痛等;②中枢神经损伤:头痛、头晕、失眠、记忆力减退、乏力,严重者表现为谵妄、惊厥、昏迷、意识障碍的中毒性脑病。

**3.皮肤毛发脱落**　斑秃或全秃,严重者胡须、腋毛、阴毛和眉毛可全部脱落。

### (二)诊断要点

**1.有铊接触史**

**2.临床表现**　出现周围神经损伤、脱发、皮肤、肝肾等脏器损害。

**3.实验室检查**　血铊正常值 <2μg/L,急性中毒:尿铊为 >200μg/L,血铊 >100μg/L。

**4.神经 – 肌电图检查**　神经 – 肌电图为早期诊断敏感指标,出现神经源性损害及运动和感觉神经传导速度减慢。

## (三)急救措施

**1. 清除毒物**　脱离中毒现场,立即给予催吐、洗胃、导泻等处理。1% 碘化钠或碘化钾溶液洗胃;用清水洗污染皮肤。

**2. 减少铊吸收**　每天 250mg/kg,分 4 次,溶于 50ml 20% 甘露醇中口服;口服活性炭 0.5g/kg,2 次/天。

**3. 二巯腙**　用量为 10～20mg/(kg·d),分 2 次口服,5 天为 1 疗程;还可用普鲁士蓝、二巯基丙酸钠等药物。

**4. 血液净化**

**5. 对症治疗**　保肝护肾,给予维生素 B 族营养神经。严重者可用糖皮质激素:地塞米松 5～10 mg 静脉滴注,1 次/天,连用 7～14 天。

### 参考文献

[1]汪颖,何跃忠.铊中毒与急救的研究进展[J].国际药学研究杂志,2010,37(02):118－121.

[2]王涤新,李素彦.铊中毒的诊断和治疗[J].药物不良反应杂志,2007(05):341－346.

[3]邱泽武,王喆,孙成文.铊中毒的现状与诊治新进展[J].中国急救医学,2008(09):822－823.

[4]任引津,张寿林,倪为民,等.实用急性中毒全书[M].北京:人民卫生出版社,2020.

## 七、镍中毒

正常情况下,成人体内镍含量大约为 10mg,血液中镍含量约为 0.11μg/ml。镍中毒时多数患者以皮肤炎症、呼吸系统功能障碍为首发症状,影响着患者生活质量。镍的代谢特点:多通过口腔、呼吸、表皮吸收等方式吸收,使镍在体内蓄积,最终导致肝、肾、脾等重要脏器损伤,甚至诱发鼻咽癌、肺癌等。镍的中毒机制:可能与 DNA、RNA 等遗传物质合成、基因表达变化,以及多种机体重要酶活性有关。

### (一)中毒表现

**1. 皮肤损害**　瘙痒,接触性皮炎,随后出现丘疹、疱疹、红斑,严重者出现溃烂、化脓等炎症反应。

**2. 呼吸系统**　头晕、恶心、胸闷、气短、咳嗽、呼吸困难等症状。

**3. 神经症状**　失眠、多梦、视力减退等神经衰弱症状。

### (二)诊断要点

**1. 有镍接触史**

2. **临床表现**　呼吸系统及皮肤临床表现。

3. **实验室检查**　尿镍明显升高,血镍 > 1μg/dl 可诊断,白细胞升高,X 线提示肺炎、肺水肿。

### (三)急救措施

1. **脱离现场**　脱离中毒现场,清洗污染皮肤。

2. **急性镍中毒**　可使用二乙基二硫代氨基甲酸钠驱镍治疗:首次剂量25mg/kg 静脉注射,24 小时总量100mg/kg 或口服每次 0.5g,4 次/天,3～7 天;也可用依地酸钙钠治疗。

3. **对症治疗**　抗感染、解痉、激素等对症治疗。

**参考文献**

[1]曹翠萍,王雪莉. 重金属 - 镍对人体健康的危害及预防[J]. 中国现代药物应用,2013,7 (09):78 - 79.

[2]李晓萍,张志坚. 以急性呼吸窘迫综合征为主要表现的重度急性羰基镍中毒三例报告[J]. 中国呼吸与危重监护杂志,2015,14(01):101 - 102.

[3]尚慧,马国煜,李林云,等. 急性羰基镍中毒临床治疗实践与探讨[J]. 工业卫生与职业病, 2017,43(05):392 - 393 +395.

[4]任引津,张寿林,倪为民,等. 实用急性中毒全书[M]. 北京:人民卫生出版社,2020.

## 八、锌中毒

锌过量会给人体造成严重的危害,锌及其化合物根据品种及吸收途径不同,毒性程度也不同。硫酸锌对人的最小致死量为 50mg/kg。它可以拮抗铅、汞、镉、铜的毒性。提高血锌水平能够提高人体免疫力,但是过量的锌也能对人体造成危害。锌中毒主要由于应用镀锌的器皿制备或储存酸性饮料,此时酸性溶液可分解出较多的锌以致中毒。慢性锌中毒临床表现为顽固性贫血、食欲下降,合并有血清脂肪酸及淀粉酶增高。

### (一)中毒表现

1. **呼吸系统**　口内金属味、咽干、声音嘶哑、胸闷、咳嗽等。

2. **消化系统**　恶心、呕吐、腹痛、腹泻、便血、食欲下降等。

3. **皮肤及黏膜损害**　口腔黏膜及消化道糜烂、皮肤灼烧、丘疹、湿疹等。

4. **血液系统**　顽固性贫血。

## (二)诊断要点

**1. 锌及其化合物接触史**

**2. 临床表现** 呼吸、消化系统及皮肤损害。

**3. 实验室检查** 锌的含量。

## (三)急救措施

**1. 紧急处理** 口服中毒立即催吐、洗胃、导泻;吸入中毒立即给予保持呼吸畅通、激素、抗感染治疗。

**2. 排锌治疗** 依地酸钙钠络合剂排锌治疗。

**3. 对症治疗** 金属烟热给予解热镇痛剂。

### 参考文献

[1]丁小波,文利新,牛同利.微量元素锌的毒性研究[J].微量元素与健康研究,2007(06):64-66.

[2]向中兰.补锌过量对人体的危害[J].现代医药卫生,2001(09):727.

[3]慧文,张俊杰.补锌与锌中毒6例分析[J].中原医刊,1996(05):18-19.

[4]引津,张寿林,倪为民,等.实用急性中毒全书[M].北京:人民卫生出版社,2020.

## 九、铝中毒

铝主要在小肠末端吸收,生物学利用率为0.1%~1%。铝在人体骨、肺、肌肉、肝、脑等组织器官分布,经肾脏排泄,2%的铝经胆汁排泄。长期大量吸入铝尘、使用铝制生活用品剂以及药物接触可导致铝中毒。引起消化、呼吸、血液及神经系统病变。铝的中毒机制:铝致细胞中毒后导致机体处于氧化应激状态,而氧化应激是神经系统疾病生理过程中的重要环节之一。

## (一)中毒表现

**1. 消化系统** 食欲下降、胃炎、胃出血及胃黏膜损伤。

**2. 呼吸系统** 咳嗽、气短、支气管炎、肺水肿。

**3. 血液系统** 铝可抑制亚铁氧化酶的活性并与转铁蛋白结合,出现贫血、网织红降低。

**4. 神经系统** 定向障碍、运动失调、记忆力减退、抽搐等。

**5. 骨骼** 骨是铝毒性蓄积的另外一个主要的靶器官,会出现全身骨痛、肌痛、肌无力、骨软化症。

**（二）诊断要点**

**1. 接触史**　大量或长期摄入铝及接触史。

**2. 临床表现**　消化、呼吸、血液、神经及骨骼系统的病变。

**3. 实验室检查**　血铝 $> 7\mu mol/L$；血常规提示小细胞低色素性贫血，网织红细胞降低。

**4. X 线检查**　肺纹理增粗，肺间质纤维化，肺野可见小结节影。

**（三）急救措施**

**1. 紧急处理**　立即喝牛奶、蛋清保护胃黏膜。洗胃：2% 碳酸氢钠。

**2. 对症处理**　吸氧、激素预防肺间质纤维化、营养神经等治疗。

**3. 减少铝的再摄入**　减少通过食物、自来水、药物、铝制炊具等途径对铝的摄入。

参考文献

[1] 孙中蕾,陈瑶,白静. 铝中毒研究进展 [J]. 医学综述,2013,19(15):2741 - 2743.

[2] 纪琦琪,韩领,夏晓洋,等. 铝中毒与减缓的研究进展 [J/OL]. 中国食物与营养:1 - 5 [2021 - 04 - 16].

[3] 任引津,张寿林,倪为民,等. 实用急性中毒全书 [M]. 北京:人民卫生出版社,2020.

## 十、钡中毒

人体吸入的钡盐 50% 沉积在上呼吸道,再进入肠道,被肠黏膜吸收后,转移到肌肉和骨骼,钡主要经粪便排泄。不可溶性钡盐在胃肠道内基本不被吸收。钡中毒可引起显著的低钾血症,继发呼吸麻痹及恶性心律失常。成人氯化钡中毒量为 0.2~0.5g,致死量约为 0.8~0.9g。钡的中毒机制:钡离子是一种肌肉毒性物质,对各种肌肉组织包括骨骼肌、平滑肌、心肌都有刺激和兴奋作用。钡离子能与体内氨基酸上的巯基、羧基等基团结合,导致体内许多重要的酶失活。其次,钡离子对细胞膜上的钠钾泵具有兴奋作用,使钾离子逆梯度由细胞外进入细胞内;同时,钡离子又能阻滞钾通道,造成细胞外低钾,导致膜电流抑制,肌肉麻痹,严重的低血钾使四肢、躯干及呼吸肌麻痹,可导致各类心律失常发生。另外,钡离子对中枢神经系统也有先兴奋、后抑制的作用。

**（一）中毒表现**

**1. 消化系统**　口腔及咽部烧灼感、恶心、呕吐、腹痛、稀水样及血性便等。

**2. 进行性肌麻痹**　四肢肌肉麻木向呼吸肌、舌肌发展,肌肉痉挛、肌束颤动、

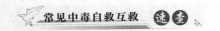

肌张力下降,吞咽及呼吸困难。

**3. 心血管系统** 低血钾使患者心肌损害,胸闷,严重者出现心律失常。

### (二)诊断要点

**1. 钡接触史** 接触大量钡化合物。

**2. 临床表现** 肌肉麻痹、心肌损害及胃肠道反应。

**3. 实验室检查** 顽固性低钾血症;心电图提示心肌损害、心律失常等。

**4. 排除其他疾病** 与消化道疾病、心脏疾病及低钾血症鉴别。

### (三)急救措施

**1. 清除毒物** 脱离中毒现场,漱口、催吐、导泻、洗胃。

**2. 补钾** 纠正低钾血症是抢救成功的关键。

**3. 解毒药物** 10%硫酸钠10~20ml静脉注射,或5%硫酸钠500ml静滴。

**4. 促进毒物排出** 利尿、血液净化等治疗。

**5. 对症治疗** 保护心肌、维持酸碱平衡、保持呼吸通畅、防治感染。

参考文献

[1]王跃兵,黄文丽,李蕴成.微量元素钡与人体健康[J].地方病通报,2009,24(01):81-83.

[2]严蓉,万伟国,黄简抒.急性钡中毒的临床进展[J].中国工业医学杂志,2015,28(05):347-349.

[3]任引津,张寿林,倪为民,等.实用急性中毒全书[M].北京:人民卫生出版社,2020.

## 十一、砷中毒

砷具有灰、黄、黑色3种同素异同体,质脆而硬,具有金属性。砷中毒主要为慢性中毒,急性中毒多数为误服或自杀引起。砷的化合物可经呼吸道、消化道及皮肤吸收而引起中毒。

### (一)中毒表现

**1. 多样性皮肤损害** 丘疹、疱疹、脓疱、剥脱性皮炎、色素沉着斑、毛发脱落、角化过度或脱皮,皮肤癌变。指甲出现米氏线。

**2. 消化系统** 口服者出现口咽部及食管烧灼感、声嘶、恶心、呕吐、腹痛、腹泻、"米泔"样粪便,重症患者出现水样便、血便。

**3. 神经系统** 头痛、头晕、乏力、口周麻木、全身酸痛。重症者烦躁、谵妄、妄想、四肢肌肉痉挛、意识模糊、昏迷,甚至因呼吸中枢麻痹而死亡。

**4. 循环系统**　心悸、胸闷、心肌酶谱升高和心电图异常。

**5. 其他脏器损害**　咳嗽、喷嚏、胸痛、呼吸困难、喉头水肿、窒息。中毒性肝炎（肝大、肝功能异常、黄疸等）、肾脏损害（少尿、尿中出现红细胞、白细胞、管型等）、血液系统损害（贫血、骨髓造血再生不良等）。

### （二）诊断要点

1. 砷及其化合物的接触史。

2. 出现典型皮肤改变，以及神经系统、消化系统等临床表现。慢性中毒者指甲出现米氏线。

3. 尿砷、血砷及呕吐物中检出砷可助诊断。

4. 排除其他疾病或药物中毒。

### （三）急救措施

1. 停止继续接触毒物。

2. 驱砷治疗。砷中毒特效解毒药：二巯丙磺钠、二巯丁二钠。青霉胺也有一定驱砷作用。特效解毒药应尽早应用。

3. 皮肤或黏膜病损处可用2.5%二球丙醇油膏或地塞米松软膏。

4. 血液透析联合血液灌流治疗。

5. 对症治疗。注意纠正脱水、休克及电解质紊乱。

参考文献

[1]孙承业,马沛滨,田英平,等.实用急性中毒全书[M].北京:人民卫生出版社,2020.

[2]王宇泽,谭超,罗永军,等.我国砷中毒的医学地理分布特点及防治措施研究进展[J].解放军预防医学杂志,2020(1):103-105.

[3]金银龙,梁超轲,何公理,等.中国地方性砷中毒分布调查:总报告[J].卫生研究,2003(6):519-540.

# 第二节　有害气体中毒

## 一、氟中毒

氟是人体必需的微量元素,主要分布于牙齿、骨骼中,化学性质最活泼,以化合物和络合物存于自然界;气体形式以氟化氢为主,具有强腐蚀性,"金、铜、铁、玻璃"等可被腐蚀;误吸氟化氢,其与体内水结合产生氢氟酸,溶解组织蛋白,造成组织液化坏死,黏膜脱落。因水、饮食中氟含量过高,长期摄入可导致地方性氟中毒,氟斑釉齿和氟骨症为其特征病变。

**(一)中毒表现**

1. **呼吸系统** 胸闷、憋气、胸骨后压迫紧束感、持续性呛咳、无痰或少量白痰。

2. **神经系统** 头痛、头晕、肌肉痉挛,甚至昏迷、死亡。

3. **心血管系统** 心室颤动。

4. **消化系统** 腹泻、腹痛、呕吐、流涎。

**(二)诊断要点**

1. 发生于特殊的环境中,如氢氟酸容器破损,氟化氢泄露;煤的燃烧产生氟化氢。

2. 急性中毒者伴随上述临床症状,查体可见眼、皮肤、口咽黏膜灼伤表现。

3. 实验室检查。尿氟浓度明显升高,血钙降低,甲状旁腺素升高。

**(三)急救措施**

1. **现场处理** 立即脱离现场,转移至空气清新处。

2. **局部处理** 用2%~4%碳酸氢钠洗鼻,口腔含漱。

3. **气道管理** 呼吸困难者,尽早行气管切开,避免气管插管。

4. **防治肺水肿** 地塞米松每天20mg,疗程5~7天;呋塞米20mg,每天3次。

5. **钙剂** 10%葡萄糖酸钙10ml静脉注射,每天1次。

6. **其他** 维生素$B_6$、$B_1$、C,谷维素解毒;碱化尿液促进排氟;保护心肌。

参考文献

[1]文保元,马杰,林瑞存,等.急性氟化氢中毒7例报告[J].中华劳动卫生职业病杂志,1989,7(4),229.

[2]任引津,张寿林.实用急性中毒全书[M].北京:人民卫生出版社,2003.

## 二、氯气中毒

氯气常温常压下为黄绿色气体,是一种有毒、刺激性气体。遇水生成次氯酸和盐酸;短时间内大量吸入,造成呼吸道阻塞、肺水肿、肺泡通气换气功能障碍,引起呼吸困难、低氧血症、呼吸功能衰竭,严重者可因呼吸中枢抑制导致呼吸或心搏骤停。

## （一）中毒表现

**1. 局部刺激症状**　流泪、眼部灼痛、咽痛等。

**2. 呼吸系统**　刺激性咳嗽、咳痰、气急、胸闷,甚至呼吸困难。

**3. 消化系统**　恶心、呕吐、腹胀、上腹疼痛。

**4. 神经系统**　头晕、头痛、嗜睡、烦躁、晕厥。

## （二）诊断要点

1. 从事存在氯气泄漏的工作,如冶金、医药、化工、轻工等。

2. 具有呼吸道症状,伴或不伴肺部体征;胸部 CT、胸片具有肺渗出性征象。

3. 排除其他疾病或药物中毒。

## （三）急救措施

**1. 撤离现场**

**2. 局部处理**　清水冲洗污染皮肤和眼。

**3. 留观时间**　症状轻者至少密切观察 12 小时。

**4. 氧疗**　轻者面罩吸氧,氧流量 4~6L/min,重者机械通气。

**5. 气道管理**　支气管舒张剂静滴或雾化吸入解痉平喘;喉头水肿尽早气管切开。

**6. 防治肺水肿**　地塞米松 20mg/d,使用 5~7 天。

**7. 其他**　防治肺部感染。

### 参考文献

[1]卢世海.12 例氯气中毒治疗体会[J].中国医药指南,2011(31):130.

[2]李德东,黄纯,等.氯气中毒 329 例诊治体会[J].南京医科大学学报,2001,21(1):79-80.

[3]王佳业,张晓彬,等.急性氯气中毒 35 例临床分析[J].中外医疗,2012,(33):45-46.

[4]任引津,张寿林.实用急性中毒全书[M].北京:人民卫生出版社,2003.

### 三、光气中毒

光气属剧烈窒息性气体,毒性是氯气的 10 倍以上,有霉干草和烂苹果味。毒性作用主要是对呼吸系统的损害,其临床特点是导致迟发性肺水肿甚至急性呼吸窘迫综合征(ARDS)。从吸入光气到出现肺泡性肺水肿潜伏期为 6~15 小时,其长短与吸入浓度、接触时间密切相关,吸入 $88.3mg/m^3$ 2 分钟即可引起肺损伤,吸入 $110mg/m^3$ 30 分钟可致死。

## （一）中毒表现

**1. 局部刺激症状** 流泪、咽干、眼部不适。

**2. 呼吸系统** 咳嗽、胸闷、喘憋；潜伏期后可发生肺水肿，危重者呼吸窘迫，死亡。

**3. 神经系统** 失眠、头晕、头痛，重者烦躁、昏迷。

## （二）诊断要点

1. 从事存在光气泄漏可能的职业，如化工厂工人。

2. 具有明显呼吸道损害的症状、体征，胸部影像学检查可见肺部片状渗出影。

3. 排除其他疾病或药物中毒。

## （三）急救措施

**1. 现场处理** 撤离现场到空气清新处。

**2. 留观** 无症状者密切观察72小时。

**3. 合理氧疗** 肺水肿、喉头水肿，立即行气管切开，机械通气。

**4. 防治肺水肿** 糖皮质激素早期、足量、短程使用，如地塞米松每天20mg，5～7天。

**5. 其他** 镇痛、镇静减少氧耗；防治呼吸机相关肺损伤；积极治疗肺部感染等。

### 参考文献

[1]徐兰萍.光气中毒机制与治疗进展[J].职业卫生与应急救援,2005,23(4):183-185.

[2]徐明之,尉康岭,倪为民,等.急性光气中毒研究进展[J].中华劳动卫生职业病杂志,1998,16(4):254-255.

[3]赵庆玲,庄淑美.急性光气中毒36例分析[J].中国工业医学杂志,2015,28(1):17.

[4]任引津,张寿林.实用急性中毒全书[M].北京:人民卫生出版社,2003.

## 四、甲烷中毒

甲烷又称为"沼气"，是一种无色无味的气体，是天然气、煤气的主要成分，广泛存在于天然气、煤气、沼气、淤泥池塘和密闭的窨井、池塘、煤矿（井）和煤库中。甲烷本身毒性甚低，高浓度时引起中毒，实际是空气中氧含量相对降低造成缺氧。

## （一）中毒表现

中枢神经系统：甲烷浓度达25%～30%时出现头痛、头晕、恶心、注意力不集中、动作不协调、乏力、四肢发软等症状；45%～50%以上出现昏迷、死亡。

（二）诊断要点

1. 中毒前处于密闭的窖井、池塘、煤矿或使用天然气。

2. 有上述临床特点者。

3. 排除其他疾病或药物中毒。

（三）急救措施

1. **现场处理**　转移至空气清新处,保持呼吸道通畅;猝死者立即行心肺复苏。

2. **高压氧治疗**　为甲烷中毒重要治疗手段。

3. **治疗脑水肿**　限制液体入量;使用脱水剂(如甘露醇125ml,6～8小时1次;速尿)、糖皮质激素;预防癫痫,镇静。

参考文献

[1]王建国.沼气中毒的救治分析[J].中国现代药物应用,2015,9(6):176－177.

[2]省农委科教处供稿.沼气中毒处理方法[J].科教专版,2008(12):9.

[3]任引津,张寿林.实用急性中毒全书[M].北京:人民卫生出版社,2003.

## 五、砷化氢中毒

有心、肺、肝、脑等重要脏器受累,若诊治不当或中毒剂量大,并发多器官功能障碍综合征(MODS),病死率可高达60%～100%。

（一）中毒表现

1. **潜伏期**　30分钟至数小时,很少超过24小时。

2. **轻度中毒**　表现为急性血管内溶血,即畏寒、发热、头痛、乏力、腰背部酸痛、酱油色尿、巩膜皮肤黄染等;外周血血红蛋白、尿潜血试验等血管内溶血实验室检查异常,尿量基本正常。

3. **重度中毒**　皮肤呈古铜色或紫黑色,外周血血红蛋白显著降低,尿潜血试验强阳性,血浆或尿游离血红蛋白明显增高,血肌酐进行性增高,可继发中度至重度中毒性肾病。

（二）诊断要点

1. 既往无泌尿系统疾病。

2. 有砷化氢接触史。

3. 出现血红蛋白尿,尿砷含量显著升高,排除其他疾病或药物中毒。

### (三)急救措施

**1. 阻止砷化氢继续吸收** 迅速撤离现场;安静休息,鼓励饮水,口服碱剂。

**2. 药物治疗**

(1)减轻溶血及保肝解毒 地塞米松 10~20mg/d,分次静脉注射;还原性谷胱甘肽 2.4~3.6g/d,配合维生素 C、维生素 E、低分子右旋糖酐,连用 3~5 天。

(2)利尿、改善肾脏血液循环 轻度中毒者给予 20% 甘露醇 125~250ml,5~10 分钟内滴完;重者给予呋塞米 100~200mg 静脉注射,2 小时 1 次,连用 2~3 次;山莨菪碱 10mg 静脉注射改善肾脏微循环,1 小时 1 次,连用 8~10 次。

(3)碱化尿液 溶血时给予 5% 碳酸氢钠 8~12g/d 静脉滴注,使尿 pH 值处于 7~8 之间。

(4)其他 贫血严重者,血红蛋白低于 40g/L 时,输注浓集红细胞 2U;极化液 1 次/日改善心肌代谢;合并 DIC 者给予低分子肝素抗凝,同时补充新鲜血浆、维生素 $K_1$;预防性抗感染治疗,7~10 天。

**3. 血液净化** 血液透析、血浆置换、血液灌流 + 血液透析、血浆置换 + 血液透析。

**参考文献**

[1]胡莲波,张楠,黄卫东.急性砷化氢中毒治疗进展[J].中华危重症医学杂志,2010,3(5):342-345.

[2]李森林,王新文,彭静,等.急性砷化氢中毒的治疗——附 52 例分析[J].中国工业医学杂志,2000,13(2):104-105.

[3]任引津,张寿林.实用急性中毒全书[M].北京:人民卫生出版社,2003.

## 六、硫化氢中毒

硫化氢(hydrogen sulfide,$H_2S$)是具有特殊臭鸡蛋刺激性、窒息性的气体,主要引起细胞内窒息,导致中枢神经、呼吸道、心脏等多脏器损害。在低浓度接触时,主要表现为对眼、呼吸道黏膜较强的刺激和腐蚀作用;高浓度接触时,可抑制细胞色素氧化酶活性,阻断呼吸链导致细胞内窒息缺氧,最终造成以中枢神经系统为主的多脏器损害。

### (一)中毒表现

**1. 轻度中毒** 有明显的头痛、头晕、乏力等症状并出现轻-中度意识障碍;急性气管-支气管炎或支气管周围炎。

2. **中度中毒** 意识障碍表现为浅－中度昏迷;急性支气管肺炎。

3. **重度中毒** 意识障碍程度呈深昏迷或呈植物状态;肺水肿;猝死;多脏器衰竭。

### (二)诊断要点

1. 职业接触 $H_2S$ 和(或)含 $H_2S$ 的废气及废液排放不当(如从事阴沟清理、腐败鱼类处理、咸菜生产及病畜处理等工作)。

2. 有上述临床特点者。

3. 排除其他疾病或药物中毒。

### (三)急救措施

1. **现场急救** 迅速脱离现场,脱去污染衣物,保持呼吸道通畅;心跳呼吸骤停者给予心肺复苏术;中毒现场立即给予中、重度中毒者肌内注射4－二甲基氨基苯酚 3.25mg/kg,1 次即可。

2. **高压氧治疗** 凡昏迷者,立即行高压氧舱治疗,1～2 次/日,10～20 次为 1 个疗程,一般1～2个疗程。

3. **防治肺水肿和脑水肿**

(1)预防。10mg 地塞米松加入葡萄糖液静滴,1 次/日。

(2)治疗。40～80mg 地塞米松,1 次/日。

(3)维生素 E、6－542 可减轻肺损伤,改善微循环。

(4)纳洛酮,在中毒性脑水肿的治疗中取得较好疗效。

(5)限制液体入量。

参考文献

[1]吴娜,王涤新.硫化氢中毒机制及治疗研究进展[J].中国工业医学杂志,2010,23(6):434－436.

[2]岳茂兴,徐冰心,李轶,董兆君,等.硫化氢中毒损伤的特点、临床表现和紧急救治原则[J].中国全科医学,2004,7(14):1079－1080.

[3]任引津,张寿林,倪为民,等.实用急性中毒全书[M].北京:人民卫生出版社,2003.

## 七、氯化氢中毒

氯化氢为无色气体,具有强烈刺激气味,在空气中呈白色的烟雾。极易溶于水,成为盐酸。本品对眼和呼吸道黏膜有较强的刺激作用,对皮肤也有刺激作用,甚至造成灼伤。本品吸入后与黏膜面的水分作用而发生解离,其氢离子被水分子捕集,形成水合氢离子,此将成为质子的供体,且有一定催化作用,与有机分子起反应后,可导致细胞损伤,出现眼结膜、鼻及咽部黏膜红肿,角膜混浊,严重者可引起化学性肺炎、肺水肿、肺不张等。

**(一)中毒表现**

1.眼和呼吸道症状眼睑红肿,结膜充血水肿,鼻、咽部有烧灼感及红肿,甚至喉痉挛、喉头水肿,严重者出现肺水肿。

2.皮肤暴露部位皮炎,潮红、瘙痒,或出现丘疹及水疱。

**(二)诊断要点**

1.有氯化氢气体接触史。

2.具有上述临床特点者。

3.排除其他物质中毒。

**(三)急救措施**

1.**现场处理** 迅速脱离现场,脱去污染衣物。

2.**局部处理** 眼和皮肤污染者,可用大量清水或肥皂水彻底冲洗,并用2%~5%碳酸氢钠液湿敷。

4.**防治肺水肿** 重者早期、足量、短程使用糖皮质激素治疗,地塞米松(20~30mg/d),静脉注射3天。轻度中毒及刺激反应者给予地塞米松10mg临时静脉注射。

5.**预防感染**

**参考文献**

[1]李艳萍,张立仁,熊永根.急性氯化氢吸入中毒144例临床报告[J].工业卫生与职业病,2007,33(1):51-52.

[2]任引津,张寿林,倪为民,等.实用急性中毒全书[M].北京:人民卫生出版社,2003.

## 八、一甲胺中毒

一甲胺(monomethylamine,MMA)是国内应用较为广泛的化工原料,在MMA生产、运输、使用和管道维修过程中,稍有不慎,即可发生急性中毒事故。因MMA是一种高水溶性、碱性程度强于氨的刺激性气体,故急性MMA中毒是以呼吸系统损害为主要表现的全身性疾病,常伴有眼和皮肤灼伤。

**（一）中毒表现**

1. **呼吸系统** 呛咳、咳痰；重者肺水肿,咳粉红色泡沫痰。

2. **眼部刺激症状或灼伤** 畏光、流泪、眼痛、眼睑痉挛、视物模糊等症状。

3. **上呼吸道黏膜刺激症状或灼伤** 口腔、咽喉灼伤,出现口干、咽痛、吞咽困难、声音嘶哑；重者出现喉水肿、窒息猝死。

4. **皮肤灼伤** 呈Ⅰ～Ⅱ度灼伤,少数为Ⅲ度,灼伤面积1%～20%。

5. **病程中病情变化多端** 脱落黏膜导致窒息使病情突变。

**（二）诊断要点**

1. 有较高浓度的一甲胺吸入史。

2. 有上述临床特点者。

3. 排除其他病因所致类似疾病。

**（三）急救措施**

1. **现场处理** 迅速脱离现场,转移至空气新鲜处,脱去污染衣物。

2. **局部处理** 流动清水彻底冲洗污染的眼或皮肤,眼冲洗时间至少10分钟。

3. **病情观察** 需卧床休息,观察48小时,病情变化时,及早处理。

4. **保持呼吸道通畅**

（1）支气管解痉剂,如氨茶碱0.25g静滴。

（2）雾化吸入,如地塞米松5mg、氨茶碱125mg、庆大霉素4万U、氨溴索30mg及10ml生理盐水,每日4～6次。

（3）气管切开。

5. **治疗肺水肿**

（1）早期、足量(50～80mg地塞米松)、短程(3～5天)使用糖皮质激素。

（2）山莨菪碱改善微循环。

（3）限制体液入量。

6. **积极防治并发症** 常见酸碱失衡、电解质紊乱、肺部感染、气道黏膜脱落等并发症。

**参考文献**

[1]张伟玉.急性一甲胺中毒的诊断与治疗[J].职业卫生与应急救援,1998,16(2):106-108.

[2]任引津,张寿林,倪为民,等.实用急性中毒全书[M].北京:人民卫生出版社,2003.

## 九、一氧化碳中毒

一氧化碳（CO）无色、无味、无刺激性。凡含碳物质燃烧不全均可产生 CO。CO 经呼吸道吸入后入血，与血红蛋白结合成碳氧血红蛋白，后者无携氧功能且解离速度缓慢，导致机体缺氧；CO 还作用于细胞色素氧化酶，造成细胞内窒息。中枢神经系统对缺氧最敏感，首先受累。

### (一)中毒表现

**1. 中枢神经系统**　轻：头痛、头昏、四肢无力、恶心、呕吐、轻度意识障碍；中：浅－中昏迷；重：深昏迷，浓度极高时，可致"电击样"死亡。

**2. 迟发脑病**　经过 2～60 天"假愈期"后，再次出现一系列精神症状。

**3. 其他损害**　皮肤水疱或红肿、身体挤压综合征、呼吸衰竭、上消化道出血、休克、周围神经病变等。

### (二)诊断要点

1. 存在于 CO 浓度升高的环境中，特别是密闭环境。

2. 有上述临床特点者。

3. 排除其他疾病或药物中毒。

### (三)急救措施

**1. 现场处理**　迅速脱离现场，移至空气新鲜处；吸氧；猝死者行心肺复苏。

**2. 高压氧疗法**　恢复神志，预防迟发性脑病。

**3. 脑水肿**　限制液体入量；使用脱水剂（如甘露醇 125ml，每 6～8 小时 1 次；呋塞米）、糖皮质激素；预防癫痫，镇静。

**4. 改善微循环及溶栓剂**　银杏叶提取物、降纤酶、尿激酶等。

**5. 对症治疗**　筋膜间隙综合征应尽早切开减压；横纹肌溶解合并急性肾衰竭应及早行 CRRT；对症处理其他脏器功能障碍；防治感染；维持电解质平衡。

**6. 其他**　脑细胞复能剂、能量合剂等。

参考文献

任引津,张寿林,倪为民,等. 实用急性中毒全书[J]. 北京:人民卫生出版社,2003.

## 十、二氧化硫中毒

二氧化硫（$SO_2$）广泛用于工业，是硫矿、造纸业、矿物燃烧的副产品，也是大气的常见污染物。凡是接触较高浓度的 $SO_2$ 均可致病,除直接刺激眼与上气道外,在呼吸道与水接触生成硫酸和亚硫酸引起黏膜损伤,进而导致一系列临床症状。

### (一)中毒表现

**1. 呼吸系统**　胸部紧束感、呼吸困难和刺激性咳嗽,接触高浓度的二氧化硫在数小时内可引起急性肺水肿和死亡。部分患者于中毒后 2～3 周可表现为弥漫性肺浸润,或持续性气道梗阻而发生呼吸衰竭。

**2. 眼睛**　对眼睛有刺激和灼伤作用,导致结膜炎、角膜炎,表现为流泪、视物模糊。

### (二)诊断要点

1. 从事相关工业活动,有明确的二氧化硫接触史。

2. 接触后出现的临床症状有打喷嚏、流泪、干咳、胸闷、呼吸困难等。

3. 辅助检查。外周血白细胞计数增多,血气分析动脉血氧分压降低,肝、肾功能异常。病情轻时胸部 X 线片可正常,也可表现为肺间质和(或)肺实质改变。

### (三)急救措施

1. 立即脱离中毒场所,无明显症状患者应注意密切观察。

2 保持呼吸道通畅,吸氧,维持足够的组织氧合,必要时辅以人工呼吸机治疗。

3. 支气管扩张剂和肾上腺糖皮质激素对气道梗阻的患者有效。

4. 其他对症支持治疗。

### 参考文献

[1]张利远,张鹏.大批量二氧化硫中毒临床救治分析[C]//中华医学会.中国研究型医院学会.第二届中国研究型医院学会卫生应急学专业委员会学术年会、中华卫生应急电子杂志第三届编委会暨 2016 灾害卫生应急医学高端论坛论文集.2016:640-640.

[2]GBZ(卫生)58-2014,职业性急性二氧化硫中毒的诊断[S].

[3]马伯利.急性二氧化硫中毒临床表现和治疗[J].工业卫生与职业病,1984(02):97-98.

## 十一、三氯氧磷中毒

三氯氧磷是一种工业用化工原料,为无色透明发烟液体,带刺激性臭味和蒜味。中毒机制主要为三氯氧磷水解后产生磷酸和盐酸(氯化氢水溶液),接触后可引起眼和皮肤灼伤,大量吸入后可刺激呼吸道黏膜,导致吸入性肺损伤甚至肺水肿。

## (一)中毒表现

**1. 呼吸系统** 吸入后经 2~6 小时潜伏期后出现呼吸道刺激症状,严重者出现气管炎、肺炎、肺水肿甚至 ARDS。

**2. 消化系统** 可出现恶心、呕吐、腹痛、肝大及肝功能异常。

**3. 眼及皮肤** 可有眼痛、眼水肿、结膜充血等,皮肤可发生灼伤,局部出现红斑、水疱。

**4. 其他症状** 可有头痛、头晕、无力、发绀、抽搐等症状。严重者出现肾损害、心衰、心肌炎等。

## (二)诊断要点

1. 从事相关工业活动,有三氯氧磷接触史。

2. 接触后出现皮肤、眼睛灼伤,潜伏期后出现呼吸道症状,如咳嗽、胸闷、气短、呼吸困难等症状,严重时出现肺水肿,甚至 ARDS。

## (三)急救措施

1. 立即脱离中毒场所,保持呼吸道通畅,如呼吸停止,立即行人工呼吸。

2. 给予吸氧,早期、足量、短程应用糖皮质激素(地塞米松 10mg 或氢化可的松 200mg 静脉滴注)预防和控制肺水肿,气道痉挛时可给予解痉治疗。

3. 皮肤污染时可用纸或棉花吸附,然后用 2% 碳酸氢钠湿敷,严重时可采用创面暴露疗法。眼灼伤时应尽早充分冲洗(2% 硼酸)和外涂抗生素眼膏或滴眼药水。

4. 抗感染及对症治疗。给予适当的抗生素预防和控制感染,注意保护脏器功能。

### 参考文献

[1]程文伟,张春华,李金龙. 三氯氧磷中毒与处理[J]. 中华劳动卫生职业病杂志,2014,32(09):719-720.

[2]易凡凡,程文伟,郝玉贵. 急性三氯氧磷中毒八例分析[J]. 中华劳动卫生职业病杂志,2014,32(07):546-547.

[3]杨明茂. 急性三氯氧磷中毒 56 例报告[J]. 铁道劳动卫生通讯,1983(02):28-29.

## 十二、氮氧化合物中毒

氮氧化合物是多种氮的氧化物的总称,包括一氧化氮(NO)、二氧化氮($NO_2$)、三氧化二氮($N_2O_3$)、四氧化二氮($N_2O_4$)、五氧化二氮($N_2O_5$)、氧化亚氮($N_2O$)等。而工业中最常引起中毒的是二氧化氮($NO_2$)气体。氮氧化合物不溶于水,急性期吸入肺内与水反应形成硝酸及亚硝酸,损害内皮细胞,严重时可导致吸入性化学性肺炎和肺水肿。慢性中毒主要表现为神经衰弱综合征及慢性上呼吸道或支气管炎。

### (一)中毒表现

**1. 呼吸系统** 主要为吸入性气道损伤,初期症状轻微,接触后 4~6 小时或更长潜伏期后出现呼吸道刺激症状,严重者出现肺水肿或 ARDS。

**2. 中枢神经系统** 一氧化氮为主时,可出现高铁血红蛋白血症和中枢神经系统功能损害,可引起脑水肿,严重者可出现抽搐、意识丧失。

### (二)诊断要点

1. 从事相关工业活动,有氮氧化物接触史。

2. 接触后出现咳嗽、进行性胸闷,严重时出现肺水肿、ARDS 表现。

3. 辅助检查。血气分析可有动脉血氧分压降低,X 线下可有肺部纹理增多,局部肺野可有云雾状影。

### (三)急救措施

1. 立即脱离中毒场所,无明显症状患者应注意密切观察。

2. 积极防治肺水肿。①给予高流量吸氧;②早期足量使用糖皮质激素(地塞米松 10mg 或氢化可的松 200mg 静脉滴注);③限制液体量和输液速度;④严重缺氧、咳粉红色泡沫痰时可行气管切开。

3. 出现高铁血红蛋白血症时可给予维生素 C 或 1% 亚甲蓝 5~6ml 加入 50% 葡萄糖溶液中静脉滴注。

4. 抗感染及对症治疗。给予适当的抗生素预防和控制感染。纠正电解质紊乱和酸中毒。

**参考文献**

[1]赵建新.氮氧化物致急性肺损伤的临床特点及研究进展[D].重庆医科大学,2019.

[2]岳茂兴,李奇林.混合气体中毒卫生应急处置与临床救治专家共识(2016)[J].中华卫生应

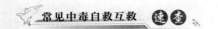

急电子杂志,2016,2(06):325 – 332.

[3]张丽新,范晓丹,张明.急性氮氧化物中毒58例救治分析[J].职业卫生与应急救援,2018,36(01):84 – 86.

# 第三节　稀料中毒

## 一、甲醇中毒

　　全球每年都会发生甲醇引起的致命性中毒事件,即使这种醇的摄入量较少也具有显著毒性。迅速诊断和早期治疗至关重要,包括使用醇脱氢酶进行抑制。汽车冷却剂/防冻剂和除冰剂、挡风玻璃清洗液、溶剂、清洁剂、燃料以及其他工业品中通常含有高浓度甲醇。大多数严重中毒都是由经口摄入引起,吸入及皮肤暴露极少引起中毒。人口服5~10ml可引起严重中毒,15ml以上可导致失明,致死量为30ml。人在甲醇浓度39~65mg/m³的空气中接触30~60分钟可发生中毒。患者可能因为寻求乙醇替代品、自残或意外(有时是因为盛装毒物的并非原容器)而摄入有毒的醇。非法蒸馏("非法酿酒")或偷偷用甲醇替换乙醇可引起多人甲醇中毒。

　　甲醇在体内醇脱氢酶作用下代谢为甲醛,然后在醛脱氢酶作用下代谢为甲酸,而甲酸在10 – 甲酰四氢叶酸合成酶作用下代谢为二氧化碳和水。虽然甲醛本身具有显著的毒性,但是由于甲醛在机体内转换为甲酸是数分钟完成的快速代谢过程,所以摄入甲醇后在体液中检测不到甲醛存在。当吸入大量蒸汽或误服时可引起以中枢神经系统损害、代谢性酸中毒和眼部损害为特点的急性中毒。

### (一)中毒表现

　　甲醇急性中毒的症状和体征通常集中在中枢神经系统、眼睛和消化系统;病情严重者可以出现肝、肾、心血管系统等多脏器系统损害。初期症状通常出现在经口摄入后0.5~24小时,但是存在一定的个体差异,就摄入假酒中毒而言,症状出现的间隔时间与甲醇和乙醇的摄入量相关,两者之间存在着竞争性抑制效应。

　　**1.中枢神经系统**　可以出现头痛、眩晕、嗜睡并出现意识紊乱,常见于轻、中度甲醇中毒。甲醇产生的欣快感低于乙醇,严重甲醇中毒者突然昏迷和抽搐时,提示存在脑水肿的可能。

　　**2.代谢性酸中毒**　急性甲醇中毒通常存在严重代谢性酸中毒,出现阴离子间隙增加。程度较轻者往往没有明显症状,通常是在进行相关实验室检查时被发现。严重代谢性酸中毒患者可以出现头痛、嗜睡、意识障碍、呼吸节律和幅度的改变。

**3. 眼部损害及视力障碍** 较早出现,可在口服后 1 小时或数天后出现,最初表现为眼前黑影闪光感、视物模糊,重者视力急骤下降,甚至完全失明。视力障碍出现时间多比全身中毒症状出现时间晚。在中毒的急性期,凡视力减退者,多有瞳孔对光反射迟钝。近年来的临床及实验病理研究证明,甲醇中毒眼损害主要位于视神经,病理改变有两种类型,即视神经坏死和视神经脱髓鞘病变。

**4.** 吸入中毒者出现眼及呼吸道刺激症状,口服者消化系统症状明显,如恶心、呕吐、腹痛及吞咽困难等;可并发胰腺炎以及肝、肾和心脏损害,偶有轻度消化道出血。

**(二)诊断要点**

**1. 明确接触史** 医生应尽一切努力确定毒物来源和暴露性质。最好通过获取原有容器并查询产品数据库,以及询问患者、患者亲属和院前工作人员来完成这项工作。

**2. 中毒相关的临床表现** 根据短时间内大量甲醇接触史(如误饮含甲醇的假酒等),以中枢神经系统损害、眼部损害和代谢性酸中毒为主的临床表现,在排除其他病因后,可诊断为甲醇急性中毒。

**3. 鉴别诊断** 需要进行鉴别诊断的疾病主要有急性硝氯酚中毒和其他二醇类中毒。血清甲醇或甲酸浓度测定有助于鉴别诊断,血甲醇(正常值 <0.0156mmol/L)和甲酸(正常值 0.07~0.4mmol/L)浓度增高。

**4. 血气分析** 血 pH 值下降,血乳酸增高;阴离子间隙增加,血浆二氧化碳结合力下降,呈现出阴离子间隙增加的代谢性酸中毒。

**5. 影像学检查** 严重甲醇急性中毒患者的头部 CT 扫描往往能看到壳核低密度影,甲醇中毒 CT 和 MRI 扫描的其他常见表现包括脑水肿、皮质下白质病变,特别是在额叶、枕叶和顶叶。

**(三)急救措施**

**1. 评估** 医生必须首先评估患者的气道、呼吸及循环,并维持其生命体征稳定。

**2. 终止毒物吸收**

(1)呼吸道吸入中毒者,应立即脱离中毒场所,除去污染衣物。有皮肤污染时以清水彻底清洗。

（2）胃肠道去污染对甲醇中毒几乎没有作用，因为这些简单醇的吸收速度很快。对于已知摄入了大量甲醇的罕见患者，在摄入的60分钟内应用可屈鼻胃管行胃抽吸可能有益。活性炭、洗胃以及吐根对甲醇暴露无治疗效果。

**3. 碳酸氢钠治疗**　依据患者血气分析和临床表现确定其存在代谢性酸中毒后，应立即使用碳酸氢钠予以纠正。建议对 pH 值低于7.3 的患者应静脉注射碳酸氢钠溶液，将其纠正至正常范围（7.35～7.45）。代谢性酸中毒的程度决定了甲醇中毒的严重性和临床预后，及早进行血液透析能有效清除血液中的甲酸，最大限度改善患者的预后。

**4. 血液透析治疗**　血液透析是甲醇急性中毒时的一项有效的治疗手段。血液透析主要有两方面的治疗作用，首先能够清除血液中的甲醇及其毒性代谢产物甲酸。甲醇在血液中不与血浆蛋白结合，无论是对毒性产物甲酸还是对其前体甲醇，血液透析均有良好的清除作用。其次有助于纠正水、电解质及酸碱平衡紊乱，改善患者一般情况。有以下指征提示需要进行血液透析：①口服甲醇 >30ml，或血液甲醇浓度 >30～50mg/dl；②出现代谢性酸中毒，pH≤7.24 的患者或 pH 在7.25～7.32 之间，同时合并阴离子间隙 >16mmol/L；③出现视力障碍；④出现意识障碍；⑤出现多脏器功能损伤。由于甲醇急性中毒可以导致不可逆性失明，甚至死亡，血液透析应当尽可能早期实施。

甲醇急性中毒患者血液透析所需疗程与甲醇摄入量、就诊时间和血液透析治疗开始时间等因素相关。停止血液透析治疗的主要条件是：检测不到血清中甲醇的存在，或血清甲醇浓度低于 200mg/L；代谢性酸中毒被纠正，动脉血气分析 pH 值 >7.35。部分患者由于摄入量和治疗时机的影响，如有甲醇在体内残留，其再分布通常发生在血液透析结束后 36 小时内，会使血清甲醇浓度反跳到200mg/L 以上，并导致代谢性酸中毒重现，故在透析停止后 12～36 小时，应每 2～4 小时监测一次动脉血气分析和（或）行血清甲醇浓度检测，必要时需要再次行血液透析治疗。

**5. 特效解毒剂治疗**　甲醇急性中毒的特效解毒剂涉及乙醇和甲吡唑。目前我国药品管理部门没有批准在临床应用乙醇静脉给药制剂，且医疗机构普遍不具备检测血清中乙醇浓度的手段；甲吡唑目前未经我国药品管理部门批准进口并应用于临床，且价格昂贵。因此目前在临床实践中，在治疗甲醇急性中毒时，不具备使用特效解毒剂的条件。

**6. 对症治疗**　保持呼吸道通畅，遮盖双目避免强光刺激；呼吸衰竭者应用呼吸兴奋剂和辅助呼吸；应用脱水剂防治脑水肿；保护肝、肾、心、脑等重要脏器功能，维持患者体内水及电解质平衡。

## 参考文献

[1]任引津,张寿林,倪为民,等.实用急性中毒全书[M].北京:人民卫生出版社,2003.

[2]Zakharov S,Pelclova D,Urban P,et al. Use of Out – of – Hospital Ethanol Administration to lm-prove Outcome in Mass Methanol Outbreaks[J]. Ann Emerg Med,2016,68(1):52.

[3]Rostrup M,Edwards JK,Abukalish M,et al. Correction:The Methanol Poisoning Outbreaks in Libya 2013 and Kenya 2014[J]. PLoS One,2016,11(6):e0157256.

## 二、乙醇中毒

在世界范围内,急性乙醇中毒可引起多种并发情况,包括交通事故、家庭暴力、杀害他人和自杀。乙醇中毒所致死亡仍是一个主要问题。乙醇(alcohol,ethyl alcohol)又称酒精,为无色、易燃、易挥发的液体,具有芳香气味,多种日常家庭用品中也含有酒精,包括漱口水、香水、古龙水、烹饪用提取物和非处方药物。乙醇可通过消化道、呼吸道和皮肤吸收。酒类饮料中均含有浓度不同的乙醇,急性乙醇中毒大多因过量饮用含乙醇的酒类饮料而导致,职业中毒少见,偶有婴幼儿物理降温时使用大量乙醇擦浴而导致中毒。成人饮用 75～80g 乙醇可引起中毒,致死量约为 250～500g;婴儿致死量约为 6～10g,儿童约为 25g。摄入的乙醇80%～90%在 1 小时内吸收,胃内有无食物、饮料含乙醇量等均可影响吸收的速度。乙醇的主要代谢通路在肝脏,在乙醇脱氢酶的作用下进行。虽然乙醇代谢主要在肝脏中,但其他组织也参与。胃黏膜中也有乙醇脱氢酶。女性胃中的这种酶数量较少。"胃首过代谢"较弱加上分布容量较小,可能是女性更易发生乙醇中毒急性并发症的原因。乙醇摄入体内经醇脱氢酶作用氧化为乙醛,再经醛脱氢酶氧化为乙酸,最终氧化为二氧化碳和水排出体外。

### (一)中毒表现

1. 过量饮用乙醇饮料和酒类后,呼出气、呕吐物或皮肤沾染部位有乙醇气味。

2. 患者早期常呈兴奋状态,有欣快感、多语、语无伦次、颜面潮红、步态不稳、共济失调、记忆障碍等。中毒严重者可逐渐进入嗜睡、昏睡状态,甚至出现昏迷、大小便失禁。

3. 急性酒精中毒还可引起多种代谢紊乱,包括低血糖、高乳酸血症、低钾血症、低镁血症、低钙血症和低磷血症。

4. 中毒严重者可出现面色苍白、血压下降、皮肤湿冷、口唇微紫、心率加快、脉搏细弱或不能触及等微循环灌注不足表现。

5. 中毒严重者可出现呼吸表浅或出现陈 - 施氏呼吸。中毒患者由于吞咽反应迟钝,呕吐物吸入可致吸入性肺炎甚至窒息。

6. 中毒严重者可出现多脏器损害综合征。

7. 小儿急性乙醇中毒损害通常较成人更重。很快进入嗜睡状态,并可因低血糖而出现惊厥,也可出现高热、休克、肺炎、急性肺水肿、肝肾损害、中毒性脑病、颅压增高等表现。

## (二)诊断要点

根据短时间内大量乙醇接触/摄入史,临床上出现呼出气体或呕吐物有酒精气味,出现中枢神经系统、呼吸系统及心血管系统等损害的相应临床表现,在排除其他病因后,可诊断为急性乙醇中毒。需要进行鉴别诊断的疾病主要有甲醇中毒、其他二醇类中毒、有机溶剂中毒、低血糖、低氧血症、肝性脑病等。血清乙醇浓度测定有助于鉴别诊断及判断中毒程度。在全球的大部分地区,法定血液酒精浓度的上限为 80mg/dl(17mmol/L)。血清、呼出气、尿液乙醇浓度增高,血乙醇浓度与患者的临床表现个体差异较大,非酗酒者血乙醇浓度大于 32.6mmol/L 即可昏迷,血乙醇浓度大于 86.8mmol/L 或昏迷超过 12 小时者预后不良。呼出气浓度与血乙醇浓度相当。实验室检查可出现低血糖、低血钾、低血镁、低血钙、代谢性酸中毒,血清渗透压增高,肝功能异常,血胆固醇增高,血白细胞计数增高,核左移,血肌酸激酶增高及尿肌红蛋白阳性等。

## (三)急救措施

单纯性急性乙醇中毒的治疗主要为支持疗法。一般而言,所有中毒患者都应进行快速床旁血糖测定;如果出现低血糖,随后应输注葡萄糖。此外,对于所有表现为急性乙醇中毒的患者,应仔细评估其是否存在隐匿性创伤,询问其是否摄入或通过其他方式使用其他药物或可能有害的物质。对于因乙醇中毒而出现昏迷的患者,至少应给予 100mg 胃肠外维生素 B$_1$ 以预防或治疗 Wernick 脑病,同时给予葡萄糖静脉滴注。具体措施如下:

**1. 阻止乙醇继续吸收** 由于酒精吸收迅速,催吐、洗胃和活性炭通常不适用于单纯酒精中毒患者。吸入乙醇蒸气者,应立即脱离中毒现场。

**2. 急性轻度中毒** 急性轻度乙醇中毒一般无须特殊治疗,患者可卧床休息,注意保暖,多饮开水或口服补液盐,兴奋躁动者必要时加以约束,取侧卧位,防止呕吐时误吸等并发症。

**3. 急性中、重度中毒**

（1）昏迷及呼吸抑制者可考虑使用纳洛酮，建议中度中毒首剂用 0.4 ～ 0.8mg，必要时加量重复；重度中毒时则首剂用 0.8 ～ 1.2mg，用药后 30 分钟神志未恢复可重复 1 次，或 2mg 加入 5% 葡萄糖或生理盐水内，以 0.4mg/h 速度静脉滴注或微量泵注入，直至神志清醒为止。心功能障碍和高血压患者慎用。

（2）美他多辛是乙醛脱氢酶激活剂并能拮抗急、慢性乙醇中毒引起的乙醇脱氢酶活性下降，加速乙醇及其代谢产物乙醛和酮体经尿液排泄，属于促乙醇代谢药。美他多辛每次 0.9g 静脉滴注给药，哺乳期、支气管哮喘患者禁用，尚无儿童应用的可靠资料。适当补液及补充维生素 $B_1$、维生素 $B_6$、维生素 C 有利于乙醇氧化代谢。

（3）急性乙醇中毒者应慎重使用镇静剂，烦躁不安或过度兴奋行为者可用地西泮，肌内注射比静脉注射安全，注意观察其呼吸和血压；躁狂者首选第一代抗精神病药物如氟哌啶醇，第二代如奥氮平等也是可行选择，口服比静脉应用更安全。避免用氯丙嗪、吗啡、苯巴比妥类镇静剂。

（4）酒精易溶于水，兼具亲脂性，血液透析可以直接将乙醇和乙醇代谢产物从血中清除。血乙醇含量超过 87mmol/L（400mg/dl），或出现多脏器功能损害者可以考虑行血液透析治疗。

（5）维持水、电解质、酸碱平衡，纠正低血糖，脑水肿者给予脱水剂；中毒性肺水肿者可使用肾上腺糖皮质激素；心脑损害者可用血管扩张剂、改善细胞代谢药；并可采用护肝药、胃黏膜保护剂等。

**参考文献**

［1］任引津，张寿林，倪为民，等. 实用急性中毒全书［M］. 北京：人民卫生出版社，2003.

［2］Kanny D Brewer RD，Mesnick JB，et al. Vital signs：alcohol poisoning deaths United States，2010 - 2012［J］. MMWR Morb Mortal WklyRep，2015，63（53）：1238.

［3］Vonghia L，Leggio L，Ferrulli A，et al. Acute alcohol intoxication［J］. Eur J Intern Med，2008，19（8）：561.

## 三、甲醛中毒

甲醛（formaldehyde）在常温下为无色有辛辣刺激性气味的气体，易溶于水、醇和醚，易燃，与空气混合可发生爆炸，在空气中可氧化成甲酸。在自然状态下可以自行聚合，受热或遇酸时可很快解聚释放甲醛单体。通常以水溶液形式存在，

35%～40%（一般是37%）的水溶液俗称"福尔马林"，由于此溶液沸点低，在室温时极易挥发，并随温度的上升挥发速度加快。甲醛主要用于制造业，又可用作消毒、防腐和熏蒸剂。

甲醛浓度在空气中达到0.08～0.09mg/m³时，儿童就会发生轻微气喘；当室内空气中甲醛浓度达到0.1mg/m³时，就有异味和不适感；达到0.5mg/m³时，可刺激眼睛，引起流泪；达到0.6mg/m³时，可引起咽喉不适或疼痛。浓度更高时，可引起恶心、呕吐、咳嗽、胸闷、气喘甚至肺水肿；达到30mg/m³时，会立即致人死亡。动物试验表明，大鼠经口$LD_{50}$为800mg/kg，吸入0.5小时的$LC_{50}$为0.82mg/L，经皮$LD_{50}$为420mg/kg。

甲醛对皮肤黏膜强烈的刺激作用可能与其作用于蛋白质和氨基酸有关。由于甲醛在体内可被分解为甲醇，因此可能产生较弱的麻醉作用。

### （一）中毒表现

**1. 吸入中毒** 吸入甲醛蒸气可引起结膜炎、角膜炎等一过性刺激症状，急性甲醛中毒的潜伏期可长达48小时，在发作前可无明显的临床症状和体征，之后可出现咽痛、咳嗽、气短，肺部可闻及干啰音，少数患者可发生肺炎、肺水肿。严重者出现喉头水肿、痉挛，声门水肿。

**2. 口服中毒** 首先表现为口、咽、食管及胃部烧灼感，口腔黏膜糜烂，上腹剧痛，有血性呕吐物，伴腹泻、便血。严重者发生胃肠道糜烂、溃疡、穿孔，以及呼吸衰竭、休克和昏迷、肝肾功能及心肌损害。甲醛溶液成人经口致死量约为30～60ml。甲醛在体内迅速氧化为甲酸，由于大量甲酸分子的形成和乳酸堆积，患者可出现代谢性酸中毒，加之代偿性作用而引发中枢神经系统症状，表现为晕厥、震颤、意识丧失或昏迷等。

**3. 皮肤损害** 皮肤接触甲醛可引起刺激性和（或）变应性接触性皮炎，表现为粟粒至米粒大红色丘疹，周围皮肤潮红或轻度红肿，瘙痒明显。皮损主要发生在前臂屈侧和手背，其次为面部、颈部、上臂和下肢屈侧，有时腋窝、腹股沟等处亦可侵犯。少数患者表现为泛发性皮炎，并可反复发作。高浓度时可引起皮肤组织凝固性坏死。

### （二）诊断要点

根据高浓度甲醛气体吸入史，出现以急性气管-支气管炎及喉水肿损害为主的临床表现，诊断通常不难。因工业级甲醛溶液中往往含有甲醇，故要注意排除甲醇的毒性影响。

### (三)急救措施

1. 吸入中毒者应迅速脱离现场。必要时吸氧以改善缺氧症状,给予止咳、解痉药。出现肺炎或肺水肿时应及早对症处理,必要时给予甲强龙,40mg,静脉滴注,每日1次以减轻肺部水肿及渗出。

2. 误服后尽快以清水洗胃,洗胃后可给予3%碳酸铵或15%醋酸铵100ml,使甲醛变为毒性较小的六次甲基田铵(乌洛托品),并口服牛奶或豆浆,以保护胃黏膜。

3. 皮肤黏膜接触后,先用大量清水冲洗,再用肥皂水或2%碳酸氢钠液冲洗,更换被污染衣服。

4. 过敏者可给予抗过敏药。

### 参考文献

[2]任引津,张寿林,倪为民,等.实用急性中毒全书[M].北京:人民卫生出版社,2003.

[2]谢保容,马燕明.急性甲醛中毒致心肌损害10例临床分析[J].实用中西医结合临床,2017,17(01):92-93.

### 四、丙酮中毒

丙酮(acetone)为无色透明液体,有特殊的辛辣气味,易溶于水和其他有机溶剂,易燃易挥发,化学性质较活泼。丙酮常作为溶剂用于化工业及制造业。丙酮急性毒性属微毒,兔经口的$LD_{50}$为10.7ml/kg,大鼠吸入4小时$LC_{50}$为76mg/L。

本品主要对中枢神经系统产生抑制作用,可导致患者意识障碍甚至昏迷,由于其毒性低、代谢解毒快,生产条件下急性中毒极为少见。实验动物的中毒症状有流涎、流泪、眩晕、运动失调、抽搐和惊厥,可有肾脏损害。本品经呼吸道吸收后,迅速分布于全身,绝大多数分解为乙酰醋酸和转变为糖原的三羧酸循环中间体,对中枢神经系统产生麻醉作用及对黏膜造成刺激作用。个别出现蛋白尿。丙酮进人体内的量越多,由肺和肾以原形排出的量也越多。

### (一)中毒表现

急性中毒主要表现为中枢神经系统的麻醉作用。

1. 初期有乏力、恶心、头痛、头晕、易激动等表现,严重者发生痉挛甚至昏迷。

2. 口服后经数小时的潜伏期后可发生口干、呕吐、昏睡、酮症酸中毒。成人误服20ml无明显影响,误服200ml可造成暂时性意识障碍。有报道一名17月龄幼童误服 3850mg/kg 的丙酮,出现呕吐、反应迟钝、多汗、右上肢强直阵挛性抽搐等症状。

3. 丙酮对眼的刺激症状为流泪,畏光和角膜上皮浸润。

4. 尿中有丙酮,血象没有明显变化。有学者报道一名 42 岁患者吞服 800ml 不明液体后出现昏迷,呼出气中有强烈丙酮味,测血清丙酮为 2000mg/L,尿丙酮为 2300mg/L。

### (二)诊断要点

根据接触史、临床表现及血清丙酮及尿丙酮测定,一般不难诊断。

### (三)急救措施

现场急救:

**1. 皮肤接触**　脱去污染的衣物,用肥皂水和清水彻底清洗皮肤。

**2. 眼睛接触**　提起眼睑,用流动清水或生理盐水冲洗。

**3. 吸入**　迅速脱离现场至空气新鲜处。保持呼吸道通畅。如呼吸困难,可给予吸氧。如呼吸停止,立即进行人工呼吸。

**4. 经消化道摄入**　饮足量温水,催吐。及时就医。

丙酮中毒目前无特殊解毒剂,以对症支持治疗为主。有酸中毒者可应用乳酸钠和碳酸氢钠。

#### 参考文献

[1]苏素花.7 例急性乙醛中毒及其抢救治疗报告[J].中国工业医学杂志,2001(05):284 – 285.

[2]任引津,张寿林,倪为民,等.实用急性中毒全书[M].北京:人民卫生出版社,2003.

[3]王斌,袁金荣,彭文,等.皮肤接触丙酮氰醇液致急性中毒 1 例[J].中国急救复苏与灾害医学杂志,2017,12(1):96 – 97.

## 五、乙醚中毒

乙醚(ethyl ether)为无色透明、高度挥发、极易燃烧和带有特殊气味的液体,临床上用作吸入性麻醉剂。乙醚主要作用于中枢神经系统,引起全身麻醉。乙醚对人的麻醉浓度为 3.6% ~ 6.5%;7% ~ 10% 可引起呼吸抑制。在使用乙醚麻醉的病例中,可出现短暂的肝功能异常,对皮肤、呼吸道和眼的黏膜有轻微的刺激作用。急性乙醚中毒常因在生产过程或使用过程中储罐泄漏或爆炸引起。乙醚主要经呼吸道侵入机体,抑制中枢突触递质的释放、干扰神经细胞的氧化代谢过程,造成中枢神经系统麻醉作用。此种干扰作用可逆,麻醉作用停止后很快完全恢复。

**（一）中毒表现**

1. 长时间吸入较低浓度乙醚时,有头痛、眩晕、疲倦、嗜睡等症状。

2. 急性吸入较高浓度乙醚,早期出现兴奋症状,如多语、易激动、头痛,以后出现意识障碍、嗜睡、脉搏减慢、体温下降、血压下降,甚至呼吸与循环中枢受抑制。很快进入麻醉昏迷状况,停止吸入后很快逆转。

3. 皮肤接触后,可有干燥或皲裂。

**（二）诊断要点**

1. 有接触史。

2. 有临床表现。

**（三）急救措施**

1. 在工业中使用乙醚时,如有较好的通风条件,一般不致引起中毒。

2. 现场大量接触而致中毒时,应迅速脱离乙醚接触,并对症处理。

**参考文献**

任引津,张寿林,倪为民,等.实用急性中毒全书[M].北京:人民卫生出版社,2003.

## 六、甲酸甲酯

甲酸甲酯(methyl formate)又名蚁酸甲酯,为无色有特殊气味的液体,溶于水,能与丙酮、苯、醚等有机溶剂混溶,易水解。在湿空气作用下,分解成甲酸和甲醇,受热、明火或接触氧化剂有燃烧爆炸的危险。

**（一）中毒表现**

甲酸甲酯可经呼吸道、消化道及皮肤吸收,在体内水解成甲酸和甲醇。其属低毒类,过量吸入可引起鼻黏膜刺激症状和恶心等,严重者导致肺部损害,以致死亡。未见生产中引起严重中毒的报道。

**（二）诊断要点**

1. 有接触史。

2. 有临床表现。

## （三）急救措施

1. 眼和皮肤污染用大量清水冲洗,保持安静,卧床休息,严密观察。

2. 保持呼吸道通畅,解痉止咳,药物雾化吸入。

3. 合理氧疗,如有昏迷者可予高压氧治疗。

4. 防治肺水肿,早期、足量、短程应用肾上腺糖皮质激素,如地塞米松每日20～60mg。

5. 其他对症支持治疗。

### 参考文献

任引津,张寿林,倪为民,等.实用急性中毒全书[M].北京:人民卫生出版社,2003.

# 七、苯中毒

苯为具有特殊芳香味、无色透明的油状液体,在常温下挥发甚速,极易引起燃烧及爆炸。苯可经呼吸道、消化道和皮肤吸收引起中毒,其中以苯蒸气的形态经呼吸道吸入为急性苯中毒的最主要途径。

## （一）中毒表现

1. **黏膜刺激症状**　双眼畏光、流泪、视物模糊、咳嗽、咽痛及气急等。

2. **神经系统**　头痛、头晕、耳鸣、复视、兴奋、酩酊感、步态蹒跚。严重者出现谵妄、幻觉、抽搐、昏迷、死亡等。

3. **呼吸系统**　咳嗽、胸闷,严重者出现肺水肿、呼吸骤停、呼吸衰竭。

4. **循环系统**　心悸、休克、心肌炎、各种心律失常甚至猝死。

5. **消化系统**　恶心、呕吐、腹痛,肝功能损伤,口服患者症状较重。

6. **血液系统**　可致血液系统疾病,如再生障碍性贫血、骨髓增生异常综合征及白血病等。有个别发生溶血性贫血的报道。

## （二）诊断要点

1. 有短期内吸入苯蒸气或口服苯的病史。

2. 具有典型神经系统的临床表现。

3. 排除其他疾病或药物中毒。

4. 必要时可行毒物检测(呼气苯、血苯、尿酚、尿硫酸盐指数等可助诊断)。

## （三）急救措施

1. 立即将患者移至空气新鲜处,更换被污染的衣物,用清水冲洗污染的皮肤。

2. 口服者促毒物排出。催吐、洗胃、导泻、利尿。

3. 无特效解药,给予高渗葡萄糖、大量维生素 C、葡萄糖醛酸等有助毒物代谢排出。

4. 对症治疗。保持呼吸道通畅,积极防治脑水肿等。

参考文献

[1]孙承业,马沛滨,田英平,等.实用急性中毒全书[M].北京:人民卫生出版社,2020.
[2]刘瑞平.职业性慢性苯中毒的发病特点及临床防治措施[J].实用医技杂志,2020(1):88－90.

## 八、甲苯、二甲苯中毒

甲苯、二甲苯均为无色、易挥发、具有芳香气味的液体,属于低毒类,可经呼吸道、消化道、皮肤吸收引起中毒。

### (一)中毒表现

**1. 神经系统**　头晕、头痛、步态蹒跚、兴奋、酩酊状态、烦躁、抽搐或昏迷等。

**2. 呼吸系统**　咳嗽、胸闷、气急等,严重者可致化学性支气管炎、肺炎、肺水肿、肺出血。

**3. 循环系统**　可致传导阻滞或心肌损害,严重时可因心律失常而致猝死。

**4. 消化系统**　恶心、呕吐、黄疸、肝大、中毒性肝病、肝功能异常等。

**5. 泌尿系统**　严重者可致急性肾衰竭或远端肾小管酸中毒。

**6. 其他器官**　眼部接触后可出现结膜下充血、角膜上皮脱落,严重者可致疱性角膜炎;皮肤接触后可出现皮肤潮红、瘙痒或烧灼感,局部红斑、红肿、水疱,严重者出现化学性皮肤灼伤、剥脱性皮炎;更严重者出现 DIC 而死亡。

### (二)诊断要点

1. 有短期内吸入较高浓度甲苯/二甲苯蒸气或皮肤黏膜接触大量甲苯/二甲苯液体的病史。

2. 出现以神经系统损害为主的临床表现。

3. 排除其他疾病或药物中毒。

4. 必要时可行毒物检测(现场空气、呼气苯、血甲苯/二甲苯、尿马尿酸、尿甲基马尿酸增高可助诊断)。

### (三)急救措施

1. 立即将患者移至空气新鲜处,更换被污染的衣物,用清水冲洗污染的皮肤。

2. 可行血浆置换治疗。

3. 无特效解毒药,可用葡萄糖醛酸以促进毒物排出。

4. 监护和保护重要脏器,防治脑水肿等。注意无心搏骤停禁用肾上腺素,避免诱发室颤。

5. 皮肤黏膜及眼灼伤的处理参照化学性皮肤或眼灼伤的处理原则。

### 参考文献

[1]孙承业,马沛滨,田英平,等.实用急性中毒全书[M].北京:人民卫生出版社,2020.

[2]菅向东,周镔,郭景瑞,等.中毒急救速查[M].山东:山东科学技术出版社,2010.

[3]张文忠,田英平,胡瑞敏,等.疑似甲苯和二甲苯中毒事故一起[J].中华劳动卫生职业病杂志,2018,36(5):376-377.

## 九、氯甲烷中毒

氯甲烷又名甲基氯,为无色易液化的气体,具有甜味。在生产条件下主要经呼吸道吸收,当吸入浓度大于 $1.0g/m^3$ 时可发生急性中毒。皮肤接触可因氯甲烷在体表迅速蒸发而造成急性冻伤。

### (一)中毒表现

**1. 神经系统** 头痛、头晕、乏力、视物模糊、步履蹒跚、精神错乱,严重者出现谵妄、躁动、震颤、抽搐及昏迷等。

**2. 消化系统** 恶心、呕吐,腹痛,肝功能损害(转氨酶及胆红素升高)等。

**3. 泌尿系统** 尿中出现蛋白、红细胞、白细胞,少尿甚至无尿等。有病例中毒后出现睾丸坏死的报道。

### (二)诊断要点

1. 有短时过量的氯甲烷接触病史。

2. 出现明显的以神经系统损害、肝肾功能损害为主的临床表现。

3. 排除其他疾病或药物中毒。

4. 必要时可行毒物检测(尿甲酸盐、尿酮体升高可供参考)。

### (三)急救措施

1. 立即将患者移至空气新鲜处,保持呼吸道通畅。

2. 无特效解毒药,主要采用对症及支持疗法。

参考文献

[1]孙承业,马沛滨,田英平,等.实用急性中毒全书[M].北京:人民卫生出版社,2020.

[2]菅向东,周镔,郭景瑞,等.中毒急救速查[M].山东:山东科学技术出版社,2010.

## 十、甲酸中毒

甲酸又名蚁酸,是具有刺鼻气味的无色液体,属低毒类,主要引起皮肤、黏膜的刺激症状,其可通过消化道、呼吸道和皮肤吸收引起中毒。

### (一)中毒表现

**1. 吸入中毒** 鼻咽部不适、流泪、流涕、结膜炎、咽痛、声音嘶哑、咳嗽、胸痛、呼吸困难、化学性气管炎、化学性肺炎等。

**2. 皮肤损害** 接触皮肤黏膜充血、灼伤、水疱,灼伤处无痛,愈合后不留瘢痕。

**3. 口服中毒** 口咽部灼热感,腐蚀口腔及消化道黏膜引起呕吐、腹泻、胃肠道出血及剧烈腹痛等。

### (二)诊断要点

1. 有短时间内吸入大量甲酸或接触甲酸的病史。

2. 出现黏膜刺激症状、皮肤损害或误服后出现以消化道损伤为主的临床表现。

3. 排除其他疾病或药物中毒。

### (三)急救措施

**1. 清除毒物** 脱离中毒环境,更换污染衣服;冲洗被污染的皮肤及眼睛;口服者酌情催吐、洗胃、导泻等。

**2. 对症治疗**

参考文献

[1]孙承业,马沛滨,田英平,等.实用急性中毒全书[M].北京:人民卫生出版社,2020.

[2]菅向东,周镔,郭景瑞,等.中毒急救速查[M].济南:山东科学技术出版社,2010.

## 十一、汽油中毒

汽油是石油产物,主要含有 C4 - C12 的脂肪烃和 C4 - C12 环烃,以及少量芳烃、烯烃和硫化物。汽油为低毒类,可通过呼吸道、消化道及皮肤吸收引起中毒。

**（一）中毒表现**

**1. 吸入中毒**

（1）神经系统　头痛、眩晕、乏力、恶心、呕吐、兴奋，严重者抽搐、昏迷，甚至死亡。

（2）呼吸系统　剧烈咳嗽、咳血痰，严重时发生呼吸困难、呼吸衰竭。

（3）其他系统　流泪、流涕、眼结膜充血、心律失常、猝死等。

**2. 口服中毒**　可致消化道刺激症状，包括消化道烧灼感、恶心、呕吐、腹痛、腹泻。肝肾功能损害。

**3. 皮肤损害**　可致红斑、水疱、表皮脱落甚至灼伤。

**（二）诊断要点**

1. 有吸入汽油蒸汽、口服汽油及皮肤接触汽油的病史。

2. 出现以神经系统损害、呼吸系统、消化系统及皮肤损害为主的临床表现。

3. 排除其他疾病或药物中毒。

**（三）急救措施**

1. 清除毒物（脱离中毒环境，更换污染衣物；冲洗被污染的皮肤及眼睛）。注意口服中毒者可以口服植物油、液体石蜡，不宜催吐。洗胃应慎重。

2. 发生吸入性肺炎时可行支气管镜灌洗以清除肺内汽油，早期给予短程肾上腺糖皮质激素抗感染治疗。

3. 防治脑水肿，发生中毒性脑病时可行高压氧治疗。

4. 对症支持治疗。

**参考文献**

[1]孙承业,马沛滨,田英平,等.实用急性中毒全书[M].北京:人民卫生出版社,2020.

[2]菅向东,周镲,郭景瑞,等.中毒急救速查[M].济南:山东科学技术出版社,2010.

# 第四节　其他化合物中毒

**一、强酸中毒**

强酸中毒是强酸类物质通过皮肤、呼吸道或消化道进入人体,引起局部烧伤及全身中毒。强酸可经血液循环分布到各器官组织,引起全身中毒性损害,以肝、肾损害为著。其毒理作用主要是通过使组织蛋白质凝固,导致组织穿孔、瘢痕形成、狭窄及畸形,强酸类烟雾刺激也可造成肺水肿。

### (一)中毒表现

**1. 皮肤接触**　可导致皮肤灼伤、腐蚀、坏死等。

**2. 消化系统**　引起口腔黏膜溃烂,部分患者出现咽部、食管、胃剧烈灼热性疼痛,甚至出现喉头水肿致窒息、消化道穿孔等。

**3. 呼吸系统**　可出现呛咳、流泪、呼吸困难,甚至因呼吸中枢受抑制出现电击样死亡。

**4. 眼睛**　可出现眼睑水肿、结膜充血,甚至穿孔、失明。

**5. 其他**　引起肝肾损害。

### (二)诊断要点

1. 有强酸类药物接触史。

2. 有相应消化道、呼吸道、皮肤等损害表现如口腔黏膜溃烂、食管胃烧灼感;吸入酸雾可有呛咳、流泪、呼吸困难的表现;皮肤接触会出现皮肤灼伤、腐烂。

### (三)急救措施

**1. 吸入中毒**　立即转移至新鲜空气流通处,给予吸氧,针对喉头痉挛及肺水肿给予糖皮质激素,必要时行气管切开。

**2. 皮肤灼伤**　立即除去污染的衣物,先用大量流动清水冲洗,然后用中和剂(2%~5%碳酸氢钠)等冲洗,再用清水反复冲洗,冲洗后创伤处理同一般灼伤。

**3. 眼部损害**　用蒸馏水或生理盐水反复冲洗,然后给予激素及抗生素眼药水交替滴眼。

**4. 消化道损害**　严禁催吐及洗胃,尤其禁用碳酸氢钠溶液洗胃,以免产生二氧化碳而诱发胃肠穿孔。应先给予牛奶、豆浆等以保护消化道黏膜,后给予弱碱性溶液(2.5%氧化镁溶液、10%氢氧化铝凝胶)等中和。

**5. 其他治疗**　镇静、镇痛、补液,预防感染,维持水、电解质及酸碱平衡,及时处理并发症。

**参考文献**

[1]方克美.急性中毒治疗学[M].南京:江苏科学技术出版社,2002.

[2]陈冠英.强酸,强碱中毒的早期急救处理:附10例分析[J].中国综合临床,1993(01):18

### 二、强碱中毒

强碱中毒是指强碱类物质接触皮肤、黏膜后造成腐蚀性损伤,以及进入血液后引起全身中毒损伤。损伤程度主要取决于其浓度,其机制是使组织细胞脱水,导致细胞结构破坏、深层组织坏死。

### (一)中毒表现

1. **皮肤** 创面烧伤较深,疼痛剧烈,可出现局部充血、糜烂、溃疡,也可形成白色痂皮。

2. **消化系统** 咽部及食管剧烈灼痛,腹部绞痛,可并发消化道出血。可引起手足痉挛,严重者发生昏迷、休克,危及生命。

3. **呼吸系统** 表现为刺激性咳嗽、咳痰,甚至咯血,导致痉挛、窒息、呼吸困难,可迅速发生休克和昏迷。

4. **其他** 强碱吸收入血可产生全身溶血反应及弥散性血管内凝血等严重情况。

### (二)诊断要点

1. 有强碱类药物接触史。

2. 有相应皮肤、消化道、呼吸道等损害表现,如皮肤灼痛、气管痉挛、胃部出现剧烈灼痛与绞痛等。

3. 体格检查有强碱类物质灼伤的痕迹。

4. 实验室检查,胃液 pH 值升高等。

### (三)急救措施

1. **吸入中毒** 立即吸氧,保持呼吸道通畅,必要时行气管切开,可早期进行雾化吸入以减轻呼吸道灼伤。

2. **皮肤灼伤** 立即用清水冲洗皮肤,同时可以清除腐烂的皮肤。

3. **消化道损害** 可给予口服生牛奶保护胃肠道黏膜,后可使用中和剂(食用醋酸、5%的稀盐酸)等。

4. **眼部损害** 可给予阿托品滴眼液调节眼部肌肉,激素和抗生素滴眼液有局部抗炎作用。

5. **其他处理** 给予止痛、糖皮质激素减轻全身炎症反应、维持酸碱和水及电解质平衡,必要时给予抢救措施及脏器功能保护,食管狭窄或者消化道穿孔需行手术治疗。

### 参考文献

[1]任引津,张寿林,倪为民,等.实用急性中毒全书[M].北京:人民卫生出版社,2003.

[2]陈冠英.强酸,强碱中毒的早期急救处理:附10例分析[J].中国综合临床,1993(01):18.

### 三、氨水中毒

氨水中毒,其毒性与氨的浓度及接触时间有关。低浓度氨对黏膜有刺激作用,高浓度氨可造成组织蛋白变性、脂肪组织皂化等组织溶解性坏死,即皂化作用。氨经吸收大部分入血,使血氨增高,造成中枢神经系统损害,先兴奋后麻痹;还可导致肝脂肪变性、肾间质性炎症及心肌损害。

**(一)中毒表现**

**1.轻度中毒**　可出现流泪、咽痛、咳嗽、咳痰等,可伴有轻度头晕、头痛、乏力等,眼结膜、鼻黏膜、咽部充血水肿,肺部有干啰音。

**2.中度中毒**　立即出现咽部灼痛、声音嘶哑,有时出现痰中带血,甚至出现胸闷、呼吸困难,亦可出现喉头水肿、呼吸频速、轻度发绀。肺部有干、湿啰音。

**3.重度中毒**　咳粉红色泡沫状痰,伴有胸闷、呼吸困难等表现。常伴有喉头水肿、呼吸窘迫、明显发绀。双肺布满干、湿啰音。甚至出现谵妄、昏迷、休克,亦可有心肌炎或心力衰竭。眼接触液氨或高浓度氨气可引起灼伤,严重者可发生角膜穿孔。

**(二)诊断要点**

1.有误服氨水和误吸氨气史。

2.临床表现有皮肤、眼睛和呼吸道刺激症状。

3.根据氨的特殊刺激气味可做出初步诊断,必要时做血氨的鉴定。

**(三)急救措施**

1.立即将患者移离中毒现场,并脱去污染衣物,注意保暖。

2.保持呼吸道通畅,对喉头水肿、呼吸道灼伤并有呼吸困难的患者,尽早考虑施行气管切开术或环甲膜穿刺。同时给予安定、氢化可的松等药物,以缓解痉挛,保持呼吸道通畅。

3.防治肺水肿,短程足量使用糖皮质激素;控制液量,适当利尿,减轻肺水肿。

4.维持氧合,维持目标氧饱和度在93%以上。

5.对眼部灼伤者,立即用清水或3%硼酸溶液反复冲洗,后给予氯霉素眼药水或其他抗生素药膏。如眼部水肿明显,可用可的松眼药水与抗生素交替使用。

6.对皮肤灼伤者,立即用清水、3%硼酸液、2%醋酸液或食醋等冲洗皮肤,以中和氨水消除灼烧。如皮肤有水疱、渗出、溃疡,用2%的硼酸湿敷和化学灼伤油

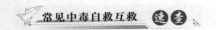

外搽。大面积深度灼伤者需专科治疗。

参考文献

[1]陈亦江.急性中毒诊疗规范[M].南京:东南大学出版社,2004.

[2]李艳.急性氨气中毒8例临床分析[J].工业卫生与职业病,2003(03):008.

## 四、樟脑丸中毒

樟脑丸是樟科植物樟木的根、茎、枝、叶、经提炼制成的颗粒状结晶。樟脑丸为纯粹的右旋樟脑,是莰类化合物。常因误食或误吸入樟脑蒸汽引起中毒。其主要兴奋中枢神经系统,临床常见癫痫样惊厥,最后可因呼吸衰竭而致死亡。内服7~15g或肌内注射4g可致命。但此种毒性成分在体内解毒快,故只要及时治疗即可救活。

### (一)中毒表现

1. **神经系统**　寒战、发热、眩晕、头痛、抽搐、肌阵挛。严重时瞳孔对光反射及膝反射消失、昏迷、尿失禁。

2. **心血管系统**　血压先升高后下降、大汗、面色苍白、发绀、脉弱甚至休克。

3. **消化系统**　呕吐、腹部阵痛、肝功能受损、脾轻度肿大。

4. **呼吸系统**　严重病例可有呼吸衰竭。

5. **血液系统**　常见溶血性黄疸、血酸碱失衡。

6. **泌尿系统**　肾功能亦可受损,出现尿少及血红蛋白尿等现象。

7. **其他**　偶见会阴湿疹及角膜混浊。

### (二)诊断要点

1. 有樟脑接触史。

2. 出现寒战发热、抽搐、肌阵挛等表现及其他系统功能损害表现。

3. 排除其他疾病或药物中毒。

4. 血液和尿液中检测右旋樟脑,可辅助诊断。

### (三)急救措施

1. **停止药物接触**

2. **促进排出**　中毒早期给予催吐,洗胃,硫酸镁25g导泻。用5%酒精反复抽洗至无樟脑味为止(因樟脑极易溶于酒精)。如有惊厥,应先控制惊厥再洗胃。

3. **吸附毒素**　洗胃后可内服活性炭或白陶土20g,以吸附残余的毒质。

## 4.对症支持治疗

（1）出现低血压时，给予补液支持等纠正低血压。

（2）出现抽搐、肌阵挛等表现时，可予以地西泮、苯巴比妥钠等镇静药物止痉。

（3）出现电解质紊乱及酸碱失衡时及时纠正。

（4）严重病例出现呼吸衰竭时可予以呼吸支持，出现溶血时注意保护肾功能及应用糖皮质激素治疗。

**5.血液灌流** 樟脑脂溶性高，血液灌流可清除。

**6.食物禁忌** 禁忌酒类、油类、乳类食物，此类食物可促进毒物吸收。

### 参考文献

[1]朱子扬,龚兆庆,汪国良.中毒急救手册[M].上海:上海科学技术出版社,1999.

[2]张秀兰.樟脑丸有多毒[J].安全与健康,2013(03):036.

## 五、薄荷脑中毒

薄荷脑是由薄荷的茎和叶提取，可作为香水、饮料等的赋香剂。其含挥发油，其中薄荷醇含量最高，其次为薄荷酮，还含有乙酸薄荷酯、薄荷烯酮等。薄荷醇、薄荷酮对消化道有刺激作用。过量服用主要会引起神经系统及消化系统刺激症状。

### （一）中毒表现

**1.神经系统** 头昏、头痛、眼花缭乱、手脚麻木。

**2.心血管系统** 严重时可能引起心力衰竭、血压下降。

**3.消化系统** 呕吐、腹痛、腹泻、大汗、口渴。

### （二）诊断要点

1.有薄荷脑接触史。

2.出现神经及消化系统损害等表现及其他系统功能损害表现。

3.排除其他疾病或药物中毒。

4.胃液、血液和尿液中检测薄荷醇、薄荷酮可辅助诊断。

### （三）急救措施

**1.停止药物接触**

**2.促进排出** 中毒早期给予催吐、洗胃、导泻。

**3.吸附毒素** 洗胃后可内服活性炭或白陶土20g,以吸附残余的毒质。

### 4.对症支持治疗

（1）出现低血压时,给予补液支持等纠正低血压,必要时使用升压药。

（2）心跳缓慢时可予以注射阿托品 0.5～1mg。

（3）出现电解质紊乱及酸碱失衡时及时纠正。

#### 参考文献

[1]方克美.急性中毒治疗学[M].南京:江苏科学技术出版社,2002.

[2]程阔菊,王晖,陈垦.薄荷醇的安全性研究进展[J].辽宁中医杂志,2010(02):098.

## 六、瘦肉精中毒

瘦肉精是一类药物,任何能促进瘦肉生长,抑制肥肉生长的物质都可以叫作"瘦肉精"。食用含瘦肉精残留的动物内脏或肉类,可导致人体中毒。瘦肉精的代表品种为克伦特罗,化学名为双氯醇胺,临床上用于治疗哮喘,为强效选择性 $\beta_2$ 受体激动剂。进入人体后肠道吸收快,12～20 分钟起作用,2～3 小时血浓度达峰,作用维持时间 2～4 小时。病情的轻重与进食量有关,潜伏期为 15 分钟至 6 小时不等。主要通过肾脏排出,剂量大时,可对心血管系统、神经系统产生毒副作用。

### （一）中毒表现

**1.心血管系统** 心悸、心动过速,大部分患者出现窦性心动过速,高血压危象。血钾、血镁降低时,有可能导致心搏骤停。

**2.神经系统** 肌肉震颤、肌无力、肌痛、头痛、紧张,甚至不能站立。

### （二）诊断要点

1.有瘦肉精接触史。

2.有神经系统及心血管系统表现,如肌肉震颤、肌无力、肌痛、头痛,心悸、心动过速等。

3.心电图检查。大部分患者出现 T 波改变和 ST 段下移,严重者可发生室上性期前收缩和心房颤动。

4.实验室检查可发现白细胞增多或减少、心肌酶升高、血糖升高,有发生酮症酸中毒的报道。部分患者 ALT 升高。

### （三）急救措施

1.无特效解毒药,以对症支持治疗为主。

2.早期可给予洗胃、导泻;对已进入血中的药物采取输液和强化利尿的方法加速药物清除。

3. 症状轻者给予一般镇静剂可控制症状。症状严重或为纯克伦特罗中毒时：惊厥者可给予地西泮静脉推注；血压过高时适当降压治疗；快速心律失常时应用β受体阻断药等。

4. 治疗上注意监测血钾水平和补钾。

参考文献

［1］朱子扬，龚兆庆，汪国良.中毒急救手册［M］.上海：上海科学技术出版社，1999.

［2］杨金众.食品中瘦肉精残留危害及其常用检测方法探讨［J］.食品安全导刊，2020（03）：089.

## 七、化妆品中毒

化妆品大部分无毒，常常仅为过敏反应或刺激性皮炎。而中毒最常见的为汞、砷、铅等重金属中毒。另外还有激素类化妆品，可引起激素类化妆品中毒。目前因化妆品使用不当引起的皮肤问题越来越多，症状有红斑、丘疹、水疱、色素沉着等。

**（一）中毒表现**

1. **皮肤汞、砷、铅等重金属中毒** 皮肤灰暗，角质层增多，皮肤上有斑点且色泽灰暗，容易长暗疮，被阳光照射有热胀感且色泽加深，逐年加深。长斑部位以两颊及下巴、额头居多，尤以颧骨处最深且最严重。

2. **皮肤激素中毒** 皮肤表皮变薄；出现毛细血管扩张（红血丝）及反复发作的小丘疹；颜面失去原有的肤色，形成红色斑片；出现皮损灼热、干燥发痒、皮肤粗糙伴细薄、有鳞屑及色素沉着等；形成激素依赖，甚至变成激素性皮炎。

3. **全身改变** 汞中毒会引起性格改变、贫血、烦躁、牙龈发炎、神经衰弱、腰背酸痛、肌肉震颤等。

**（二）诊断要点**

1. 有含汞等重金属或激素类化妆品接触史。

2. 皮肤出现砷、铅等重金属中毒表现或激素中毒表现，全身表现有性格改变、贫血、烦躁、牙龈发炎、神经衰弱、腰背酸痛等。

3. 实验室检查血（尿）汞水平超标。

**（三）急救措施**

1. 停止该种化妆品接触。

2. 促进排出。可通过面部按摩、泡澡、蒸浴等方式促进面部毒素排出。

3. 食物解毒。可食用含维生素 C、维生素 E 丰富的蔬菜和水果。

4. 如误服含汞化妆品引起急性中毒,不应胃肠灌洗,禁止催吐,可饮用蛋清、牛奶或豆浆保护胃黏膜。血(尿)汞水平超标者考虑驱汞治疗,多用二巯丙磺酸钠肌内注射或二巯丁二酸钠静脉注射,口服制剂有 D-青霉胺、二巯丁二酸,应用时间视病情而定。如出现肾衰竭,可透析治疗。

5. 出现神经系统症状如性格改变、神经衰弱、头晕、头痛等,可予以镇静安神治疗。

### 参考文献

[1]陈亦江.急性中毒诊疗规范[M].南京:东南大学出版社,2004.

[2]郝凤桐,牛颖梅.48 例化妆品汞中毒临床分析[J].中国工业医学杂志,2008(06):007

## 八、亚硝酸盐中毒

亚硝酸盐中毒是因误食亚硝酸盐而引起中毒,起病急,轻重程度与摄入量有关,多发生于群体聚餐。其作用机制是使血红蛋白二价铁氧化形成高铁血红蛋白。一般在食后 1~3 小时起病,短者仅 10~15 分钟,长者可达 20 小时。

### (一)中毒表现

1. **发绀** 中毒后首先会产生缺氧从而导致发绀,口唇和指甲最为明显,还会引起胸闷的症状。

2. **消化系统** 恶心、呕吐,同时还会出现腹胀、腹泻。

3. **神经系统** 轻者会出现烦躁不安、精神萎靡、头昏、头痛;重者会出现神志不清、抽搐的表现。

4. **其他** 严重时出现休克、昏迷、呼吸困难以及肺水肿的表现。

### (二)诊断要点

1. 有亚硝酸盐接触史。

2. 有相应症状,如发绀、恶心、呕吐、烦躁不安、精神萎靡、头昏、头痛、神志不清、抽搐等症状。

3. 尿亚硝酸盐定性检测阳性可明确诊断。

### (三)急救措施

1. **洗胃** 首先用 1:5000 高锰酸钾液洗胃,导泻并灌肠。

**2. 吸氧**　予以常规吸氧,出现呼吸困难、昏迷等症状时可给予机械通气。

**3. 解毒**　亚甲蓝是亚硝酸盐中毒的特效解毒药,一般是注入葡萄糖溶液后静脉注射,如发绀无消退,必要时可重复半量,也可以口服,一般无副作用。甲苯胺蓝同亚甲蓝,先注入葡萄糖溶液后再静脉注射。维生素 C 可以直接还原高铁血红蛋白,阻断体内亚硝酸盐的合成,一般大剂量使用。

**4. 其他治疗**　出现缺氧性脑病,应给予高压氧治疗;出现低血容量者,应立即补液扩容。

参考文献

[1] 钟尚乾. 急性中毒治疗学 [M]. 赤峰:内蒙古科学技术出版社,2009.

[2] 苗芝香. 误用亚硝酸盐引起食物中毒的调查与检测问题探讨 [J]. 中国急救医学,2020 (19):181.

## 九、食品添加剂中毒

目前食品添加剂引起中毒最常见的是亚硝酸盐,前文已单独列出不再赘述。常见的还有苯甲酸及其钠盐中毒。另外三聚氰胺、苏丹红、甲醇等都是禁止加入食品的。本文陈述苯甲酸及其钠盐急性中毒。

### (一)中毒表现

**1. 引发哮喘**　喘息性呼吸、呼吸困难。

**2. 神经系统**　晕厥。

**3. 全身改变**　肌肉酸中毒、肌肉酸痛、肌肉震颤等。

### (二)诊断要点

1. 有含苯甲酸及其钠盐类食品长期接触史。

2. 出现喘息性呼吸、晕厥、腰背酸痛等。

3. 实验室检查血苯水平超标。

### (三)急救措施

1. 停止该种食品接触。

2. 促进排出。补液、利尿、导泻等方式促进毒素排出。

3. 出现诱发哮喘等情况,可吸入沙丁胺醇、布地奈德气雾剂等治疗。出现晕厥需监测心率、血压等,维持心率和血压稳定。出现酸中毒可使用碳酸氢钠注射液纠正,并补液、利尿促进毒素排出。

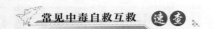
## 参考文献

[1]朱子扬,龚兆庆,汪国良.中毒急救手册[M].上海:上海科学技术出版社,1999.

[2]刘天意.食品防腐剂苯甲酸钠的作用机理,毒性及其检测方法综述[J].现代食品,2020
(07):013.

## 十、家用清洁剂中毒

家用清洁剂种类繁多,根据表面活性剂的来源可以分为皂类和合成洗涤剂,其发挥清洁作用的成分是表面活性剂。总体来说其安全性较好,在一定条件下可能对健康造成危害。其类型按其毒性从强到弱依次为阳离子型、阴离子型、两性离子型和非离子型表面活性剂,通过增加皮肤的渗透性对皮肤造成刺激。pH 值小于 2 或大于 12 时均具有腐蚀性。常用的消毒或漂白剂的主要成分为含氯消毒剂或过氧化氢,可产生刺激性和腐蚀性的氯气,人体吸入后可出现肺水肿等严重损害。

### (一)中毒表现

**1. 皮肤接触**  大剂量、高浓度的接触可产生红斑、丘疹等表现,也可导致过敏性皮炎;并可出现不同程度的皮肤腐蚀表现。

**2. 眼睛接触**  直接进入眼睛,可出现畏光、流泪、结膜充血等眼睛刺激症状,高浓度接触还可造成腐蚀作用。

**3. 呼吸道接触**  吸入接触后可出现咳嗽、咳痰、气促等呼吸道刺激症状,误吸可导致吸入性肺炎。大剂量吸入含氯消毒剂,可导致化学性肺炎以及肺水肿。

**4. 消化道吸入**  轻者可出现一过性恶心、呕吐等胃肠道刺激症状,严重时可出现频发呕吐、剧烈腹痛、腹泻等,甚至出现消化道腐蚀性损伤,出现呕血、便血甚至消化道穿孔。

**5. 其他**  儿童患者可出现神经系统损害表现,严重者可出现惊厥。摄入部分含阳离子表面活性剂,可发生高铁血红蛋白血症。

### (二)诊断要点

1. 有家用清洁剂接触史。

2. 出现皮肤、呼吸系统、消化系统等相应的临床表现。

### (三)急救措施

1. 立即脱离接触。

2. 皮肤和眼睛接触后,立即用大量清水进行彻底冲洗,时间至少 10 分钟。

3. 呼吸道吸入。立即脱离接触环境移至空气新鲜处,必要时吸氧。

4. 消化道接触。口服非强酸、强碱类者,立即进行催吐,并口服牛奶、豆浆等保护胃黏膜。剂量较小时一般不进行洗胃,剂量较大时,应反复多次先抽吸胃内液再注入洗胃液。若怀疑接触的成分可能导致腐蚀性损伤,不应催吐,可口服胃黏膜保护剂。

5. 误食含磷酸盐的洗涤用品,出现低钙血症时可适量补钙,出现高铁血红蛋白血症时,给予亚甲蓝治疗。

参考文献

[1]谭义秋.含磷洗涤助剂的性能及作用[J].科技信息,2007(21):029.
[2]陈亦江.急性中毒诊疗规范[M].南京:东南大学出版社,2004.

## 十一、阳离子型清洁剂中毒

洗涤剂是多种制剂按一定的配方制成的产品,必要组成部分是表面活性剂,还包括多种辅助部分,如泡沫促进剂、无机酸、碱、盐和少量的有机添加物,能更有效地提高洗涤效果,改善使用性能。若按洗涤剂配方中表面活性物质的结构不同而分类,洗涤剂可分为:阳离子型洗涤剂、阴离子型洗涤剂、非离子型洗涤剂和两性离子型洗涤剂。其中阳离子型洗涤剂毒性较大。阳离子合成洗涤剂的主要成分是阳离子表面活性剂,其化学性质稳定,不易降解和消除,具有较低的毒性,包括十六烷基吡啶氯化物、月桂基二甲基苄基氯化铵、硬脂基三甲基氯化铵。

### (一)中毒表现

1. **黏膜刺激症状**　有皮肤炎、皮肤干燥等;眼睛接触也会导致刺激症状。

2. **消化道症状**　口服者呕吐、腹泻、脱水最常见,如果是含低磷的产品,会导致流涎、口腔溃疡、咽痛、腹痛甚至胃肠出血、肠胃狭窄等病症。

3. **呼吸道损伤**　如果是含氯的酸性制剂,大量吸入可导致化学性肺炎、肺水肿。

4. **重度中毒表现**　阳离子型清洁剂吸收的量大时可能引起高铁血红蛋白血症、溶血、肝脏损害、肢体抽搐、心慌、昏迷等症状。

### (二)诊断要点

1. 有急性口服/误食阳离子型清洁剂或者慢性密切接触病史。

2. 有相应的中毒临床表现。

3. 结合相关的辅助检查即可确诊,中毒后及时送诊。

### （三）急救措施

1. 皮肤、眼睛接触者,立即用大量清水冲洗 15～20 分钟。

2. 呼吸道吸入者,应立即脱离接触环境至空气新鲜处,必要时吸氧。

3. 口服非强酸强碱制剂,可喝一杯清水或牛奶以减轻伤害;如果量大,需要洗胃,先注入少量洗胃液,建议不超过 100ml,抽吸干净后反复进行多次,以免产生大量气泡,最好不要催吐,可使用胃黏膜保护剂。

4. 如为含磷洗涤剂,注意补钙;出现高铁蛋白血症,则应给予亚甲蓝治疗。

#### 参考文献

[1]孙承业.实用急性中毒全书[M].2 版.北京:人民卫生出版社,2020.

[2]任引津,张寿林,倪为民,等.实用急性中毒全书[M].北京:人民卫生出版社,2003.

[3]葛均波,徐永健,王辰.内科学[M].9 版.北京:人民卫生出版社,2018.

[4]伍新华.谨防家用清洁剂中毒[J].职业与健康杂志,1995(1):7.

## 十二、阴离子型清洁剂中毒

阴离子合成洗涤剂的主要成分是阴离子表面活性剂——烷基苯磺酸钠,其化学性质稳定,不易降解和消除,具有较低的毒性。包括支链烷基苯磺酸盐、直链烷基磺酸盐、月桂基硫酸酯盐、磺化琥珀酸辛酯盐、红油、月桂醚硫酸酯盐、硬脂酸皂。各种洗衣剂、洗发剂、厨房用洗涤剂等均属阴离子型清洁剂,包括水软化剂、除臭剂(含光敏剂)、杀虫剂、香料和酶添加物。

### （一）中毒表现

1. **轻度中毒** 常见的症状是消化道症状,会出现恶心、呕吐、腹痛、腹胀、腹泻以及脐周的绞痛为主,会出现排便不成形和黏液稀水样便,同时伴有里急后重的症状,严重者还偶有便血。

2. **中度中毒** 会有循环系统的症状,在消化道症状的基础之上出现心动过速、心律失常、胸闷气短、心前区不适、心前区有压迫感。

3. **重度中毒** 患者会出现神经系统症状,如头晕、头痛,伴一过性抽搐,偶有意识丧失等情况。

### （二）诊断要点

1. 有急性口服/误食阴离子型表清洁剂或者慢性密切接触病史。

2. 有相应的中毒的临床表现。

3. 结合相关的辅助检查即可确诊,中毒后及时送诊。

## （三）急救措施

急救原则参照阳离子清洁剂中毒章节。

**1. 阻止继续吸收,促进排泄**　皮肤、眼睛接触者,立即用大量清水冲洗 15 ～ 20 分钟;误服患者可用清水洗胃;在生产工作中吸入蒸汽时,迅速离开现场。

**2. 对症支持治疗**　症状较轻,仅留观和对症支持治疗即可,伴大量呕吐、腹泻时,需输液体。如果出现明显的消化道症状如吐血、腹痛、溃疡等应立即使用药物抑酸护胃,积极抗感染治疗。

**3. 防治并发症**　儿童误服,需警惕误吸致呼吸障碍。

### 参考文献

[1]孙承业.实用急性中毒全书[M].2 版.北京:人民卫生出版社,2020.

[2]任引津,张寿林,倪为民,等.实用急性中毒全书[M].北京:人民卫生出版社,2003.

[3]葛均波,徐永健,王辰.内科学[M].9 版.北京:人民卫生出版社,2018.

[4]伍新华.谨防家用清洁剂中毒[J].职业与健康杂志,1995,(1):7.

## 十三、非离子型清洁剂中毒

非离子型清洁剂是指含有非离子型表面活性剂的一类清洁剂,广泛用于纺织工业和家庭日用。非离子型表面活性剂对胃肠道、眼结膜有刺激性。正常使用或少量误食大多不出现严重脏器损害。

### （一）中毒表现

**1. 眼睛接触**　可出现刺激症状,如畏光流泪、刺痛、结膜充血等。

**2. 消化道摄入**　少量口服无明显中毒症状,或一过性胃肠道刺激症状,如恶心呕吐、腹部不适等。大剂量摄入后可出现明显胃肠道刺激症状,表现为频繁呕吐、腹痛、腹泻等。

### （二）诊断要点

1. 有非离子型清洁剂接触史。

2. 有眼睛、呼吸道、消化道刺激症状。

3. 排除其他疾病及毒物中毒。

### （三）急救措施

1. 眼睛或皮肤接触者,立即用大量清水彻底冲洗 10 分钟以上。

2. 呼吸道接触者立刻移至空气新鲜处,必要时吸氧。

3. 消化道摄入者给予口服牛奶、豆浆、米粥等保护胃黏膜,不建议催吐和洗胃。

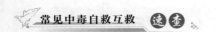

4.对症支持治疗。频繁呕吐腹泻者,适当给予补液,维持体液、电解质平衡。

**参考文献**

[1]孙承业.实用急性中毒全书[M].2版.北京:人民卫生出版社,2020.

[2]任引津,张寿林,倪为民,等.实用急性中毒全书[M].北京:人民卫生出版社,2003.

### 十四、碱类及聚磷酸盐清洁剂中毒

碱类及聚磷酸盐清洁剂是指含有碱类和聚磷酸盐助剂的一类清洁剂。碱类助剂低浓度时对皮肤、眼睛和消化道具有刺激性,高浓度时有腐蚀性,聚磷酸盐助剂对消化道有刺激性,长时间接触也具有腐蚀性。

**(一)中毒表现**

**1.眼睛接触** 畏光流泪、刺痛、结膜充血等眼部刺激症状,甚至结膜炎、角膜炎等。

**2.呼吸道、皮肤接触** 呼吸道吸入者可出现咳嗽、气促、咳痰等呼吸道刺激症状;皮肤可出现灼烧感,少数敏感人群可出现明显皮肤刺激症状或过敏症状。

**3.消化道摄入** 少量口服可出现一过性胃肠道刺激症状,如恶心呕吐、腹部不适等;大剂量摄入可出现明显胃肠道刺激症状,表现为频发呕吐、腹痛腹泻等,经口摄入大量聚磷酸盐清洁剂可出现高磷血症、低钙血症和低镁血症。

**(二)诊断要点**

1.有碱类和聚磷酸盐清洁剂接触史。

2.有眼睛、呼吸道、消化道刺激症状。

3.排除其他疾病及毒物中毒。

**(三)急救措施**

1.眼睛或皮肤接触者,立即用大量清水彻底冲洗10分钟以上。眼睛若出现腐蚀表现,应及时到眼科就诊。

2.口服中毒者立即给予口服牛奶、豆浆、米粥等保护胃黏膜,不建议催吐和洗胃。

3.对症支持治疗。频繁呕吐腹泻者,适当给予补液,维持水、电解质平衡;出现低钙血症者适当补钙。

**参考文献**

[1]孙承业.实用急性中毒全书[M].2版.北京:人民卫生出版社,2020.

[2]任引津,张寿林,倪为民,等.实用急性中毒全书[M].北京:人民卫生出版社,2003.

# 第六章　毒品中毒

## 一、吗啡中毒

吗啡是阿片受体激动剂,口服易吸收,常皮下注射,口服、肌内注射和静脉注射后,分别于90、30和10分钟达血药浓度高峰,血浆蛋白结合率为30%左右,血浆半衰期为2.5~3小时。治疗和中毒浓度范围分别为:0.01~0.07mg/L和0.1~1.0mg/L,致死浓度大于4.0mg/L。

### (一)中毒表现

**1. 中枢神经系统**　镇痛和镇静、镇咳,使呼吸频率减慢,兴奋催吐中枢,缩瞳。

**2. 心血管系统**　心率减慢,引起直立性低血压。使颅内压升高,$CO_2$ 潴留,脑血管扩张。

**3. 其他**　消化液分泌减少,括约肌痉挛,胆绞痛,尿潴留。大剂量能收缩支气管。

### (二)诊断要点

1. 有吗啡接触史。

2. 有昏迷、呼吸抑制、针尖样瞳孔。

3. 排除其他疾病或药物中毒。

4. 血尿定性检测,有条件时行血药浓度测定。

### (三)急救措施

**1. 立即停药**

**2. 促进排出**　给予催吐、洗胃、导泻、补液利尿等。

**3. 使用解毒剂**　吗啡中毒时可用可拉明、咖啡因。可拉明具有对抗作用;咖啡因可作为吗啡中毒的解毒剂。

**3. 对症处理**

(1)如发觉皮下注入吗啡过量,应速用止血带扎紧注射局部的上方(以停止静脉回流为度),局部冷敷,以延缓吸收,但结扎应间断放松。

(2)静脉输入适量高渗葡萄糖液、电解质,可以促进解毒、排泄,并防止脱水,必要时输入血浆。

(3)发生呼吸抑制时,迅速给氧,并给予纳洛酮(成人)0.8~2.0mg静脉注射。

(4)注意维持水、电解质平衡、保护肾功能。

**4. 血液灌流** 吗啡中毒可行血液灌流清除毒物,脏器功能不全者可联合血液透析。

参考文献

[1]曹春水,黄亮.吗啡中毒[J].中国实用乡村医生杂志,2008(09):15-16.

[2]刘燕.急性吗啡中毒22例救治与护理体会[J].临床合理用药杂志,2013,6(29):163.

[3]徐丽,韩继媛,刘本德,等.新型毒品(苯丙胺类)及传统毒品(吗啡)急性中毒机制及临床治疗的探讨[A].中华医学会、中华医学会急诊医学分会.中华医学会急诊医学分会第十六次全国急诊医学学术年会论文集[C].中华医学会、中华医学会急诊医学分会:中华医学会,2013:1.

## 二、哌替啶中毒

哌替啶别名"度冷丁",是人工合成阿片受体激动剂,其作用机制与吗啡相似,但镇痛、麻醉作用较弱,仅相当于吗啡的1/10~1/8。口服1~2小时达血药峰值,肌内注射后10分钟起效,血浆蛋白结合率40%~50%,半衰期3~8小时,致死剂量1.0g,最大呼吸抑制出现于用药后1小时。

### (一)中毒表现

**1. 中枢神经系统** 出现精神紊乱、定向力障碍、幻觉,甚至出现惊厥、昏迷。

**2. 呼吸系统** 出现呼吸频率减慢、呼吸浅弱,甚至呼吸抑制。

**3. 心血管系统** 既可出现正性频率使心率加快、心律失常,又可产生负性肌力作用使心肌收缩力减弱,血压下降,发生直立性低血压。

**4. 戒断症状** 药后可出现戒断症状,主要有精神萎靡不振、全身不适、流泪流涕、呕吐、腹泻、失眠,严重者也会产生虚脱。

### (二)诊断要点

1. 有哌替啶接触史。

2. 有昏迷,呼吸抑制,血压下降等表现。

3. 排除其他疾病或药物中毒。

4. 血尿定性检测,有条件时行血药浓度测定。

### (三)急救措施

**1. 立即停药**

**2. 促进排出**  给予催吐、洗胃、导泻。

**3. 使用解毒剂**  纳洛酮成人 0.8～2.0mg 静脉注射,可重复注射,直到呼吸增强为止。

**4. 血液净化**  哌替啶严重中毒者行血液灌流可清除,循环衰竭合并严重并发症可联合血液透析治疗。

参考文献

[1]宋军,邵德本,张耘. 盐酸哌替啶急性中毒抢救分析—附 24 例报告[J]. 交通医学,1997 (04):481.

[2]黄志新. 纳洛酮治疗急性哌替啶中毒病人的临床应用[J]. 中国医师杂志,2003(S1):267.

### 三、海洛因中毒

海洛因别名"白粉",微溶于水,易溶于有机溶剂,易吸收,吸食后在体内迅速代谢为单乙酰吗啡,进而代谢为吗啡。其具有比吗啡更强的抑制作用,镇痛作用亦为吗啡的 4～8 倍。血清浓度达到 0.3mg/L 时即可中毒,致死剂量为 40mg/kg(静脉注射)、240mg/kg(腹腔),60%～70% 自尿排出。

### (一)中毒表现

**1. 神经系统**  轻者出现记忆力下降、幻觉,重者出现昏迷、针尖样瞳孔和呼吸抑制。

**2. 心血管系统**  心率减慢、血压下降是最常见的临床表现,可出现心律失常,长期吸入者可出现心源性猝死。

**3. 呼吸系统**  出现呼吸浅慢,甚至出现叹息样呼吸或潮式呼吸,也可出现肺水肿样表现。

**4. 成瘾与戒断表现**  久用易成瘾表现为食欲减退、便秘、消瘦、性功能减退,戒断时可有精神萎靡以致虚脱等表现。

### (二)诊断要点

1. 有海洛因接触史。

2. 典型的临床三联征表现，如昏迷、针尖样瞳孔、呼吸抑制。

3. 排除其他疾病或药物中毒。

4. 血液和尿液中检测海洛因，可辅助诊断。

### (三)急救措施

**1. 立即停药**

**2. 促进排出**　经口服中毒者可予以洗胃、灌肠、导泻等；如为静脉用药，应迅速用止血带扎紧注射部位上方，局部冷敷延缓吸收。

**3. 应用解毒剂**　纳洛酮治疗的原则为及早、迅速、足量。立即静脉推注0.4～0.8mg，如呼吸未见改善，3～5分钟后可重复推注，直至意识恢复、呼吸改善。

**4. 对症处理**　适当使用呼吸兴奋剂，必要时行气管内插管，机械通气。快速补液，纠正水、电解质紊乱，维持酸碱平衡。

**5. 血液净化**　海洛因严重中毒者行血液灌流可清除，合并严重并发症者可联合血液透析治疗。

**参考文献**

[1]王能军,李进,吴慧锋.急性重度海洛因中毒53例诊治体会[J].海南医学,2013,24(19):2902-2903.

[2]徐世伟,文亮,尹昌林,等.57例急性海洛因中毒急诊抢救分析[J].第三军医大学学报,2004(03):276-277.

## 四、苯丙胺类中毒

苯丙胺是一系列对中枢神经系统具有显著兴奋作用的合成药物(统称苯丙胺类)的原形。口服吸收迅速，1～2小时后可完全吸收，血浆半衰期约12小时，约30%～40%在肝内经去氨基作用而破坏，其余以原形从肾排出。中毒剂量为15～20mg，敏感者仅用2mg即出现中毒症状，最小致死量约为250mg。

### (一)中毒表现

**1. 心血管系统**　血压升高,往往收缩压和舒张压都升高,可伴有心动过速、心律失常、胸痛、心肌缺血、心肌梗死、心源性休克等。

**2. 神经系统**　情绪激动、烦躁不安、幻想、焦虑和谵妄，瞳孔扩大，昏迷、脑水肿、抽搐。

**3. 呼吸系统**　咳嗽、咯血、过度换气、呼吸困难等。

**4. 其他**　长期滥用本品可导致苯丙胺性精神病,表现为精神激动、幻听、幻视和类偏狂妄想等,停药可恢复,但也有转为慢性者。

### (二)诊断要点

1. 有服用过量苯丙胺药物史。

2. 急性中毒表现为中枢神经系统兴奋,长期滥用可导致苯丙胺性精神病表现。

3. 对尿液进行毒物分析提示毒物存在。

### (三)急救措施

1. 急性口服药物中毒者,应立即行催吐、洗胃、补液、利尿促进毒物排泄。

2. 对抗本品的中枢神经系统兴奋作用,可使用地西泮。

3. 控制心律失常,防治呼吸心跳停止。昏迷呼吸抑制患者,可使用纳洛酮。

4. 加强脏器功能保护,予以对症支持治疗。

5. 对于重度患者,可行血液灌流或血液透析治疗。

**参考文献**

[1] 徐丽,韩继媛,刘本德,等. 新型毒品(苯丙胺类)及传统毒品(吗啡)急性中毒机制及临床治疗的探讨[A]. 中华医学会、中华医学会急诊医学分会. 中华医学会急诊医学分会第十六次全国急诊医学学术年会论文集[C]. 中华医学会、中华医学会急诊医学分会:中华医学会,2013:1.

[2] 徐明星,王定珍,马慧丽,等. 急性甲基苯丙胺中毒不同药物临床治疗研究[J]. 医学综述,2015,21(08):1513 – 1515.

[3] 陈昌卫,林子靖,谢果晋,等. 急性苯丙胺类药物中毒88例临床分析[J]. 岭南急诊医学杂志,2012,17(05):350 – 351.

## 五、氯胺酮类中毒

氯胺酮,俗称K粉,可导致神经精神中毒反应、幻觉和精神分裂症状。血浆蛋白结合率为45% ~ 50%,半衰期为2 ~ 3小时。主要经肝脏代谢,约5%以原形从尿液排出。70mg引起中毒,200mg可出现幻觉,500mg可引起呼吸抑制甚至死亡。

### (一)中毒表现

**1. 心血管系统**　常出现胸闷、心悸、心动过速、血压升高,部分患者出现心肌毒性损害、恶性心律失常。

**2. 神经系统** 突发不自主运动、谵妄、自我感觉紊乱等症状,大剂量使用导致幻觉、偏执性幻想和与世界的完全分离感,严重时可表现为癫痫发作、精神异常,反应迟钝。

**3. 呼吸系统** 可出现喉头痉挛、支气管收缩、呼吸功能障碍或呼吸停止。

**4. 急性中毒** 患者用药后产生欣快、梦幻样作用、兴奋话多、行为紊乱、幻觉、妄想等症状,与酒醉类似。严重者可出现高热、颅内出血、呼吸循环衰竭,甚至死亡。

**5. 慢性中毒** 滥用 K 粉 1 年左右,可形成依赖综合征,表现为精神分裂样症状,如幻觉、妄想、易激惹、行为紊乱等症状。戒断时:停用 K 粉后 48～72 小时出现易怒、愤怒、心怀敌意、攻击性行为,一般持续 1 周左右。

## (二)诊断要点

1. 有氯胺酮类毒品吸食或静脉用药史。

2. 有上述表现者。

3. 排除其他疾病或药物中毒。

4. 血液和尿液中检测氯胺酮,可辅助诊断。

## (三)急救措施

1. 立即停药,给予吸氧。

2. 给予补液、利尿,促进排出。

3. 呼吸抑制时应给予机械辅助呼吸,不宜使用呼吸兴奋剂。

4. 意识障碍者可予纳洛酮促醒、胞二磷胆碱等改善脑代谢,补充维生素 B 族等其他对症治疗,过度兴奋者可适当给予镇静。

5. 严重中毒时,可行血液灌流或血液透析来清除毒物预防肾衰竭。

**参考文献**

[1] 罗刚,周艳,陈锦武,等.急性氯胺酮中毒 37 例临床分析[J].岭南急诊医学杂志,2013,18(03):207-208.

[2] 刘志民."新型毒品"及其危害[J].药物不良反应杂志,2005(04):272-274.

[3] 尹英.氯胺酮的不良反应及防治[J].药物不良反应杂志,2005(06):424-427.

## 六、苯环己哌啶中毒

苯环己哌啶,又名普斯普剂,是一种有麻醉作用的致幻类药物。中文名叫作

"天使丸""天使粉",俗称"天使毒品""霸王毒品"。中毒血浓度为 0.007 ~ 0.024μg/ml,血浓度达 1~5μg/ml 时可致死亡。半衰期为 11~51 小时。

**(一)中毒表现**

1. **心血管系统**　血压升高、心动过速,严重时可出现休克、循环衰竭。

2. **神经系统**　致幻作用,精神亢奋,可有欣快感,对外界刺激敏感性增强,情绪提高,长期服用可出现精神分裂症表现,过量时可有昏迷、抽搐。

3. **呼吸系统**　大剂量可出现呼吸困难,甚至因呼吸衰竭而死亡。

4. **其他**　部分患者可出现恶心、呕吐、大量出汗、暴力和自杀倾向。

**(二)诊断要点**

1. 有服用过量苯环己哌啶药物史。

2. 排除其他疾病或药物中毒。

3. 血液和尿液中检测苯环己哌啶,可辅助诊断。

**(三)急救措施**

1. **立即停药**

2. **促进排出**　给予催吐、洗胃、导泻、补液、利尿等治疗。

3. **对症处理**

(1)出现精神异常烦躁者,可适当给予地西泮镇静,对于有自杀倾向者应注意环境保护。

(2)对于出现血压显著升高者给予硝酸甘油静脉滴注降压;心动过速者给予普萘洛尔口服。

(3)出现呼吸衰竭者,给予吸氧、气管插管、气管切开、机械通气。

(4)出现有发热者,给予冰敷等物理降温。

4. **血液净化**　对于严重甲基苯丙胺中毒者,可行血液灌流和血液透析清除毒物、防治肾衰竭。

**参考文献**

[1]刘耀,裴相.毒品及毒品鉴定(Ⅱ)[J].中国法医学杂志,2000(02):125 – 128.

[2]吕晶.常见药物成瘾与滥用的分析及中毒救治要点[J].中国药业,2009,18(021):59 – 60.

## 七、甲基苯丙胺中毒

甲基苯丙胺为苯丙胺类衍生物,又名甲基安非他明、去氧麻黄碱,是一种无味或微有苦味的透明结晶体,纯品很像冰糖,形似冰,俗称冰毒。对人体中枢神经系统具有极强的刺激作用而且毒性强烈。用药量达 10～30mg 时即可发生急性中毒。

### (一)中毒表现

**1. 心血管系统** 血压升高、脉搏加快,重度中毒时,可出现胸痛、心律失常、心肌损害、循环衰竭等症状。

**2. 神经系统** 瞳孔扩大,肌痛、震颤、反射亢进、头痛、兴奋躁动、感觉异常,严重时出现失眠、意识障碍、精神错乱、抑郁、谵妄、幻听、幻视、被害妄想等一系列精神症状。

**3. 呼吸系统** 呼吸困难、咳嗽、过度换气、呼吸衰竭。

**4. 其他症状** 可致高热综合征,包括高热和代谢性酸中毒、弥散性血管内凝血(DIC)、横纹肌溶解、急性肾衰竭、中毒性肝炎,有时可猝死。

### (二)诊断要点

1. 有甲基苯丙胺接触史。

2. 有上述相关临床表现。

3. 排除其他疾病或药物中毒。

4. 血液和尿液中检测甲基苯丙胺,可辅助诊断。

### (三)急救措施

**1. 立即停药**

**2. 促进排出** 给予催吐、洗胃、导泻、补液、利尿等治疗。

**3. 对症处理**

(1)出现精神异常烦躁者,可适当给予地西泮镇静。

(2)对于出现血压显著升高者给予硝酸甘油静脉滴注降压;心动过速者给予普萘洛尔口服。

(3)出现支气管痉挛者,给予吸氧、氨茶碱,或异丙肾上腺素、肾上腺皮质激素。

(4)出现发热者,给予冰敷等物理降温,或静脉缓注硫喷妥钠或琥珀酰胆碱松弛肌肉和降温。

**4. 血液净化** 对于严重甲基苯丙胺中毒者,可行血液灌流和血液透析清除毒物、防治肾衰竭。

## 参考文献

[1]徐明星,王定珍,马慧丽,等.急性甲基苯丙胺中毒不同药物临床治疗研究[J].医学综述,
　　2015,21(08):1513 – 1515.

[2]胡早秀,于建云,李桢.甲基苯丙胺的毒性及危害[J].中国药物滥用防治杂志,2005(04):
　　228 – 230.

[3]寇清,何卫平.急性甲基苯丙胺中毒34例临床分析[J].中国急救医学,2003(05):58 – 59.

# 第七章　动物咬蜇伤

## 一、蝎蜇伤

蝎属蛛形纲,蝎目。全世界有 800 余种,我国有 300 余种,有毒蝎 50 余种。蝎子蜇刺人时,由毒腺分泌出毒液,通过尾钩进入人体,迅速引起一系列中毒反应。蝎毒为透明无色的蛋白质,酸性,主要有毒成分为神经毒素,毒素进入血液中可致呼吸中枢麻痹,兴奋迷走神经;此外还有溶血毒素、出血毒素、心血管收缩毒素,损伤心肌细胞,使心肌无力、心动过缓、低血压以至休克。

### (一)中毒表现

**1. 局部症状**　一般的蝎蜇伤,仅引起局部灼痛、红肿、麻木或感觉过敏、水疱等。被剧毒蝎类蜇伤后,疼痛严重,可延及整个肢体,并有组织出血、坏死。

**2. 神经系统**　头痛,眩晕,口、舌肌强直性麻痹,全身肌肉震颤、惊厥、昏迷。

**3. 消化系统**　恶心、呕吐及胃肠出血。

**4. 循环系统**　心动过缓、心音低钝,甚至循环衰竭。

**5. 呼吸系统**　胸闷、气短、肺水肿、呼吸急促及呼吸衰竭。

### (二)诊断要点

1. 有被蝎蜇伤史。

2. 符合上述临床特点。

3. 实验室检查,尿中有红细胞、蛋白尿及尿糖升高等。

### (三)急救措施

**1. 局部处理**

(1)迅速拔出毒刺,尽快吸出毒汁或扩大伤口,用 1∶5000 高锰酸钾溶液或 3% 氨水及肥皂水反复冲洗。

(2)四肢远端蜇伤者,必要时可加止血带,每 15 分钟放松 1 分钟,或局部放置冰袋,减少毒素的吸收和扩散。

(3)疼痛剧烈者,用 2% 普鲁卡因液局部封闭。伤口周围涂敷蛇药片。

2. **全身处理**

（1）用 10% 葡萄糖酸钙 20ml 加入 50% 葡萄糖液 20ml 缓慢静脉注射；阿托品 0.5～1mg 肌内注射；苯海拉明每次 25～50mg，每天 3 次口服。

（2）重症者可应用肾上腺皮质激素如氢化可的松 200～300mg 或地塞米松 10～20mg 加入 5% 葡萄糖液 500ml 中静滴；或口服强的松每次 10～20mg，每天 3 次。

（3）其他对症处理。

参考文献

［1］徐晶,梁玉华,孙战力,等.常见中毒急救手册［M］.天津:天津科学出版社,2001.

［2］孙承业.实用急性中毒全书［M］.2 版.北京:人民卫生出版社,2020.

## 二、蜂蜇伤

蜂蜇伤很常见,蜇人的蜂主要为蜜蜂、胡蜂等,属膜翅目,其腹部末端生有蜇刺,与体内的毒腺相连。蜂毒中含有生物组胺、多肽类、激肽类和酶类,蜂毒进入血液,损伤细胞表面,造成血管通透性增加,使组织水肿、溶血和坏死;神经毒作用于脊髓,使深肌腱的反射强度增加;肥大细胞脱颗粒释放组胺,引起毛细血管扩张,促进平滑肌的收缩。

### （一）中毒表现

1. **局部症状**　蜇伤后,局部感灼痛或刺痛,很快出现红斑、风团,被蜇处常有一个小瘀点,以后可出现水疱。

2. **消化系统**　有恶心、呕吐、腹痛、腹泻等胃肠道症状。

3. **呼吸系统**　有咽部异物感、喉部水肿、呼吸困难、胸闷等呼吸道症状。

4. **循环系统**　烦躁不安、大汗淋漓、面色苍白、晕厥、血压下降、休克、昏迷、心力衰竭,甚至在数小时至数日内死亡。

5. **泌尿系统**　腰痛、血尿、少尿或无尿等。

### （二）诊断要点

1. 有被蜂蜇史。

2. 符合上述临床特点。

3. 实验室检查。蛋白尿,肌酐升高,肝功能可出现胆红素、转氨酶升高。

### (三)急救措施

**1. 局部治疗**

(1)蜇伤后应立即检查有无遗留蜇刺,如有,应小心拔除,吸出毒液,再用清水或肥皂水或1:5000高锰酸钾液冲洗。

(2)肿胀者可外用5%碳酸氢钠等冷湿敷或放置冰袋,以消肿止痛,外涂皮质激素软膏。

(3)局部疼痛明显者,可用2%普鲁卡因液于蜇伤处皮下注射。或地塞米松+利多卡因+生理盐水混合后持续外敷于蜇伤处。

**2. 全身治疗**

(1)应用抗组胺药物,如口服氯雷他定、异丙嗪等,苯海拉明每次25~50mg,3次/日或扑尔敏每次4mg,3次/日;中度过敏反应者可口服泼尼松,首日20~30mg顿服,逐日递减5mg至停药;重度患者不能口服者,用地塞米松5~20mg、氢化可的松200~400mg或甲泼尼龙40~160mg,加入5%葡萄糖液500~1000ml中静滴。

(2)遇有过敏性休克者,应立即给予肌内注射肾上腺素。用法:肾上腺素0.3~0.5mg(儿童0.01mg/kg,不超过0.3mg)肌内注射。严重者可每5~10分钟重复使用一次。注射部位为臀部肌肉或大腿中部外侧。同时行液体复苏,液体量一般为20~30ml/kg,根据患者病情调整剂量。

(3)急性肾损伤者,可考虑行血液净化治疗。

(4)喉头水肿及支气管痉挛者,给予吸和氧支气管解痉剂,首选短效 $\beta_2$ 受体激动剂吸入,必要时可行气管切开。

(5)肌内注射破伤风抗毒素。

(6)其他对症支持治疗。

**参考文献**

[1]徐晶,梁玉华,孙战力,等.常见中毒急救手册[M].天津:天津科学出版社,2001.

[2]杨贤义,肖敏.胡蜂蜇伤规范化诊治中国专家共识[J].中国危重病急救医学,2018,30(9):819-823.

[3]曹钰.四川省蜂蜇伤规范化诊治专家共识[J].华西医学,2014,28(9):1325-1328.

### 三、蜈蚣咬伤

蜈蚣属于唇足纲,俗称百足。每一体节有一对脚,第一对脚呈钩状,锐利,钩端有毒腺口,能排出毒汁。当其被骚扰时,即用毒足钩进入皮肤,注入毒汁。蜈蚣毒液呈酸性,含有两种类似蜂毒的有毒成分。毒汁进入人体后,首先使局部组织细胞浑浊、肿胀、充血,造成血管通透性增加,组织水肿甚至坏死,由于组胺类物质的作用,可以造成全身性变态反应。

**(一)中毒表现**

**1. 局部症状**　局部可出现明显的红、肿、热、痛等炎症反应,可有淋巴管炎和局部组织坏死,中心变黑。

**2. 神经系统**　头晕、头痛、恶心、呕吐,严重者可出现惊厥,甚至昏迷。

**3. 呼吸系统**　呼吸加快、呼吸麻痹。

**4. 全身症状**　少数人可发生过敏性休克。

**(二)诊断要点**

1. 有被蜈蚣咬伤史。

2. 临床表现符合上述临床特点。

**(三)急救措施**

**1. 局部处理**

(1)伤口位于四肢时,用绷带紧缠被咬伤的整个肢体,延缓毒液移动;伤口位于躯干部,以0.5%普鲁卡因局部封闭,防止毒液扩散。

(2)局部伤口用拔火罐拔出毒液,之后立即用3%氨水、5%碳酸氢钠溶液或肥皂水清洗干净。伤口周围用蛇药片溶化后涂敷。

**2. 全身处理**

(1)出现过敏症状时,用抗组胺药物及糖皮质激素,如苯海拉明每次25～50mg,3次/日口服;氢化可的松200～300mg或地塞米松10～20mg加入5%葡萄糖液500ml静滴。

(2)止痛处理,以吗啡或度冷丁等肌内注射。

(3)过敏性休克一旦发生,应积极救治(详见蜂蜇伤章节)。

(4)对症支持治疗。

**参考文献**

[1]徐晶,梁玉华,孙战力,等.常见中毒急救手册[M].天津:天津科学技术出版社,2001.

[2]孙承业.实用急性中毒全书[M].2版.北京:人民卫生出版社,2020.

### 四、水蛭咬伤

水蛭又名蚂蟥,属环节动物门水蛭纲。全世界有300余种,我国发现的有100余种,多生活于水田、河沟、草地和水洼等处。水中、田间、林间工作者或在水中游泳时,常被水蛭咬伤。水蛭长短不一,身体前后各有一个吸盘,在水中触及人体时,即用前吸盘吸附在人的皮肤,咬出呈三角形的伤口,进行吸血,同时咽腺分泌水蛭毒素,该毒素具有抗凝血作用,使伤口流血不止。同时咽腺分泌一种具有扩血管作用的类组胺化合物,产生变态反应皮疹。

#### (一)中毒表现

**1.局部症状** 咬伤处出血不止,初咬时不觉疼痛,去除水蛭时才觉疼痛,局部可见到一个三角形伤口,周围出现红斑或风团,严重者可发生大疱及坏死。

**2.泌尿生殖系统** 小水蛭进入阴道,引起阴道流血;进入尿道,引起尿痛及血尿。

**3.鼻腔** 侵入鼻腔,引起鼻塞、流涕、鼻出血等症状。

**4.其他** 多次多部位反复被咬伤时,长期流血,可致失血性贫血。

#### (二)诊断要点

1.在水中有被水蛭咬伤史。

2.符合上述临床特点。

#### (三)急救措施

1.如水蛭已吸附皮肤,切不可用手强拉,应用手掌或鞋底拍击虫体,使其自行脱落,或取食盐、浓醋、白酒等置于虫体表面几分钟至十几分钟,或用火柴、烟头烧灼其背部使其脱落。

2.虫体脱落后,患处用2%碘酊、乙醇溶液消毒后加压包扎。

3.水蛭进入阴道、尿道、鼻孔等时,不可用手强行拉出,可在局部涂蜂蜜、香油等,待其退出后除之。也可用2%普鲁卡因加0.1%肾上腺素浸沾棉球塞入上述部位,待水蛭失去活力后取出。

4.出血不止者必要时可使用止血药物。

5.咬伤局部伤口可涂擦消炎药,以防继发感染,并注射破伤风抗毒素。

#### 参考文献

[1]徐晶,梁玉华,孙战力,等.常见中毒急救手册[M].天津:天津科学出版社,2001.

[2]孙承业.实用急性中毒全书[M].2版.北京:人民卫生出版社,2020.

## 五、海蜇蜇伤

海蜇又称水母,生活在海水中,呈半球形伞状,有触手,海蜇以触手或刺丝囊蜇刺游泳者、冲浪者或捕鱼者,放出毒液,造成创伤。在加工过程中,毒液溅到皮肤上可造成损伤。刺丝囊含有多种蛋白质、肽、氨基酸和酶等。海蜇毒素对人类心脏的传导系统有损伤作用。组胺及 5 - 羟色胺可引起皮肤红斑风团及支气管、胃肠平滑肌收缩。

### (一)中毒表现

**1. 局部症状** 被蜇几分钟后,皮肤局部刺痒、麻痛或烧灼样疼痛,随后皮肤上出现水肿、红斑、荨麻疹。局部症状一般持续 10 ~ 20 天,有的多达数月。

**2. 呼吸系统** 胸闷、气短、呼吸困难,严重者数分钟内血压下降,因肺水肿、呼吸困难而死亡。

**3. 消化系统** 恶心、呕吐、腹痛、腹泻等。

**4. 神经系统** 头痛、眩晕,运动失调、痉挛性或迟缓性麻痹、谵妄等。

**5. 循环系统** 心律失常、心动过缓、低血压及心力衰竭等。

**6. 运动系统** 肌痛、关节痛、背痛、肌肉痉挛等。

### (二)诊断要点

1. 有海蜇接触被蜇史。

2. 符合上述临床特点。

### (三)急救措施

**1. 局部治疗** 接触毒液后立即用海水或肥皂水冲洗,浸泡伤口,勿碰擦伤口,再用 5% 碳酸氢钠溶液、1:5000 高锰酸钾液冷敷。外涂氨水或皮质醇激素软膏。

**2. 全身治疗** 10% 葡萄糖酸钙 10ml 加 5% 葡萄糖 20ml 静脉缓注,1 次/日;可口服抗组胺药物如苯海拉明每次 25 ~ 50mg,3 次/日;氢化可的松 4 ~ 8mg/kg 静滴。以抗毒素 2 万 U 与生理盐水按 1:10 静注。

**参考文献**

徐晶,梁玉华,孙战力,等.常见中毒急救手册[M].天津,天津科学技术出版社,2001.

## 六、毒蛇咬伤

蛇属爬行纲。全世界有蛇类 3340 余种,我国蛇类有 200 余种,毒蛇 60 余种,较常见且危害较大的有眼镜蛇、眼镜王蛇、金环蛇、银环蛇等10余种。毒蛇咬伤多见于夏秋季节,当毒蛇遇到人受惊时可咬人。蛇毒是一种蛋清样澄清或微黄黏稠的液体,由蛋白质或多肽类物质、脂类、近30种酶及无机离子组成。易被乙醇、酚类、氧化还原剂及强酸强碱等破坏。根据蛇毒对机体的效应,分为神经毒类蛇、血液毒类蛇、细胞毒类蛇和混合毒类蛇。蛇毒可对机体神经系统、血液系统、肌肉组织、循环系统、泌尿系统、内分泌系统、消化系统等产生损害作用。

**(一)中毒表现**

**1. 局部表现**　毒蛇咬伤局部可见较大呈".."分布的毒牙咬痕,亦有呈"::"形,除毒牙痕外,还出现副毒牙痕迹的分布形状;而有两排整齐且深浅一致的牙痕多属无毒蛇咬伤。

(1)神经毒类蛇咬伤局部症状不明显,仅有轻微的痛、肿和麻痒感,容易被忽视。

(2)血液毒素类蛇咬伤局部出现肿胀、疼痛、瘀斑,轻者血自牙痕或伤口处流出且难以凝固,严重者可出现伤口血流不止。

(3)细胞毒素类蛇咬伤主要导致局部疼痛、红肿、水疱和皮肤、软组织坏死。

**2. 全身表现**

(1)无毒蛇咬伤表现:局部可有成排细小牙痕,无其他中毒症状,少数可出现头晕、恶心、心悸、乏力等症状。

(2)神经毒表现:可出现头痛、恶心及呕吐、视物模糊、眼睑下垂、声音嘶哑、言语和吞咽困难、共济失调、牙关紧闭等。严重者有肢体瘫痪、惊厥、昏迷、休克、呼吸麻痹等。危重者甚至出现自主呼吸停止和心搏骤停。神经毒作用时间短,若能度过1~2天危险期,神经系统症状大多消失。

(3)血液毒素表现:皮下出血、瘀斑,全身各部位均可出血,如牙龈、尿道、消化道甚至脑出血等。血管内溶血时有黄疸、酱油色尿,严重者出现急性肾衰竭。合并DIC时除全身出血外,还会出现皮肤潮冷、口渴、脉速、血压下降、休克等。

(4)细胞毒素表现:肿胀可延及整个患肢甚至躯干,溃烂坏死严重者可致患肢残疾;心肌损害出现心功能不全;横纹肌破坏可出现肌红蛋白尿合并肾功能不全。

(5)混合毒素表现:大多由眼镜蛇、眼镜王蛇、蝮蛇、竹叶青、海蛇等咬伤后引起,可出现神经毒、血液毒、细胞毒表现。

**（二）诊断要点**

1. 有被毒蛇咬伤史，伤口处有一对毒牙痕。

2. 符合上述临床特点。

3. 实验室检查。

（1）血常规有红细胞及血色素减少，白细胞总数增高及中性粒细胞中出现中毒颗粒。

（2）尿常规有血尿、血红蛋白尿、管型尿。

（3）肝功有转氨酶升高，总胆红素及间接胆红素增高。

（4）免疫学检查：①乳凝抑制实验：应用蛇毒进行抗原抗体反应，均匀混浊为阳性，确定为该蛇种咬伤。②酶联免疫吸附试验：取血清、伤口、尿液检测，方法简便。

**（三）急救措施**

1. **局部处理**  蛇咬伤后，患者应保持镇静、伤肢制动，脱离危险环境后及时就地处理，以减慢毒素吸收。

（1）局部结扎：在伤口近心端立即用所带的绳、手帕、布条扎紧。以阻断淋巴和静脉血回流，每15～20分钟放松1～2分钟，以免肢体缺血坏死。

（2）冲洗伤口：立即冲洗伤口去毒，可用3%过氧化氢，0.1%高锰酸钾或0.1%新洁尔灭清洗伤口。

（3）扩创排毒：伤口局部用3%碘酊及75%酒精常规消毒后，以连贯两毒牙痕为中心，用消毒手术刀做"十"字形切口，长约1～2cm，使淋巴液外流，促使毒液排出。用吸乳器、火罐或注射器多次反复抽吸，尽量吸出毒液，如无吸毒器械，可用口吸（口腔应无黏膜破损），边吸边吐，再以清水或酒漱口。

（4）外敷蛇药：用冷开水将蛇药数片调成糊状，涂于伤口周围，伤口上不要涂药。

2. **全身治疗**

（1）抗蛇毒血清：是中和蛇毒的特效解毒剂，疗效显著、确切，应早期足量应用，疗效更好。抗蛇毒血清有单价和多价两种。单价只对同类毒蛇咬伤有效，多价的含有多种抗蛇毒抗体，疗效略差。国产单价抗蛇毒血清，初始剂量给予2～4支，根据中毒严重程度决定增量与否，不应盲目超大剂量用药。多价抗毒血清，初始剂量4～6支。应用抗蛇毒血清前要做过敏试验，阴性者采用一次剂量相应的抗蛇毒血清加入100～250ml生理盐水中静脉滴注，1小时内滴入。使用血清前必须常规备用肾上腺素等抢救药物和器具,如出现过敏反应,应该立即停止使用抗毒血清,并积极抢救。

(2)中医药治疗:在有蛇的地区,应常备蛇药,可供口服、注射和外用。如上海蛇药,可治蝮蛇、竹叶青、银环蛇、眼镜蛇等毒蛇咬伤,有解蛇毒、消炎、强心、利尿、止血等功能;南通蛇药,主治各种毒蛇咬伤、蝎子等毒虫咬伤,有清热解毒、止痛消肿的功效;群生蛇药,主治蝮蛇、银环蛇、眼镜蛇、竹叶青等毒蛇咬伤;云南蛇药,主治多种毒蛇咬伤。民间常用中草药以通便利尿、祛风清热、凉血护心等治疗。

(3)伤口处理:如伤口出现局部坏死、组织感染、坏疽及筋膜室综合征等,必要时切开减压及局部负压封闭引流术(VSD)等。

(4)激素的应用:肾上腺皮质激素有抗炎、抗毒、抗过敏、抗休克、抗溶血和提高机体应激能力等作用,应以早期、短期、大剂量冲击疗法为原则。氢化可的松,每日 100~400mg 加入生理盐水或葡萄糖液 100~500ml 静滴;地塞米松每日 10~30mg,肌内注射或静滴;强的松,每日 30~60mg,3 次／日。

(5)预防破伤风:毒蛇口腔及毒牙可能带有破伤风梭菌,毒蛇和无毒蛇咬伤均应常规使用破伤风抗毒素(TAT)或破伤风免疫球蛋白。

(6)抗感染治疗:蛇伤不需要常规预防性抗感染,对有局部组织坏死、伤口脓性分泌物或脓肿形成者,应给予抗感染治疗。

**3. 危重症治疗**

(1)呼吸衰竭:是引起患者死亡的主因。一旦出现呼吸增快、呼吸困难,用洛贝林 3~6mg 或可拉明 0.375g 肌内注射,每隔 15~30 分钟,或二药交替肌内注射。无效时及早气管切开,呼吸机辅助呼吸。

(2)休克:用生理盐水、林格液等补充血容量;纠正酸中毒,5% 碳酸氢钠 200~300ml 静滴;血压下降时,用多巴胺 20mg 加入 5% 葡萄糖 300ml 中静滴,根据血压情况调节药量;可应用肾上腺皮质激素(用法同蜂蜇伤章节)。

(3)心搏骤停:立即行胸外心脏按压,通畅气道,人工呼吸。

(4)急性肾衰竭:根据尿量限制补液量;应用利尿剂和甘露醇等保护肾脏,高血钾时应早期予以透析疗法等处理。

**参考文献**

[1]徐晶,梁玉华,孙战力,等.常见中毒急救手册[M].天津:天津科学出版社,2001.

[2]王威,赖荣德,李其斌.2018 中国蛇伤救治专家共识[J].中国急救医学,2018,38(12):1026-1034.

[3]孙承业.实用急性中毒全书[M].2 版.北京:人民卫生出版社,2020.

### 七、毒蜘蛛蜇伤

蜘蛛属于蜘蛛纲,真蛛目,有15万种之多,大多数有毒螯及毒腺,一般对人类无大危害。只有黑寡妇蜘蛛、狼蛛及致命红蜘蛛可伤害人。蜘蛛蜇伤人体后,其体内的毒液被注入人体,随淋巴和血液分布于全身。毒液中含有蛛毒溶血素、神经毒素、组织毒素,可以迅速入血,引起一系列全身中毒表现。

#### (一)中毒表现

**1. 局部症状**　蜇伤局部红、肿、痛及坏死。被剧毒蜘蛛蜇伤后,局部苍白、周围红晕和渗血、肌肉痉挛。以后可发生干性坏死及溃疡。

**2. 神经系统**　头晕、头痛、流涎、视力障碍、讲话困难、双足麻木及腹、胸、腿、腰等处肌肉痉挛,重症可出现意识不清。

**3. 泌尿系统**　少尿、无尿等急性肾衰竭表现。

**4. 凝血系统**　全身多处出血及弥散性血管内凝血等。

#### (二)诊断要点

1. 有被蜘蛛蜇伤史。

2. 符合上述临床特点。

3. 实验室检查,可有白细胞增高、血红蛋白尿等。

#### (三)急救措施

**1. 一般处理**　休息,保持安静。

**2. 局部处理**

(1)立即用清水或肥皂水清洗伤口,并局部冷敷。

(2)若伤口位于四肢,用止血带或布带做伤口近心端缚扎,每隔15分钟放松1分钟;躯干处伤口,以0.5%普鲁卡因环形封闭。

(3)如蜇伤至就医时间在2小时以内者,伤口消毒后做"十"字形切开并用1:5000高锰酸钾溶液反复冲洗,用吸吮器或拔火罐等抽吸毒液。封闭伤口可用季德胜蛇药片8～10片碾碎后用盐水调成糊状,外敷在伤口表面。

**3. 全身处理**

(1)静滴10%葡萄糖液,以促毒素排泄,或加入10%葡萄糖酸钙10ml,防治肌肉痉挛。剧痛时给予度冷丁或吗啡止痛。

(2)应用糖皮质激素如氢化可的松200～400mg或地塞米松5～20mg加入

10% 葡萄糖液 500ml 中静滴。轻症者口服强的松每次 10mg,3 次／日。

(3)积极防治急性肾衰竭及弥散性血管内凝血。

(4)对症及支持疗法。

参考文献

[1]徐晶,梁玉华,孙战力等.常见中毒急救手册[M].天津:天津科学出版社,2001.

[2]杨贤义,肖敏.胡蜂螫伤规范化诊治中国专家共识[J].中国危重病急救医学,2018,30(9): 819－823.

[3]孙承业.实用急性中毒全书[M].2 版.北京:人民卫生出版社,2020.

### 八、毒蜥蜴咬伤

蜥蜴属爬行纲。全世界有 3000 余种,我国有 150 余种,其中大部为无毒蜥蜴,有毒蜥蜴为毒蜥科,有毒的蜥蜴,包括北美洲的两种毒蜥,即钝尾毒蜥和危地马拉珠毒蜥。毒蜥蜴与毒蛇一样,都是由 2 亿年前的同一动物进化而来,与毒蛇不同的是,毒蜥的毒牙不是在上颌而是在下颌,毒蜥的下颌有毒腺,毒液通过导管注入口腔,再经毒牙的沟注入被毒蜥咬住的伤口内。人被毒蜥咬伤后,毒素进入人体,根据毒液对机体的效应,分为神经毒类蜥蜴、血液毒类蜥蜴、细胞毒类蜥蜴和混合毒类蜥蜴。毒液可对人体多个系统产生损害作用。

#### (一)中毒表现

**1. 局部表现**　除毒牙痕外,巨蜥可致局部皮肤缺损、出血,造成局部疼痛、红肿、水疱和皮肤、软组织坏死。肿胀可延及整个患肢甚至躯干,溃烂坏死严重者可致患肢残疾。

**2. 全身表现**

(1)消化系统:恶心、呕吐、腹痛、腹泻等。

(2)神经系统:可出现头痛、视物模糊、言语和吞咽困难、共济失调、牙关紧闭等。严重者有肢体瘫痪、惊厥、昏迷、休克、呼吸麻痹等。

(3)循环系统:初期治疗不及时者,患者伤口可出现感染,严重者可致全身感染,发展为脓毒症,脉速、血压下降,多脏器功能不全,危重者甚至出现自主呼吸停止和心搏骤停。

(4)血液系统:皮下出血、瘀斑,合并 DIC 等症状。

#### (三)诊断要点

1. 有被蜥蜴咬伤史。

2. 符合上述临床特点。

3. 实验室检查,血常规有白细胞总数增高。尿常规有血尿、血红蛋白尿、管型尿。肝功有转氨酶升高。

**(四)急救措施**

**1. 现场救治** 咬伤后,患者应保持镇静、伤肢制动,脱离危险环境后及时就地处理,以减慢毒素吸收。

(1)局部结扎:在伤口近心端立即用所带的绳、手帕、布条扎紧。以阻断淋巴,静脉血回流,每 15~20 分钟放松 1~2 分钟,以免肢体缺血坏死。

(2)冲洗伤口:立即冲洗伤口去毒,可用清水、3% 过氧化氢、0.1% 高锰酸钾或 0.1% 新洁尔灭清洗伤口。

(3)尽快将伤者送至医院。

**2. 院内救治**

(1)抗蛇毒血清:全身中毒明显者,可使用抗蛇毒血清(用法同蛇咬伤章节)。

(2)伤口处理:如伤口出现局部坏死、组织感染、坏疽及筋膜室综合征等,必要时切开减压及局部负压封闭引流术(VSD)等。

(3)预防破伤风:蜥蜴咬伤应常规使用破伤风抗毒素(TAT)或破伤风免疫球蛋白。

(4)抗感染治疗:对有局部组织坏死、伤口脓性分泌物或脓肿形成者,应给予抗感染治疗。

**3. 危重症救治** 同毒蛇咬伤章节。

### 参考文献

[1]徐晶,梁玉华,孙战力,等. 常见中毒急救手册[M]. 天津:天津科学出版社,2001.

[2]王威,赖荣德,李其斌. 2018 中国蛇伤救治专家共识[J]. 中国急救医学,2018,38(12):1026-1034.

[3]Ryan N. Heffelfinger,Patricia Loftus,Christina Cabrera,et al. Lizard Bites of the Head and Neck. J Emerg Med,2012,43(4):627-629.

## 九、海绵刺伤

海绵是最低等的多细胞动物,已知有 1 万余种,除 150 种淡水海绵外,其余海绵都生活在海洋中。它们的体表有造骨细胞,能生成骨针。浅海的海绵多属钙质海绵纲,产生钙质骨针;深海的海绵多属硅质海绵纲,产生硅质骨针;有的海绵没有骨针而有网状的角质丝。海绵的骨针分单轴和三轴两大类,大都细小不能伤人,只有少数骨针硬而长者才能刺伤皮肤,释放出体内的毒汁,使皮肤发生炎症。海绵的种类虽多,但大部分不伤人,只有少数为毒海绵,它们的外表是由碳酸钙或二氧化硅形成的坚硬骨刺,可刺伤皮肤,同时释放出体内的毒液,但刺伤皮肤引起的创伤性损害较其毒性反应更为严重。

**（一）中毒表现**

**1. 局部症状** 蜇伤后,局部瘙痒或刺痛,几小时以内局部肿胀、僵直,受累指(趾)不能动弹,2~3天后症状可逐渐消退。

**2. 全身症状** 恶心、呕吐、腹痛、腹泻等全身中毒症状。

**（二）诊断要点**

1. 有被海绵蜇伤史。

2. 符合上述临床特点。

**（三）急救措施**

**1. 局部治疗**

(1)蜇伤后应立即检查有无遗留蜇刺,如有,应小心拔除,吸出毒液,再用海水、清水、肥皂水或1:5000高锰酸钾液冲洗。

(2)肿胀者可外用5%碳酸氢钠等冷湿敷或放置冰袋,以消肿止痛,外涂皮质激素软膏。

(3)局部疼痛明显者,可用2%普鲁卡因液或1%吐根碱液3ml在蜇伤处皮下注射。

**2. 全身治疗**

(1)抗组胺药物应用,如苯海拉明每次25~50mg,3次／日,或扑尔敏每次4mg,3次／日;重者可口服强的松10mg每次,3次／日;重度患者不能口服者,用地塞米松10~20mg或氢化可的松200~300mg,加入5%葡萄糖液500~1000ml中静滴。

(2)遇有休克及中毒症状严重者,应对症处理,积极进行抢救。

参考文献

徐晶,梁玉华,孙战力,等.常见中毒急救手册[M].天津:天津科学出版社,2001.

## 十、水母刺伤

水母属腔肠动物门。我国常见的水母有8种,即海月水母、白色霞水母、海蜇

（红蜇水母）、口冠海蜇、叶腕海蜇、四叶小舌硬水母及僧帽水母等。其触须上刺丝囊含水母毒素毒液。水母蜇伤人体可引起中毒，其中毒症状可因水母种类和个体敏感性不同而有差异。海胡蜂水母是所有海洋动物中最危险的，其毒素为心脏毒，人被它的触手触及后，在 30 秒内或最多几分钟便可突然死亡；金黄水母（海荨麻）对小鼠的 $LD_{50}$ 为 $2 \sim 5.9\mu g/kg$。僧帽水母对小鼠的 $LD_{50}$ 为 $0.145 \sim 0.2mg/kg$。海蜇离水后很快失去毒性。

**（一）中毒表现**

1. **局部症状**　蜇伤处有触电样刺痛，线条样红斑，犹如鞭痕，瘙痒明显；数小时后出现水疱、瘀斑、表皮坏死。于 $1 \sim 2$ 天出现水疱或大疱，$2 \sim 3$ 天皮疹开始消退，一般约半个月才能痊愈。

2. **神经系统**　头痛、眩晕、运动失调、痉挛性或迟缓性麻痹、多发性神经炎、谵妄、晕厥或者昏迷等。

3. **循环系统**　过敏反应、心律失常、心动过缓、低血压、心力衰竭等。

4. **呼吸系统**　胸闷、气短、肺水肿或呼吸困难等。

5. **运动系统**　弥漫性肌痛、关节痛、背痛、肌肉痉挛及腹直肌强直等。

6. **消化系统**　恶心、呕吐、腹泻、吞咽困难、唾液分泌增加等。

**（二）诊断要点**

1. 有水母刺伤史。

2. 符合上述临床特点。

**（四）急救措施**

1. 接触毒液后要立即用海水或肥皂水冲洗，浸泡伤口或用碱性溶液于蜇伤处冷敷，可用 5% ~10% 碳酸氢钠溶液、明矾水或 3% 氨水冷敷患处。外涂炉甘石洗剂、糖皮质激素软膏等。

2. 应用抗组胺类药物如苯海拉明 25mg 口服，3 次/日，或扑尔敏 4mg 口服，3 次/日。也可以 10% 葡萄糖酸钙 10ml 加 5% 葡萄糖 20ml 静脉缓注。重者可用肾上腺皮质激素。

3. 抗毒素应用。以抗毒素 20 000U 与生理盐水按 1:10 的比例稀释后静注。

4. 合并有感染者，早期应用广谱抗生素，及时注射破伤风抗毒素。

5. 其他对症支持治疗。

参考文献

张永生,涂艳阳,王伯良,等.实用临床中毒急救[M].西安:第四军医大学出版,2012.

## 十一、赤魟刺伤

由赤魟刺伤所致中毒。

### (一)中毒表现

**1.局部皮肤损害** 刺伤部位出现剧痛、红肿,范围很快扩散,局部淋巴结肿大,局部皮肤逐渐变为紫黑色。

**2.全身表现** 恶心、呕吐、胸闷、心肌、头晕、出冷汗,重者可致血压下降、呼吸困难,甚至抽搐、昏迷。

### (二)诊断要点

有赤魟刺伤史及相应临床表现。

### (三)急救措施

1.用清水清洗伤口,用力挤压伤口,将血和毒液一起挤出。

2.嘱患者平卧,刺伤部位抬高。若刺伤部位在四肢,应在刺伤部位上方结扎止血带。无须结扎过紧,每结扎 30 分钟松绑 5 分钟。

3.伤口宜切开,用 1:5000 高锰酸钾溶液冲洗,有毒刺残留者仔细取出。

4.注射破伤风抗毒素,应用抗生素预防感染。

5.对症止痛。

参考文献

菅向东,周镖,郭景瑞,等.中毒急救速查[M].济南:山东科学技术出版社,2010.